Mechanische Unterstützung im akuten Kreislaufversagen

Udo Boeken
Alexander Assmann
Stefan Klotz
Frank Born
Andreas Rieth
Christof Schmid
(Hrsg.)

Mechanische Unterstützung im akuten Kreislaufversagen

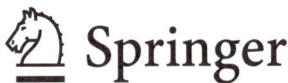

Hrsg.
Udo Boeken
Klinik für Herzchirurgie
Universitätsklinikum Düsseldorf
Düsseldorf, Deutschland

Alexander Assmann
Klinik für Herzchirurgie
Universitätsklinikum Düsseldorf
Düsseldorf, Deutschland

Stefan Klotz
Klinik für Herzchirurgie und Gefäßchirurgie
Segeberger Kliniken GmbH
Bad Segeberg, Deutschland

Frank Born
Herzchirurgische Klinik und Poliklinik
Klinikum der Universität München
München, Deutschland

Andreas Rieth
Kardiologie
Kerckhoff-Klinik GmbH
Bad Nauheim, Deutschland

Christof Schmid
Klinik für Herz-, Thorax- und herznahe Gefäßchirurgie
Universitätsklinikum Regensburg
Regensburg, Deutschland

ISBN 978-3-662-59900-6   ISBN 978-3-662-59901-3   (eBook)
https://doi.org/10.1007/978-3-662-59901-3

Die Deutsche Nationalbibliothek verzeichnet diese Publikation in der Deutschen Nationalbibliografie; detaillierte bibliografische Daten sind im Internet über ▶ http://dnb.d-nb.de abrufbar.

© Springer-Verlag GmbH Deutschland, ein Teil von Springer Nature 2020
Das Werk einschließlich aller seiner Teile ist urheberrechtlich geschützt. Jede Verwertung, die nicht ausdrücklich vom Urheberrechtsgesetz zugelassen ist, bedarf der vorherigen Zustimmung des Verlags. Das gilt insbesondere für Vervielfältigungen, Bearbeitungen, Übersetzungen, Mikroverfilmungen und die Einspeicherung und Verarbeitung in elektronischen Systemen.
Die Wiedergabe von allgemein beschreibenden Bezeichnungen, Marken, Unternehmensnamen etc. in diesem Werk bedeutet nicht, dass diese frei durch jedermann benutzt werden dürfen. Die Berechtigung zur Benutzung unterliegt, auch ohne gesonderten Hinweis hierzu, den Regeln des Markenrechts. Die Rechte des jeweiligen Zeicheninhabers sind zu beachten.
Der Verlag, die Autoren und die Herausgeber gehen davon aus, dass die Angaben und Informationen in diesem Werk zum Zeitpunkt der Veröffentlichung vollständig und korrekt sind. Weder der Verlag, noch die Autoren oder die Herausgeber übernehmen, ausdrücklich oder implizit, Gewähr für den Inhalt des Werkes, etwaige Fehler oder Äußerungen. Der Verlag bleibt im Hinblick auf geografische Zuordnungen und Gebietsbezeichnungen in veröffentlichten Karten und Institutionsadressen neutral.

Fotonachweis Umschlag: © sudok1/Fotolia

Springer ist ein Imprint der eingetragenen Gesellschaft Springer-Verlag GmbH, DE und ist ein Teil von Springer Nature.
Die Anschrift der Gesellschaft ist: Heidelberger Platz 3, 14197 Berlin, Germany

Vorwort

Die Arbeitsgruppe „Extrakorporale Zirkulation und Mechanische Kreislaufunterstützung" der Deutschen Gesellschaft für Thorax-, Herz- und Gefäßchirurgie hat seit ihrer Gründung im Jahr 1997 die Intensivierung der Zusammenarbeit zwischen Herzchirurgie und Kardiotechnik als ein Hauptziel verfolgt. So entstanden unter der Federführung der Arbeitsgruppe bisher 5 Bücher, die sich alle mit den Schnittmengen zwischen den beiden Berufsgruppen befassen und in enger Zusammenarbeit verfasst wurden. Im Jahr 2001 erschien zunächst der Band „Extrakorporale Zirkulation – wissenschaftlich begründet?". Es folgte 2003 der nächste Band, der sich erstmals mit dem Gebiet der Kreislaufunterstützung befasste: „Synopsis der biologischen und mechanischen Kreislaufunterstützung". Aufbauend auf dem Werk von 2001 erschien 2006 der dritte Band „Empfehlungen zum Einsatz und zur Verwendung der Herz-Lungen-Maschine", in dem die Anwendung der EKZ in enger Anlehnung an die Richtlinien des *European Board of Cardiovascular Perfusion* dargestellt wird. Im Jahr 2012 folgte das umfassende Update „Mechanische Herz-Kreislauf-Unterstützung", welches aufgrund großer Nachfrage und rascher Weiterentwicklung des Arbeitsfelds schon 2016 eine überarbeitete 2. Auflage erhielt.

Angesichts der zunehmenden Bedeutung der mechanischen Unterstützung im akuten Kreislaufversagen hat die AG EKZ&MKU nun das vorliegende Werk erstellt, welches einen Überblick zu den in der klinischen Routine verfügbaren Systemen und ihrer Anwendung verschaffen soll. Die vorliegenden Kapitel wurden in interdisziplinärem Ansatz von Experten aus den deutschen Herzzentren verfasst, wobei stets lokale Schwerpunkte und Kompetenzen berücksichtigt wurden.

Wir bedanken uns bei allen beteiligten Autoren für ihr großes Engagement und die fristgerechte Erstellung der Kapitel neben ihrem Klinikalltag. Weiterhin gilt unser Dank auch allen anderen, die sich an der Entstehung und Vollendung dieses Buches organisatorisch oder finanziell beteiligt haben. Ein besonderer Dank geht hierbei an Frau Barbara Knüchel und Herrn Dr. Fritz Kraemer (Springer Verlag).

Udo Boeken
Düsseldorf
Alexander Assmann
Düsseldorf
Stefan Klotz
Bad Segeberg
Frank Born
München
Andreas Rieth
Bad Nauheim
Christof Schmid
Regensburg
im Juli 2019

Inhaltsverzeichnis

I   Grundlagen

1   **Historie** 3
Alexander Assmann und Udo Boeken

2   **Pathophysiologie des Schocks** 13
Andreas Rieth

3   **Gerinnungsmanagement unter ECLS** 31
Guido Michels, Anton Sabashnikov und Julia Merkle

II   Intraaortale Ballongegenpulsation

4   **Intraaortale Ballongegenpulsation** 47
René Tandler

III   Impella solo links und/oder rechts

5   **Kardiologische Systeme** 61
Ralf Westenfeld

6   **Die chirurgisch implantierte Impella** 75
Alexander M. Bernhardt

IV   TandemHeart

7   **TandemHeart pLVAD** 85
Leif-Hendrik Boldt, Carsten Tschöpe und Frank Spillmann

8   **TandemHeart: perkutanes rechtsventrikuläres Assist Device** 95
Anja Oßwald, Arjang Ruhparwar und Bastian Schmack

V   Extrakorporale Rotationspumpen

9   **Kardiale Unterstützung durch extrakorporale Rotationspumpen** 113
Christof Schmid

VI va-ECMO/ECLS

10 Venoaarterielle Kreislaufunterstützung 125
Bernhard Flörchinger

11 Komplikationen der venoarteriellen ECMO-Therapie..................... 135
Daniele Camboni und Christof Schmid

12 eCPR... 149
Andreas Beckmann und Andreas Markewitz

13 Kinder-ECMO/ECLS... 161
Sebastian Michel, Frank Born, Jürgen Hörer und Christian Hagl

VII Anwendungen und Ausblick

14 Patiententransport und Netzwerke.. 173
Frank Born, Udo Boeken, Artur Lichtenberg und Christian Hagl

15 Neuerungen für die Kurzzeitunterstützung.............................. 183
Stefan Klotz

Serviceteil
Stichwortverzeichnis 191

Autorinnen- und Autorenverzeichnis

Dr. med. Alexander Assmann
UK Düsseldorf, Herzchirurgie, Düsseldorf, Deutschland, E-Mail: Alexander.assmann@med.uni-duesseldorf.de

Dr. med. Andreas Beckmann
DGTHG, Geschäftsführer, Berlin, Deutschland, E-Mail: gf@dgthg.de

Dr. med. Alexander M. Bernhardt
Universitäres Herz- und Gefäßzentrum am UKE Hamburg, Hamburg, Deutschland, E-Mail: al.bernhardt@uke.de

Prof. Dr. med. Udo Boeken
UK Düsseldorf, Herzchirurgie, Düsseldorf, Deutschland, E-Mail: Udo.Boeken@med.uni-duesseldorf.de

PD Dr. med. Leif-Hendrik Boldt
Charite Berlin, Berlin, Deutschland, E-Mail: leif-hendrik.boldt@charite.de

Frank Born
LMU München, Herzchirurgie, München, Deutschland, E-Mail: Frank.born@med.uni-muenchen.de

PD Dr. med. Daniele Camboni
Klinikum der Universität Regensburg, Regensburg, Deutschland, E-Mail: daniele.camboni@ukr.de

PD Dr. med. Bernhard Flörchinger
Klinikum der Universität Regensburg, Regensburg, Deutschland, E-Mail: bernhard.floerchinger@klinik.uni-regensburg.de

Prof. Dr. med. Christian Hagl
LMU München, Herzchirurgie, München, Deutschland, E-Mail: Christian.Hagl@med.uni-muenchen.de

Prof. Dr. med. Jürgen Hörer
Sektion für Chirurgie angeborener Herzfehler und Kinderherzchirurgie, LMU München, Herzchirurgie, München, Deutschland, E-Mail: juergen.hoerer@med.uni-muenchen.de

Prof. Dr. med. Stefan Klotz
Bad Segeberger Kliniken, Herzchirurgie, Bad Segeberg, Deutschland, E-Mail: stefan.klotz@segebergerkliniken.de

Univ.-Prof. Dr. med. Artur Lichtenberg
UK Düsseldorf, Kardiovaskuläre Chirurgie, Düsseldorf, Deutschland, E-Mail: artur.lichtenberg@med.uni-duesseldorf.de

Prof. Dr. Dr. Andreas Markewitz
DGTHG, Sekretär, Berlin, Deutschland, E-Mail: sekretaer@dgthg.de

Julia Merkle
Klinik und Poliklinik für Herz- und Thoraxchirurgie, Uniklinik Köln, Herzzentrum, Köln, Deutschland, E-Mail: julia.merkle@uk-koeln.de

PD Dr. med. Sebastian Michel
Sektion für Chirurgie angeborener Herzfehler und Kinderherzchirurgie, LMU München, Herzchirurgie, München, Deutschland, E-Mail: Sebastian.Michel@med.uni-muenchen.de

Prof. Dr. med. Guido Michels
Klinik für Akut- und Notfallmedizin, St.-Antonius-Hospital gGmbH, Akademisches Lehrkrankenhaus der RWTH Aachen, Eschweiler, Deutschland, E-Mail: guido.michels@uk-koeln.de

Dr. med. Anja Oßwald
Thorax- und Kardiovaskuläre Chirurgie, Universitätsklinikum Essen, Westdeutsches Herz- und Gefäßzentrum Essen, Klinik für Thorax- und

Kardiovaskuläre Chirurgie, Essen, Deutschland, E-Mail: anja.osswald@uk-essen.de

Dr. med. Andreas Rieth
Kerckhoff-Klinik/Kardiologie, Campus Kerckhoff der Justus-Liebig-Universität Gießen und ihres Fachbereiches Medizin, Bad Nauheim, Deutschland, E-Mail: a.rieth@kerckhoff-klinik.de

Prof. Dr. med. Arjang Ruhparwar
Thorax- und Kardiovaskuläre Chirurgie, Universitätsklinikum Essen, Westdeutsches Herz- und Gefäßzentrum Essen, Klinik für Thorax- und Kardiovaskuläre Chirurgie, Essen, Deutschland, E-Mail: arjang.ruhparwar@uk-essen.de

PD Dr. med. Anton Sabashnikov
Klinik und Poliklinik für Herz- und Thoraxchirurgie, Uniklinik Köln, Herzzentrum, Köln, Deutschland, E-Mail: anton.sabashnikov@uk-koeln.de

Dr. med. Bastian Schmack
Herzchirurgie, Universitätsklinikum Heidelberg, Heidelberg, Deutschland, E-Mail: Bastian.schmack@med.uni-heidelberg.de

Prof. Dr. med. Christof Schmid
Klinik und Poliklinik für Herz-, Thorax- und herznahe Gefäßchirurgie, Universitätsklinikum Regensburg, Regensburg, Deutschland, E-Mail: christof.schmid@klinik.uni-regensburg.de

Dr. med. Frank Spillmann
Charite Berlin, Berlin, Deutschland, E-Mail: frank.spillmann@charite.de

Dr. med. René Tandler
UK Erlangen, Erlangen, Deutschland, E-Mail: rene.tandler@uk-erlangen.de

Univ.-Prof. Dr. med. Carsten Tschöpe
Charite Berlin, Berlin, Deutschland, E-Mail: carsten.tschoepe@charite.de

PD Dr. med. Ralf Westenfeld
UK Düsseldorf, Düsseldorf, Deutschland, E-Mail: ralf.westenfeld@med.uni-duesseldorf.de

Grundlagen

Inhaltsverzeichnis

Kapitel 1 **Historie – 3**
Alexander Assmann und Udo Boeken

Kapitel 2 **Pathophysiologie des Schocks – 13**
Andreas Rieth

Kapitel 3 **Gerinnungsmanagement unter ECLS – 31**
Guido Michels, Anton Sabashnikov und Julia Merkle

Historie

Alexander Assmann und Udo Boeken

1.1 Grundlegendes – 4

1.2 Oxygenatorkonzept (Hooke) – 4

1.3 Heparin (MacLean) – 4

1.4 Extrakorporale Zirkulation (EKZ) – 4

1.5 Extrakorporale Membranoxygenierung (ECMO) – 6

1.6 Extracorporeal Life Support (ECLS) – 6

1.7 Zentrifugalpumpen (CentriMag) – 7

1.8 ECLS-Transport – 8

1.9 Intraaortale Ballonpumpe (IABP) – 9

1.10 Impella, TandemHeart – 9

1.11 Zusammenfassung und Ausblick – 10

Literatur – 10

© Springer-Verlag GmbH Deutschland, ein Teil von Springer Nature 2020
U. Boeken et al. (Hrsg.), *Mechanische Unterstützung im akuten Kreislaufversagen*,
https://doi.org/10.1007/978-3-662-59901-3_1

1.1 Grundlegendes

Die Geschichte der mechanischen Herz-Kreislauf-Unterstützung (MHKU) im akuten Kreislaufversagen ist bislang kurz. Ein wesentlicher Grund hierfür ist das Erfordernis komplexer technischer Voraussetzungen für den erfolgreichen Einsatz einer extrakorporalen Zirkulation (EKZ) inklusive Gasaustausch. Insbesondere die Verhinderung der Koagulation des Blutes bei Kontakt mit Luft und/oder Fremdoberfläche sowie die Imitation des pulmonalen Gasaustausches stellten lange Zeit eine nicht überwindbare Hürde dar. Im Folgenden wird eine kurze Übersicht der Historie essenzieller Vorarbeiten sowie der MHKU-Entwicklung präsentiert.

1.2 Oxygenatorkonzept (Hooke)

Bereits im Jahre 1667 hat Robert Hooke in einem Hundeversuch das grundlegende Prinzip für die Konstruktion eines Oxygenators entdeckt (Hooke 1667). Nach Konnektion eines Blasebalgs an die Trachea des Tieres eröffnete er den Thorax und entfernte die Rippen sowie das Diaphragma. Daraufhin stellte er fest, dass die periodische pulmonale Ventilation für das Überleben des Tieres nicht erforderlich war. Vielmehr war ein kontinuierlicher Luftstrom durch die unbewegten Lungen ausreichend. Für diesen Teil des Experiments hatte Hooke eine periphere Perforation der Lunge generiert und mit einem Gebläse kontinuierlich Luft zugeführt. Fehlende technische Möglichkeiten verhinderten zur damaligen Zeit eine Umsetzung des Konzepts in ein anwendbares Medizingerät.

Die Idee der Perfusion und Oxygenierung isolierter Organe konnte erst im 19. Jahrhundert realisiert werden. Noch 1812 war Julien-Jean Cesar le Gallois an dem Versuch gescheitert, dekapitierte Kaninchen mit arteriellem Blut zu perfundieren, da er dessen Koagulation nicht verhindern konnte (Le Gallois 1812). Unter Zuhilfenahme einer von Jean Louis Prévost und Jean-Baptiste Dumas entwickelten Methode der Defibrinierung durch mechanische Alteration gelang Carol Eduard Loebell (1849) die Perfusion einer isolierten Niere (Loebell 1849; Prévost und Dumas 1821). Erfolgreiche Versuche zur Oxygenierung defibrinierten Blutes wurden 1869 von Carl Ludwig und Alexander Schmidt durch Mischung von Blut und Luft in einem Ballon sowie 1882 von W. von Schröder durch Einsatz eines ersten Blasenoxygenators zur Perfusion einer isolierte Niere durchgeführt (Ludwig und Schmidt 1868; Schröder 1882). In den folgenden Jahrzehnten wurden die Oxygenationssysteme technisch weiterentwickelt, wobei die Koagulabilität des Blutes weiterhin ein Hauptproblem darstellte.

1.3 Heparin (MacLean)

Im Jahre 1916 entdeckte der Medizinstudent Jay McLean die antikoagulatorische Wirkung des aus Hundeherzen isolierten Phosphatids Cuorin (McLean 1916). In dem von William Henry Howell geleiteten Labor in Baltimore wurde daraufhin entdeckt, dass die aktive Substanz des Cuorins in größeren Mengen aus Hundelebern gewonnen werden kann, sodass sie in Anlehnung an ihren Herkunftsort den Namen Heparin erhielt (Howell und Holt 1918).

1.4 Extrakorporale Zirkulation (EKZ)

Die erste erfolgreiche EKZ an einem lebenden Organismus wurde 1929 von Sergei Brukhonenko berichtet, der das Gefäßsystem eines Hundes mit einer externen, Autojector genannten Apparatur konnektierte, die aus 2 Diaphragma-Pumpen und einer isolierten Lunge bestand (Brukhonenko 1929). Diesem Experiment vorangegangen waren Versuche, in denen Brukhonenko zusammen mit seinem Kollegen Tchetchuline isolierte Hundeköpfe mit dem Autojector perfundiert hatte.

Historie

Der Einsatz der bereits 1881 auf Eugene Allen patentierten Rollerpumpen zum extrakorporalen Bluttransport wurde ab 1932 von Michael DeBakey etabliert, wobei er initial der direkten Bluttransfusion vom Spender zum Empfänger diente und erst in den folgenden Jahrzehnten auch in Herz-Lungen-Maschinen (HLM) erfolgen sollte (DeBakey 1934).

Die klinische Einführung der HLM für herzchirurgische Operationen ist unabänderlich mit dem Namen John Gibbon verbunden. Im Oktober 1930 nahm Gibbon an einer Operation an einer Patientin mit Kreislaufversagen bei fulminanter Lungenembolie teil, wobei die Patientin verstarb. Dieser Vorfall resultierte in der Idee, eine pulmonalarterielle Embolektomie unter Kreislauferhalt durch eine HLM durchführen zu wollen. In den Folgejahren betrieb Gibbon intensive experimentelle Forschung und entwickelte schließlich eine HLM, die im Katzenmodell eine EKZ-Dauer von mehr als 30 min während kompletter Okklusion der Pulmonalarterie ermöglichte (Gibbon 1937). Wesentliche Probleme der ersten HLM-Systeme bestanden in venösen Ansaugphänomenen, Hämolyse und Schaumbildung des Blutes in dem sich drehenden Oxygenatorzylinder, sodass nur geringe Blutflüsse von bis 500 ml/min erzielt werden konnten. In den Nachkriegsjahren konnte Gibbon seine Forschungsarbeit mit Unterstützung der Firma IBM weiterführen. Hierbei wurde vor allem der Gasaustausch durch Entwicklung eines Gitteroxygenators verbessert. Weiterhin wurde Luftembolien durch Einführung eines linksventrikulären Vent-Katheters vorgebeugt. Mit diesem HLM-Modell wurde 1952 in Septumdefektmodellen in Hunden die EKZ mit Überlebensraten von 88 % eingesetzt (Miller et al. 1953).

Die erste erfolgreiche Herzoperation unter HLM-Verwendung am Menschen erfolgte am 6. Mai 1953 an einer 18-jährigen Patientin mit beginnendem Rechtsherzversagen infolge eines großen atrialen Septumdefekts (Gibbon 1954). Die mit heparinisiertem, blutgruppengleichem Blut von etwa 25 Spendern gefüllte HLM wurde nach Kanülierung der A. subclavia sinistra bzw. selektiv der Vv. cavae superior et inferior und Einführung eines linksventrikulären Vent-Katheters angeschlossen, sodass eine EKZ mit totalem kardiopulmonalen Bypass installiert werden konnte. Nach Direktnahtverschluss des Septumdefekts wurde der totale Bypass 26 min nach Beginn aufgehoben und die EKZ nach insgesamt 45 min beendet. Bereits eine Stunde nach der Operation war die Patientin bei klarem Bewusstsein.

Der Einsatz der HLM war in den Anfangsjahren alles andere als unumstritten, was nicht nur daran lag, dass drei weitere von Gibbon mit seiner HLM operierte Patientinnen die Eingriffe nicht überlebten. Parallel zur Idee der HLM entwickelte Clarence Walton Lillehei die Technik der „cross circulation". Hierbei diente der Kreislauf eines blutgruppengleichen Menschen als biologische HLM für den Patienten. Der erste klinische Einsatz erfolgte am 26. März 1954, als Lillehei einen 1-jährigen Patienten mit ventrikulärem Septumdefekt operierte, indem er seinen Kreislauf mit den Leistengefäßen seines Vaters verband. Von den 45 binnen des kommenden Jahres operierten Kindern mit ventrikulären Septumdefekten, Fallot-Tetralogien und Defekten des Atrioventrikularkanals wurden bemerkenswerte 62 % lebend aus dem Krankenhaus entlassen, und die 30-Jahres-Überlebensrate lag bei 49 % (Lillehei et al. 1986).

In den darauffolgenden Jahren wurden die HLM-Komponenten, insbesondere die Oxygenatoren, weiterentwickelt, sodass bei nun verbesserten Überlebensraten die „cross circulation" keine Rolle mehr spielte. Eine wesentliche Nebenwirkung der frühen Blasenoxygenatoren war der durch direkten Kontakt von Blut mit Luft, Plastik und Metall induzierte Blutschaden. Aufgrund von Destruktion der Erythrozyten und Thrombozyten, von Koagulopathien und Proteindenaturierung waren nur kurze EKZ-Zeiten möglich. Im Jahre 1965 berichtete William J. Rashkind über erste klinische Ergebnisse mit einem modifizierten Blasenoxygenator, der ohne separate Pumpe femoro-arterio-venös zur Behandlung respiratorischen Versagens in Kindern mit zystischer Fibrose eingesetzt wurde (Rashkind et al. 1965). Diese Fallserie über 4 Patienten stellt die erste klinische Studie zur extrakorporalen Oxygenierung bei funktionellem Lungenversagen dar.

Um die durch direkten Kontakt von Blut mit Luft und Fremdoberflächen hervorgerufenen Nebenwirkungen abzuschwächen, erlangte neben der Einführung von biokompatiblen Silikonen auf den inneren Oberflächen der HLM die Entwicklung von Membranoxygenatoren eine entscheidende Bedeutung. Hierdurch konnte der direkte Kontakt von Blut mit Luft vermieden werden. Bereits 1944 hatten Willem Kolff und H. Th. J. Berk in Dialysemaschinen das Prinzip der Oxygenierung von Blut über eine semipermeable Membran beschrieben (Kolff et al. 2009). Auf Basis von mehrschichtigen Ethylzellulose-Membranen konstruierten Clowes, Hopkins und Neville 1956 den ersten klinisch eingesetzten Membranoxygenator (Clowes et al. 1956). Um den Plasmaverlust über die Membran zu reduzieren, wurden im Verlauf hydrophobe Materialien etabliert, worunter nach Polytetrafluoroethylen vor allem Silikonverbindungen zu nennen sind, die bis heute als Basis moderner extrakorporaler Oxygenatoren für den Langzeiteinsatz dienen (Burns 1969).

1.5 Extrakorporale Membranoxygenierung (ECMO)

Der erste Bericht über eine erfolgreiche ECMO im akuten respiratorischen Versagen im Jahre 1971 stammt von Donald Hill (Hill et al. 1972). Nach einem stumpfen Thoraxtrauma mit konsekutiver Schocklunge überlebte ein 24-jähriger Motorradfahrer eine dreitägige ECMO-Therapie, woraufhin er sich pulmonal erholte. Der erste erfolgreiche Einsatz einer ECMO in Deutschland wurde 1972 von Hagen Schulte aus dem Universitätsklinikum Düsseldorf berichtet (Schulte et al. 1972). Im Jahre 1975 überlebte das erste Neugeborene eine ECMO-Therapie. Nach Mekonium-Aspiration war das Mädchen Esperanza zuvor 3 Tage lang durch das Team von Robert Bartlett behandelt worden (Bartlett 2017).

Erste klinische Studien zum Vergleich von konventioneller versus ECMO-Therapie erbrachten vielversprechende Resultate für Neugeborene, während die Daten für Erwachsene mit Lungenversagen initial enttäuschend waren. Basierend auf dem offensichtlichen Nutzen der ECMO für Neugeborene wurde 1989 die Extracorporeal Life Support Organization (ELSO) gegründet, die durch multizentrische Datenakquise und -auswertung maßgeblich die Optimierung der ECMO-Therapie vorangetrieben hat. Nicht zuletzt durch Miniaturisierung der EKZ-Systeme und Einführung von Zentrifugalpumpen konnte das Outcome auch für Erwachsene verbessert werden, sodass im Rahmen der Influenza-H1N1-Pandemie 2009 zahlreiche Patienten infolge ECMO-Behandlung ihr Lungenversagen überlebten (Noah MA 2011). Zur gleichen Zeit ergab die multizentrische, randomisiert kontrollierte CESAR-("conventional ventilation or ECMO for severe adult respiratory failure"-)Studie in 180 Patienten mit schwerem, potenziell reversiblem respiratorischen Versagen, dass der Transfer solcher Patienten in ein ECMO-Zentrum das Mortalitätsrisiko und die Krankenhauskosten reduziert (Peek GJ 2009). Seitdem wird ECMO-Therapie auch beim Erwachsenen in vielen Zentren bereits in früheren, noch reversiblen Stadien des Lungenversagens in Betracht gezogen.

1.6 Extracorporeal Life Support (ECLS)

Nachdem es Hill im Jahr 1971 erstmalig gelungen war, erfolgreich eine venovenöse (VV-) ECMO einzusetzen (siehe oben), folgte zunächst eine lange Zeit der Etablierung mit diversen Misserfolgen. Gleichzeitig begannen auch erste Versuche, neben dem pulmonalen Ersatz auch eine kardiale Unterstützung mittels venoarterieller Anwendung (VA) zu realisieren.

Kurze Zeit später gelang es Bartlett, mittels ECMO ein postoperatives kardiales Versagen bei einem 2- jährigen Kind nach Mustard-OP zu behandeln (Walker und Liddell 2003).

Es blieb dennoch fast 30 Jahre lang nur beim Einsatz der VV-ECMO, zumeist bei Neugeborenen und Kindern, erst nach Gründung der ELSO und auch entsprechender Studien, zuletzt wie oben beschrieben CESAR im Jahr 2009, kam es auch vermehrt zu Einsätzen bei Erwachsenen und in der Folge ab etwa dem Jahr 2005 auch zu einer rasanten Zunahme der veno-arteriellen Anwendung. Diese dann auch kardiale Unterstützung wird seit einigen Jahren als Extracorporeal Life Support (ECLS) bezeichnet.

Außerdem zeichnet sich ein weiter zunehmender Einsatz von extrakorporalen Herz-Kreislauf- und Lungenunterstützungssystemen (ECLS/ECMO) ab. Im Jahr 2018 wurden in Deutschland mehr als 3000 ECLS-/ECMO-Systeme implantiert.

Die seit nunmehr fast 4 Jahrzehnten in der Therapie des Lungenversagens eingesetzte VV-ECMO erfolgt bisher lediglich auf begrenzter Evidenz, und es existieren nur wenige Positionspapiere einzelner Fachgesellschaften, jedoch keine interdisziplinären, evidenzbasierten Empfehlungen zu Indikationen, Kontraindikationen und Limitationen. Zudem wird die ECLS nach entsprechenden technologischen Entwicklungen seit einigen Jahren zeitweilig auch außerhalb herzchirurgischer Operationssäle eingesetzt. Neben dem Einsatz beim Kreislaufstillstand in der Klinik (IHCA, „in hospital cardiac arrest") kommt sie somit auch beim OHCA („out of hospital cardiac arrest") zum Einsatz. Hier spielt seit einigen Jahren der Einsatz im Rahmen einer kardiopulmonalen Reanimation eine wichtige Rolle. Im Jahr 2018 ist hierzu ein relevantes Positionspapier verschiedener Fachgesellschaften erschienen (Michels et al. 2018).

Heutzutage verfügbare ECLS-/ECMO-Systeme sind im Vergleich zu früheren Entwicklungen durch Miniaturisierung transportabel, auch perkutan implantierbar und effektiv zur Herz-Kreislauf- und Lungenunterstützung geeignet. Dennoch bedarf es auch weiterhin einer kontinuierlichen klinischen und wissenschaftlichen Begleitung dieser technologischen Entwicklungen und Innovationen, da es sich auch weiterhin um invasive Verfahren mit Anwendung der extrakorporalen Zirkulation handelt. Aufgrund der Komplexität der Therapie bedarf es besonderer Expertise, um die Vielzahl potenziell negativer Folgen für Patienten zu vermeiden. Ferner erfordert der Einsatz grundsätzlich die Kenntnisse und Fertigkeiten diverser Fachgebiete und die daraus resultierende obligate Teambildung.

1.7 Zentrifugalpumpen (CentriMag)

Die Behandlung des akuten kardiogenen Schocks stellt eine therapeutische Herausforderung dar (Stevenson et al. 2009). Aufgrund schlechter Ergebnisse bei unmittelbarer Versorgung mit einem implantierbaren permanenten Kreislaufunterstützungsverfahren (VAD, „ventricular assist device") und weiterhin sehr langen Wartezeiten auf ein Spenderorgan sollte eine vorübergehende Unterstützung angestrebt werden.

Eine Therapieoption im kardiogenen Schock mit sekundärem Organversagen ist der Einsatz parakorporaler Unterstützungssysteme zur Verbesserung des klinischen Zustands vor einer weiterführenden Therapie. Primär kommt bei dieser Konstellation zunächst eine venoarterielle extrakorporale Membranoxgenierung (ECLS) zum Einsatz. Hierbei ist eine Extubation meist schwierig und eine suffiziente Mobilisation nahezu unmöglich. Weiterhin ist die Dauer des ECLS-Einsatzes häufig u. a. durch auftretende Komplikationen an den Kanülen oder Pumpen limitiert. Parakorporale Zentrifugalpumpen eingesetzt als rein kardiale Kurzzeitunterstützungssysteme sind daher durchaus in der Lage, eine Überbrückung bis zur Implantation eines Systems für die Langzeitunterstützung darzustellen (Flörchinger et al. 2017). Die Ursache des kardialen Versagens ist für den Einsatz unerheblich. Parakorporale Zentifugalpumpen sind schnell verfügbar, kostengünstig und können durchaus über mehrere Wochen betrieben werden. Sie können je nach Kanülierungsart als uni- oder biventrikuläres System, aber auch mit allen Indikationen („bridge to recovery" [BTR], „bridge to transplantation" [BTT] oder „bridge to decision" [BTD]) eingesetzt werden (Borisenko et al. 2014). Auch der dauerhafte oder passagere Einsatz eines Oxygenators ist problemlos möglich.

Prinzipiell gibt es verschiedene Zentrifugalpumpensysteme, in der Klinik hat sich jedoch aktuell das CentriMag-System (Abbott) durchgesetzt. Bei einer maximalen Umdrehungszahl von 5500/min kann es bis zu 10 l/min Pumpenfluss erzeugen und ist für eine maximale Laufzeit von 30 Tagen zugelassen, wobei durchaus auch Laufzeiten von mehr als 3 Monaten möglich waren. Wird eine noch längerfristige Unterstützung notwendig, können die Zentrifugalpumpen auf der Intensivstation in kurzer Zeit gegen pneumatische VAD-Ventrikel ausgetauscht werden.

Bei Einsatz von Zentrifugalpumpen wird eine Antikoagulation mit Heparin durchgeführt, wie üblich mit einer 2- bis 3-fachen PTT als Zielwert.

Zusammenfassend lässt sich festhalten, dass Zentrifugalpumpen als rein kardiale Unterstützungssysteme eine mögliche Option zur kurz- bis mittelfristigen Überbrückung von Patienten im kardiogenen Schock darstellen (Flörchinger B et al. 2017). Zentrifugalpumpen eignen sich damit vor allem hervorragend in der Indikation „bridge to decision".

1.8 ECLS-Transport

Nicht zuletzt aufgrund einer zunehmenden Spezialisierung müssen immer mehr Patienten über weite Strecken in Kliniken der Schwerpunkt- oder Maximalversorgung verlegt werden, entweder im Rahmen eines Primäreinsatzes nach OHCA oder auch als Sekundärverlegung. Auch periphere Regionen können den hohen Stellenwert leistungsfähiger ECLS-Systeme für den Intensivtransport nutzen. Durch kleiner werdende ECMO-Systeme nehmen auch deren Flexibilität und Einsatzgebiete zu. Dies verdeutlicht unter anderem, dass der Therapie von Intensivpatienten in Rettungshubschraubern und Intensivmobilen heute kaum mehr technische Grenzen gesetzt sind. So ist der Einsatz von Kreislaufunterstützungssystemen wie einer ECLS auch bei luftgebundenem Transport problemlos möglich.

Der Transport von Patienten mit extrakorporaler Zirkulation wird bereits seit vielen Jahren global praktiziert, wie u. a. die Arbeitsgruppe um Coppola (Coppola et al. 2008) berichtet. Hierbei wurden zwar weite Distanzen mittels eines Transportflugzeugs zurückgelegt, allerdings aufgrund fehlender Druckkabine in einer Flughöhe von maximal 1500 m.

Werden Intensivpatienten zwischen Kliniken verlegt, ist es meist erforderlich, die eingeleitete Intensivtherapie auch während des Transportes fortzuführen. Dieser Anspruch stellt alle Beteiligten technisch und personell vor andere Herausforderungen wie in der Notfallrettung.

Der Einsatz einer VV-ECMO ist beim schweren respiratorischen Globalversagen etabliert, die VA-ECMO wird im Rahmen des kardiopulmonalen Globalversagens eingesetzt. Diese Systeme müssen einfach, schnell und zuverlässig zu bedienen sein und sollten technisch an eine Herz-Lungen-Maschine adaptiert werden können. Mit entsprechender fachlicher Expertise und Begleitung können diese Patienten dann auch über weite

Strecken zu einem geeigneten Zentrum mit herzchirurgischer Versorgung transportiert werden (Born et al. 2010).

Diese mobilen ECLS-Systeme ermöglichen stabilere Kreislaufverhältnisse, die weder durch medikamentöse Therapien noch durch Implantation einer intraaortalen Ballonpumpe oder gar durch kardiopulmonale Reanimation erreichbar wären.

1.9 Intraaortale Ballonpumpe (IABP)

Seit ihrer klinischen Einführung 1967 (Kantrowitz et al. 1968) entwickelte sich die intraaortale Ballonpumpe (IABP) in den folgenden 4 Jahrzehnten weltweit zum meist eingesetzten System zur mechanischen Herz-Kreislauf-Unterstützung. Zeitweise wurden mehr als 100.000 Implantationen pro Jahr weltweit durchgeführt (Fergusson et al. 2001).

Nach Publikation der IABP-SHOCK-II-Studie (Thiele et al. 2013) wird aufgrund dieser Daten und weiterer Untersuchungen die IABP im kardiogenen Schock nach akutem Myokardinfarkt in der Kardiologie nicht mehr empfohlen (s. ▶ Kap. 4).

Erstmalig angewandt wurde das Konzept bei Patienten im kardiogenen Schock als Folge einer myokardialen Ischämie. Ungeachtet der primär enttäuschenden klinischen Ergebnisse mit hoher Letalität in dieser Patientengruppe führten die beeindruckenden hämodynamischen Veränderungen zu weiteren Untersuchungen dieses Konzepts. In der Folgezeit wurde das Prinzip der IABP insbesondere durch Herzchirurgen als Unterstützungssystem bei Patienten mit einem „low cardiac output syndrome" (LCOS) in der frühpostoperativen Phase eingesetzt.

In der kardiovaskulären Medizin und insbesondere im Rahmen der invasiven Behandlung der koronaren Herzkrankheit stellte die intraaortale Ballongegenpulsation (IABP) ein vielfach bewährtes Verfahren dar, welches auch heute im Zeitalter der mechanischen Herz-Kreislauf-Unterstützung noch immer eine Rolle im klinischen Alltag spielt. Sie kommt allerdings seit etwa 5 Jahren v. a. perioperativ im Rahmen einer chirurgischen Revaskularisation zum Einsatz. Die Ballonpumpe unterstützt invasiv die Hämodynamik des Patienten durch eine Steigerung von diastolischer Perfusion und diastolischem Blutdruck. Diese Mechanismen bewirken eine Verbesserung der Koronarperfusion während der Diastole und eine Reduzierung der Nachlast des Herzens. Die Wirksamkeit der IABP konnte in einer Vielzahl klinischer Situationen bewiesen werden. Als klassische Indikationen galten akutes Koronarsyndrom, „High-risk"-Koronarinterventionen im Rahmen einer Herzkatheteruntersuchung, kardiogener Schock und der gesamte perioperative Bereich innerhalb der Herzchirurgie. Die möglichen Komplikationen der intraaortalen Gegenpulsation können durchaus schwerwiegend sein, obwohl sie in ihrer Inzidenz deutlich abgenommen haben. Bei sorgfältiger Patientenselektion und Implantationstechnik stellt die IABP eine effektive Therapieoption in der Behandlung von Patienten mit kardiovaskulären Erkrankungen dar (Boeken et al. 2010).

Wie schon oben beschrieben wird die IABP nach Erscheinen der der IABP-SHOCK-II-Studie im Bereich der Kardiologie so gut wie nicht mehr eingesetzt. Stattdessen kommen hier zunehmend potentere, aber auch invasivere System wie z. B. die Impella-Pumpe (s. ▶ Kap. 5) zum Einsatz. Die IABP hat weiterhin ihren Stellenwert im Bereich der herzchirurgischen Versorgung von Patienten mit Koronarerkrankungen bzw. im kardiogenen Schock. Unserer Meinung nach sind eine sorgfältige Patientenauswahl und Indikationsstellung sehr wichtig für die Effektivität der Therapie. Entsprechende Kriterien hierzu werden ausführlich in ▶ Kap. 4 dargestellt.

1.10 Impella, TandemHeart

Nicht zuletzt aufgrund der Einführung dieser Systeme ist es im Bereich der Therapie des kardiogenen Schocks zu einem

Paradigmenwechsel gekommen. Beide Systeme bieten unterschiedliche Konstellationen sowohl für die selektive Unterstützung des linken oder rechten Herzens, aber auch für einen biventrikulären Support an. Beide Systeme können auch additiv im Sinne einer Entlastung der Ventrikel bei z. B. laufender ECLS eingesetzt werden. Dennoch ist die Wirkweise und Funktionalität von Impella-Pumpe und TandemHeart unterschiedlich. Die ▶ Kap. 5 und 6 beschreiben ausführlich Indikationen und Kontraindikationen, aber auch Implantationstechniken sowie Monitoring und Weaning beider Systeme.

1.11 Zusammenfassung und Ausblick

Stellte die IABP für viele Jahre die einzige Option der akuten, mechanischen Kreislaufunterstützung dar, so verlor sie nach Erscheinen der IABP-SHOCK-II-Studie zumindest im kardiologischen Sektor zunehmend an Bedeutung. Nachdem die ECMO lange Jahre nur in der venovenösen Konstellation, also zur rein pulmonalen Unterstützung, angewendet wurde, trug die dann folgende venoarterielle Anwendung auch im Bereich der operativen kardiovaskulären Medizin zu einem zunehmenden Wandel der mechanischen Unterstützung bei. Man darf dabei allerdings nie außer Acht lassen, dass sowohl ECLS als auch z. B. Impella und TandemHeart durchaus eine effektivere kardiale Unterstützung bieten können im Vergleich zur IABP, allerdings auch weiterhin nicht zu vernachlässigende Komplikationsmöglichkeiten aufweisen.

Die weitere Entwicklung in diesem Sektor der akuten mechanischen Unterstützung wird daher zum einen ganz entscheidend von der Reduktion der systembedingten Morbidität, zum anderen von der weiteren Verkleinerung und der u. a. damit einhergehenden möglichen Verlängerung der Anwendungszeiten dieser Systeme abhängig sein.

Literatur

Bartlett RH (2017) Esperanza: the first neonatal ECMO patient. ASAIO J 63:832–843 ▶ https://doi.org/10.1097/mat.0000000000000697

Boeken U, Feindt P, Schurr P, Lichtenberg A (2010) Mechanische Herz-Kreislauf-Unterstützung mittels intraaortaler Ballon-Gegenpulsation (IABP) – Grundlagen und eigene Ergebnisse. Z Herz- Thorax- Gefäßchir 24:58–64

Borisenko O, Wylie G, Payne J et al (2014) Thoratec centrimag for temporary treatment of refractory cardiogenic shock or severe cardiopulmonary insufficiency: a systematic literature review and meta-analysis of observational studies. ASAIO J 60:487–497

Born F, Ammann U, Burren T, Albrecht R et al (2010) Transatlantikflug mit transportabler Herz-Lungen-Maschine "LifeBox". Kardiotechnik 3:65–69

Brukhonenko SS (1929) Circulation artificielle du sang dans l'organisme entire d'un chin avec coeur exclu. Journal de physiologie et de pathologie générale 27:251–272

Burns N (1969) Production of a silicone rubber film for the membrane lung. Biomed Eng 4:356–359

Clowes GH Jr, Hopkins AL, Neville WE (1956) An artificial lung dependent upon diffusion of oxygen and carbon dioxide through plastic membranes. J Thorac Surg 32:630–637

Coppola Christopher P, Tyreeb Melissa, Larryb Karen, Di Geronimob Robert (2008) A 22-year experience in global transport extracorporeal membrane oxygenation. J Pediatr Surg 43:46–52

DeBakey ME (1934) A simple continuous-flow blood transfusion instrument. New Orleans Med Surg J 87:386–389

Fergusson JJ, Cohen M, Freedman RJ et al (2001) The current practice of intra-aortic balloon counterpulsation: results from the Benchmark registry. J Am Coll Cardiol 38:1456–1462

Flörchinger B, Hilker M, Schmid C (2017) Zentrifugalpumpen als rein kardiale Kurzzeitunterstützung. In: Boeken et al (Hrsg.) „Mechanische Herz-Kreislauf-Unterstützung". Springer-Verlag, Berlin Heidelberg

Gibbon JH (1937) Artificial Maintenance of Circulation during Experimental Occlusion of Pulmonary Artery. Arch Surg 34. ▶ https://doi.org/10.1001/archsurg.1937.011901 20131008

Gibbon JH (1954) Application of a mechanical heart and lung apparatus to cardiac surgery. Minn Med 37:171–185

Hill JD, O'Brien TG, Murray JJ, Dontigny L, Bramson ML, Osborn JJ, Gerbode F (1972) Prolonged extracorporeal oxygenation for acute post-traumatic respiratory failure (shock-lung syndrome) Use of the Bramson membrane lung. N Engl J

Med 286:629–634. ▶ https://doi.org/10.1056/NEJM197203232861204

Hooke R (1667) An account of an experiment made by M. Hook, of preserving animals alive by blowing through their lungs with bellows. Philos Trans R Soc Lond 2:539–540 ▶ https://doi.org/10.1098/rstl.1666.0043

Howell WH, Holt E (1918) Two new factors in blood coagulation heparin and pro-antithrombin. Am J Physiol 47:328–341

Kantrowitz A, Tjonneland S, Freed PS et al (1968) Initial clinical experience with intra-aortic balloon pumping in cardiogenic shock. JAMA 203:135–140

Kolff WJ, Berk HTJ, Welle NM, Ley AJW, Dijk EC, Noordwijk J (2009) The artificial kidney: a dialyser with a great area Acta Medica. Scandinavica 117:121–134. ▶ https://doi.org/10.1111/j.0954-6820.1944.tb03951.x

Le Gallois JJC (1812) Expériences sur le principe de la vie: notamment sur celui des mouvements du coeur, et sur le siége de ce principe. D'Hautel, Paris

Lillehei CW, Varco RL, Cohen M, Warden HE, Patton C, Moller JH (1986) The first open-heart repairs of ventricular septal defect, atrioventricular communis, and tetralogy of Fallot using extracorporeal circulation by cross-circulation: a 30-year follow-up. Ann Thora Surg 41:4–21

Loebell CE (1849) De conditionibus quibus secretiones in glandulis perficiuntur. Dissertatio Inauguralis Marburgensis

Ludwig C, Schmidt A (1868) Das Verhalten der Gase, welche mit dem Blut durch den reizbaren Säugethiermuskel strömen. Arb Physiol Anst Leipzig 20:12–72

McLean J (1916) The thromboplastin action of cephalin. Am J Physiol 41(2):250–257

Michels G, Wengenmayer T, Hagl C, Dohmen C, Böttiger BW, Bauersachs J, Markewitz A, Bauer A, Gräsner JT, Pfister R, Ghanem A, Busch HJ, Kreimeier U, Beckmann A, Fischer M, Kill C, Janssens U, Kluge S, Born F, Hoffmeister HM, Preusch M, Boeken U, Riessen R, Thiele H. (2018) Recommendations for extracorporeal cardiopulmonary resuscitation (eCPR): consensus statement of DGIIN, DGK, DGTHG, DGfK, DGNI, DGAI, DIVI and GRC. Clin Res Cardiol 9(4) ▶ https://doi.org/10.1007/s00392-018-1366-4

Miller BJ, Gibbon JH, Fineberg C (1953) An improved mechanical heart and lung apparatus; its use during open cardiotomy in experimental animals. Med Clin North Am 1:1603–1624

Noah MA et al (2011) Referral to an extracorporeal membrane oxygenation center and mortality among patients with severe 2009 influenza A(H1N1). JAMA 306:1659–1668 ▶ https://doi.org/10.1001/jama.2011.1471

Peek GJ et al (2009) Efficacy and economic assessment of conventional ventilatory support versus extracorporeal membrane oxygenation for severe adult respiratory failure (CESAR): a multicentre randomised controlled trial. Lancet 374:1351–1363 ▶ https://doi.org/10.1016/s0140-6736(09)61069-2

Prévost JL, Dumas J-B (1821) Examen du sang et de son action dans les divers phénomènes de la vie. Ann Chim 18:280–297

Rashkind WJ, Freeman A, Klein D, Toft RW (1965) Evaluation of a disposable plastic, low volume, pumpless oxygenator as a lung substitute. J Pediatr 66:94–102

Schröder W (1882) Über die Bildungstätte des Harnstoffs. Archiv für Experimentelle Pathologie und Pharmakologie 15:364–402

Schulte HD, Bircks W, Dudziak R (1972) [Preliminary results with the Bramson membrane lung. (Also report of a successful, clinical long-term perfusion)] Thoraxchir Vask Chir 20:54–59 ▶ https://doi.org/10.1055/s-0028-1098975

Stevenson LW, Pagani FD, Young JB et al (2009) INTERMACS profiles of advanced heart failure: the current picture. J Heart Lung Transplant 28:535–541

Thiele H, Zeymer U, Neumann FJ, Ferenc M, Olbrich HG et al (2013) Intra-aortic balloon counterpulsation in acute myocardial infarction complicated by cardiogenic shock (IABP-SHOCK II): final 12 month results of a randomised, open-label trial. Lancet 382:1638–1645

Walker G, Liddell M, Davis C (2003) Extracorporeal life support – state of the art. Paediatr Respir Rev 4(2):147–52

Pathophysiologie des Schocks

Andreas Rieth

2.1 Einleitung – 14

2.2 Definitionen – 14

2.3 Klinische Präsentation und Differenzialdiagnostik – 16

2.4 Pathophysiologie des septischen Schocks – 17

2.5 Pathophysiologie weiterer nicht kardialer Schockformen – 19

2.6 Pathophysiologie des kardiogenen Schocks – 20
2.6.1 Kardiogener Schock bei akutem Myokardinfarkt – 20
2.6.2 Akut-auf-chronisches kardiales Hypoperfusionssyndrom – 23
2.6.3 Kardiogener Schock bei Vitien – 23
2.6.4 Kardiogener Schock bei primärem Rechtsherzversagen – 24

2.7 Monitoring bei kardiogenem Schock und Hypoperfusionssyndrom – 25

Literatur – 27

© Springer-Verlag GmbH Deutschland, ein Teil von Springer Nature 2020
U. Boeken et al. (Hrsg.), *Mechanische Unterstützung im akuten Kreislaufversagen*,
https://doi.org/10.1007/978-3-662-59901-3_2

2.1 Einleitung

Im klinischen Alltag gehören Patienten mit Schocksymptomatik zu den Schwerstkranken mit hoher Sterblichkeit, sodass in aller Regel eine umgehende Therapie erforderlich ist. So betrug die Langzeitsterblichkeit von Patienten mit Myokardinfarkt-bedingtem kardiogenen Schock in der IABP-Shock-II-Studie bis 67 %, in einem Hochrisikokollektiv sogar über 90 % (Thiele et al. 2018). Beim septischen Schock werden Mortalitätsraten bis 84,6 % angegeben (de Grooth et al. 2018).

Entsprechend essenziell ist die rasche Erkennung des Krankheitsbildes und seine ätiologische Einordnung, um die im günstigsten Fall lebensrettende kausale Therapie einzuleiten. Hierfür ist eine orientierende Einteilung sinnvoll, auch wenn es in der Realität unter Umständen nicht immer unmittelbar gelingen mag, primär eine eindeutige Zuordnung vorzunehmen. Im vorliegenden Kapitel liegt entsprechend der Ausrichtung des gesamten Buches der Schwerpunkt auf dem kardiogenen Schock.

2.2 Definitionen

Der Schock ist definiert als ein Zustand akuten Kreislaufversagens mit Organdysfunktion. Zu den klassischen Kriterien (Thiele et al. 2015; van Diepen et al. 2017; Hanson und Goldstein 2018; Lawler und Mehra 2018) zählen:
- Systemarterielle Hypotonie mit einem systolischen Blutdruck <90 mmHg (länger als 30 min anhaltend) oder Abfall des arteriellen Mitteldrucks um 30 mmHg unter den Ausgangswert ohne Ansprechen auf eine intravenöse Flüssigkeitsgabe
- Periphere Vasokonstriktion mit kalten Extremitäten
- Endorgandysfunktion (mentale Störung, reduzierte Urinproduktion, Anstieg von Serumlaktat, Transaminasen etc.)

Der kardiogene Schock im Speziellen zeichnet sich aus durch:
- Reduzierte Herzauswurfleistung („cardiac index" <1,8 l/min/m^2 ohne Therapie oder <2,2 l/min/m^2 unter Therapie)
- Erhöhte ventrikuläre Füllungsdrücke = erhöhte atriale Drücke

Hierzu ist anzumerken, dass die in Studien verwendete Schockdefinition sich über die Jahre in einem Punkt wesentlich verändert hat: während im SHOCK-Trial noch obligat invasive hämodynamische Kriterien gefordert wurden (Hochman et al. 1999), waren diese in der IABP-SHOCK II Studie nicht mehr gefordert (Thiele et al. 2012). In den aktuellen Leitlinien der European Society of Cardiology sind diese ebenfalls nicht mehr enthalten (Ponikowski et al. 2016).

Der früher häufig genutzte Schockindex (SI) als Quotient aus Herzfrequenz/systolischer Blutdruck mit einem Cutoff >1 für den Schock gilt eigentlich als obsolet, ist aber für eine orientierende Einschätzung der Kreislaufsituation weiterhin verbreitet. Eine orientierende PubMed-Recherche mit dem Suchbegriff „shock index" ergab 21 Publikationen allein in den ersten 4 Monaten des Jahres 2019. Darunter findet sich beispielsweise eine Arbeit, die eine Assoziation des SI-Verlaufs mit der Notwendigkeit von Massentransfusionen bei Traumapatienten mit initial stabilem Blutdruck beschreibt (Wu et al. 2019). In einer Publikation zur Sterblichkeit bei akutem Myokardinfarkt mit ST-Streckenhebung war ein SI >0,8 ein aussagekräftiger Prädiktor (Bilkova et al. 2011).

Pathophysiologie des Schocks

Tab. 2.1 Klassifikation des Schocks nach zugrunde liegendem Pathomechanismus. (Nach Ragosta 2018; Standl et al. 2018)

Schockform	Mögliche Pathomechanismen mit klinischen Beispielen
Kardiogen	– Myokardiales Pumpversagen durch Kontraktilitätsverlust (Myokardinfarkt) – Diastolische Dysfunktion mit myokardial bedingter ventrikulärer Füllungsstörung (Amyloidose) – Akute Volumenbelastung (Mitralinsuffizienz) – Unökonomische Herzfrequenz/Arrhythmien (Tachyarrythmie)
Obstruktiv	– Ventrikuläre Füllungsstörung durch äußere Einwirkung (Perikardtamponade, Spannungspneumothorax) – Akute Nachlasterhöhung (Lungenembolie) – Akute Vorlasterniedrigung (Vena-cava-Kompressionssyndrom)
Hypovolämisch	– Traumatisch-hämorrhagisch (Gefäßverletzung) – Flüssigkeitsverschiebungen (Ileus) – Medikamentös induziert (Diuretika-Überdosierung)
Distributiv	– Toxinbedingtes „capillary leakage" und Nachlastverlust (Sepsis) – Vasodilatatorisch (neurogene „Vasoplegie", medikamentös induziert, z. B. NO-Donor in Kombination mit PDE5-Inhibitor) – Immunologisch vermittelte Kombination aus Vasodilatation und Volumenverschiebung (Anaphylaxie)

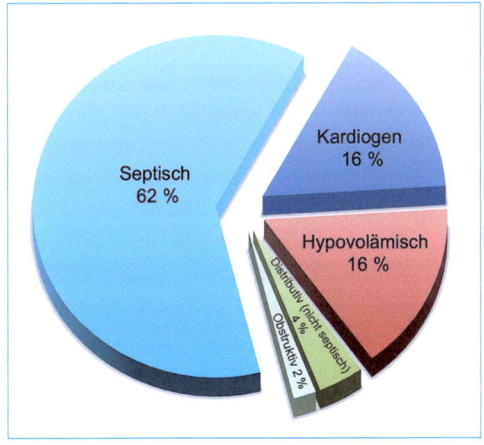

Abb. 2.1 Übersicht der Häufigkeit verschiedener Schockformen. (Nach Vincent und De Backer 2013)

Die folgenden 4 Schockmechanismen (Vincent und De Backer 2013; Cecconi et al. 2014) werden grundsätzlich unterschieden:
1. Verminderter venöser Rückstrom durch Verlust zirkulierenden Blutvolumens
2. Primär myokardiales Pumpversagen durch Kontraktilitätsverlust oder ineffektive Herzfrequenz
3. Mechanische Ursachen wie
    a) Strombahnverlegung durch Lungenembolie oder Stenosevitien
    b) Externe Füllungsbehinderung durch Perikardtamponade oder Spannungspneumothorax
4. Vaskulärer Tonusverlust mit resultierender Fehlverteilung des Blutvolumens durch
    a) Sepsis
    b) Anaphylaxie
    c) Neurogene Ursachen (z. B. spinales Trauma)

Eine alternative Klassifikation unter Berücksichtigung zugrunde liegender Pathomechanismen zeigt Tab. 2.1.

Abb. 2.1 gibt eine Übersicht der verschiedenen Schockformen mit entsprechender Häufigkeit.

Überschneidungen mit einer letztlich gemischten Pathophysiologie sind häufig (Cecconi et al. 2014). So kann ein Patient mit Trauma und hämorrhagischem Schock im Verlauf einen septischen Schock entwickeln oder ein Patient mit schwerer Herzinsuffizienz und septischer Endokarditis unter einem Schockzustand gemischter Ätiologie leiden. Hier kann die Festlegung auf nur einen zugrunde liegenden Pathomechanismus zu folgenschweren therapeutischen Fehlschlüssen führen. Ein relativer Volumenmangel ist im klinischen Alltag sehr verbreitet und gleichzeitig so einfach und schnell auszugleichen, dass vielfach eine probatorische intravenöse Volumengabe mit klinischer Überprüfung des Ansprechens („volume challenge") als Erstmaßnahme bei Kreislaufdepression empfohlen wird, auch wenn Unklarheit über die Schockursache besteht. Von einem positive Effekt der Flüssigkeitsgabe („fluid responsiveness") wird ausgegangen, wenn das Herzzeitvolumen („cardiac output", CO) nachfolgend ansteigt. Andererseits kann eine zu intensive Volumentherapie zur Flüssigkeitsüberladung und damit ungünstigen Effekten vor allem beim kardiogenen Schock führen. In einer Metaanalyse zeigte sich, dass das passive Anheben der Beine („Autotransfusion") mit nachfolgender CO-Messung bei hämodynamisch instabilen Erwachsenen am besten geeignet war, um „fluid responsiveness" vorherzusagen (Bentzer et al. 2016). Als wichtiger Grundsatz der Therapie jedweder Schockform bleibt festzuhalten, dass die adäquate Volumensubstitution als Basis keinesfalls fehlen darf.

2.3 Klinische Präsentation und Differenzialdiagnostik

Während sich sicherlich der größte Teil der Betroffenen mit einer klassischen Symptomatik präsentiert, gibt es durchaus auch larvierte Erscheinungsformen, die eine Zuordnung der Symptome als schockbedingt erschweren. Unklare psychische Agitationszustände bei Herzinsuffizienzpatienten können hier als Beispiel dienen. In solchen Fällen kann eine invasive hämodynamische Messung zur Klärung herangezogen werden (Hanson und Goldstein 2018).

Die Leitlinien der Europäischen Gesellschaft für Kardiologie (ESC) schlagen die folgende Einteilung von Patienten mit akuter Herzinsuffizienz nach klinischen Kriterien vor, die sich auf andere Entitäten übertragen lässt: Nach einer primären Unterteilung in Patienten mit Zeichen der Volumenüberladung/Stauung („wet") und solche ohne („dry") sollte die periphere Perfusion beurteilt werden. Finden sich hier Zeichen der Hypoperfusion („cold") und liegt der systolische Blutdruck unter 90 mmHg, ist die Diagnose Schock zu prüfen und eine Therapie mit positiv inotropen Substanzen und/oder Vasopressoren zu erwägen. Eine warme Peripherie („warm") kann auf eine vasodilatatorische Schockkomponente oder einen nicht kardiogenen Schock hinweisen, letzteres in Abwesenheit von Zeichen einer Hypervolämie. Patienten mit der Konstellation „wet and cold" (klassischer kardiogener Schock) wird dabei das höchste Risiko mit möglicher Notwendigkeit einer mechanischen Kreislaufunterstützung zugesprochen. Zu beachten ist, dass eine periphere Hypoperfusion auch bei einem systolischen Blutdruck >90 mmHg auftreten kann; im Register der SHOCK-Studie war dieses bei 5,2 % der Patienten der Fall (Ponikowski et al. 2016; van Diepen et al. 2017).

Insgesamt muss betont werden, dass eine dominierend hämodynamische Definition als unzureichend angesehen wird, um das Syndrom Schock in seiner Komplexität, seinen Verlaufsvarianten und seinen Therapieansätzen zu erfassen. Insbesondere begründet sich diese Einschätzung auf der Beobachtung, dass eine Therapie, die isoliert auf die Steigerung des vom Herzen ausgeworfenen Blutvolumens (CO) abzielt, den klinischen Verlauf trotz erfolgreicher hämodynamischer Besserung nicht immer verbessert (Cheng et al. 2009; Ouweneel et al. 2017; Thiele et al. 2018). So rückt die

Bedeutung der Endorgandysfunktion und -schädigung als Ausdruck der systemischen Minderperfusion zunehmend in den Vordergrund. Diese kann sogar bei hyperdynamer Zirkulation wie beim septischen Schock auftreten. Die Gewebsminderversorgung mit Sauerstoff und Substraten hat dann häufig in einer Störung der Mikrozirkulation ihre Ursache, die mit oder ohne Störung der zentralen Zirkulation auftreten kann. Ein typisches Beispiel ist das systemische Inflammationssyndrom SIRS („systemic inflammatory response syndrome"), das über eine dysfunktionelle Immunantwort auf die unterschiedlichsten Stimuli und Schäden auf zellulärer und molekularer Ebene entsteht. Weiterhin führen metabolische Störungen, wie z. B. eine endogene Überproduktion von Stickstoffmonoxid, zu einer systemischen Zirkulationsstörung, die durch eine Steigerung des CO nicht erfolgreich behandelbar ist (Lawler und Mehra 2018).

Nicht zuletzt auch in Bezug auf empfohlene diagnostische Maßnahmen und Monitoring liegt der Schwerpunkt zunehmend auf Markern der Endorgandysfunktion. So weist beispielsweise die Labordiagnostik anhand eines vorherrschenden Anstiegs der Serumaminotransferasen auf eine hepatische Minderperfusion (Schockleber) hin, während eine dominierende Erhöhung von γ-Glutamyl-Transpeptidase, alkalischer Phosphatase und Bilirubin ohne wesentliche Transaminasenerhöhung eher auf eine hepatische Kongestion schließen lässt (Alvarez und Mukherjee 2011; Moller und Bernardi 2013).

2.4 Pathophysiologie des septischen Schocks

Die häufigste Schockform stellt mit 62 % der septische Schock dar (Vincent und De Backer 2013), der mit einer hohen Sterblichkeit vergesellschaftet ist. Der Schock stellt dabei die schwerste Verlaufsform einer Sepsis dar, die gekennzeichnet ist durch akute Inflammation und eine bedrohliche Organdysfunktion, verursacht durch eine dysregulierte Immunantwort. Als Auslöser gelten schwere mikrobielle Infektionen, in Westeuropa in erster Linie durch *Staphylococcus aureus*. Die Begriffe „SIRS" und „schwere Sepsis" wurden gemäß Konsensus der European Society of Intensive Care Medicine und der Society of Critical Care Medicine 2016 eliminiert, sodass eigentlich nur noch „Sepsis" und „septischer Schock" verwendet werden sollten (Gotts und Matthay 2016). Die Bezeichnung SIRS findet sich dennoch auch in aktuellen Publikationen als Sammelbegriff für ein entzündliches systemisches Geschehen primär nichtinfektiöser Genese.

Klinisch lässt sich der septische Schock anhand der folgenden Kriterien (nach adäquater Volumensubstitution!) definieren (Shankar-Hari et al. 2016):

- Hypotonie, die eine Vasopressortherapie zur Aufrechterhaltung eines mittleren Blutdrucks von ≥ 65 mmHg erfordert
- Serumlaktat >2 mmol/l

Dabei sind wie o. g. beim kardiologischen Krankengut Mischformen nicht selten, und die Differenzialdiagnostik kann u. U. anspruchsvoll sein. So wird in Sepsis-Leitlinien empfohlen, die kardiale Funktion zu prüfen, wenn Unsicherheiten bezüglich der Sepsisdiagnose bestehen; dies scheint insbesondere sinnvoll, wenn kein klares Ansprechen auf eine intravenöse Flüssigkeitsgabe zu verzeichnen ist (Rhodes et al. 2017). Invasive hämodynamische Messungen können genutzt werden, um eine diagnostische Klärung zu erreichen, ohne dass eine Prognoseverbesserung hierdurch belegt wäre (Rajaram et al. 2013; Saugel et al. 2016). Im Einzelfall kann es jedoch sehr hilfreich sein, den für den septischen Schock charakteristischen peripheren Widerstandsverlust (Reduktion des systemischen Gefäßwiderstandes auf bis zu einem Viertel des Normwertes) nachzuweisen. Das Herzzeitvolumen ist dabei typischerweise normal oder erhöht, entsprechend der klassischen Vorstellung von der Pathophysiologie des septischen Schocks (Young 2004). Demzufolge zeigt die gemischtvenöse Sauerstoffsättigung häufig hochnormale

Werte (Vincent und De Backer 2013). Jedoch kommt es bei einem Teil der Patienten zu einer gleichzeitigen kardialen Dysfunktion mit eingeschränkter Prognose. Unter Verwendung einer sensitiven Diagnostik (Strain-Echokardiografie) statt einer Beschränkung auf die konventionelle Bestimmung der linksventrikulären Ejektionsfraktion zeigte sich in einer Metaanalyse eine linksventrikuläre Dysfunktion unterschiedlichen Ausmaßes bei allen Patienten mit schwerer Sepsis oder septischem Schock. Eine Einschränkung des echokardiografisch bestimmten „global longitudinal strain" korrelierte dabei mit einer erhöhten Mortalität (Sanfilippo et al. 2018).

Entscheidendes Moment für die Entwicklung einer Sepsis zum septischen Schock ist nach heutiger Auffassung nicht das infektiöse Agens selbst, sondern die Reaktion des Organismus darauf. Diese inflammatorische Antwort wird ausgelöst durch die Freisetzung intrazellulärer Moleküle infolge von Gewebshypoxie und -nekrose. Diese wiederum verursachen eine Immunkaskade, die durch Interleukin-6 und Tumornekrosefaktor-α vermittelt wird und die sich negativ auf die Kreislaufsituation auswirken kann (Lawler und Mehra 2018). Ausmaß und Muster der Zytokinfreisetzung sind mit der Prognose von Patienten mit Sepsis assoziiert (Davenport et al. 2016). Die dysfunktionelle Immunreaktion scheint auch beim kardiogenen Schock eine gewisse Rolle zu spielen sowie auch die übermäßige Freisetzung des endogenen Vasodilatators Stickstoffmonoxid (NO) durch die induzierbare NO-Synthetase, die bei beiden Entitäten beschrieben wird (Young 2004; Nicholls et al. 2007; Lawler und Mehra 2018). Die der metabolischen Autoregulation entzogene NO-Produktion gilt als entscheidende Ursache für die generalisierte Vasodilatation bei der Sepsis (Vincent et al. 2000). Als weitere Ursachen der Vasodilatation werden die Prostacyclin-Produktion durch Endothelzellen und die verminderte kompensatorische Produktion von antidiuretischem Hormon (Vasopressin) beschrieben (Landry et al. 1997).

Exzessive Vasodilatation ist aber nicht die einzige Ursache der Hypotonie im Rahmen einer Sepsis: Eine zentrale Rolle spielt auch die Umverteilung intravaskulären Volumens nach extravasal in das interstitielle Kompartiment durch verstärkte Endothelzellpermeabilität (Capillary-Leak-Syndrom) und reduzierte arterielle Wandspannung mit erhöhtem Kapillardruck (Gotts und Matthay 2016). Daher rührt die Zugehörigkeit zur übergeordneten Gruppierung „distributiver Schock". Hinzu kommt eine Mikrozirkulationsstörung durch Abnahme der funktionellen Kapillardichte, die zu einer verminderten Gewebesauerstoffextraktion führt und die mittels geeigneter Techniken (orthogonale Polarisationsspektralbildgebungstechnik) beispielsweise im Bereich der sublingualen Mikrozirkulation visualisiert werden kann (De Backer et al. 2002). Häufig sind auch Gerinnungsstörungen anzutreffen (Gotts und Matthay 2016).

Einen Einblick in die komplexen Vorgänge beim septischen Schock gibt ◘ Abb. 2.2.

Die oben bereits erwähnte kardiale Dysfunktion im Rahmen einer Sepsis kann als globale, reversible Dysfunktion sowohl der linken als auch rechten Herzanteile umschrieben werden und stellt gewissermaßen eine Überlappung mit dem kardiogenen Schock dar. In tierexperimentellen Modellen wurde mittels Verwendung lastunabhängiger Parameter („pressure-volume loops") eine kontraktile Dysfunktion des linken Ventrikels im Sinne einer septischen Kardiomyopathie gezeigt. Jedoch scheint dieses komplexe Syndrom durch eine Einschränkung der linksventrikulären Pumpfunktion alleine nur unzureichend erklärt. Involviert sind unter anderem molekulare (Kalziumkanäle, Endothelin-1, Zytokine etc.), metabolische (Ischämie, Mitochondriendysfunktion, oxidativer Stress, autonome Dysregulation mit Downregulation myokardialer Adrenozeptoren, vermehrte Laktatfreisetzung), strukturelle (myokardiale Infiltration durch Immunzellen, Endothelzellschwellung, Nekrose und Apoptose) sowie zirkulatorische (reduzierte

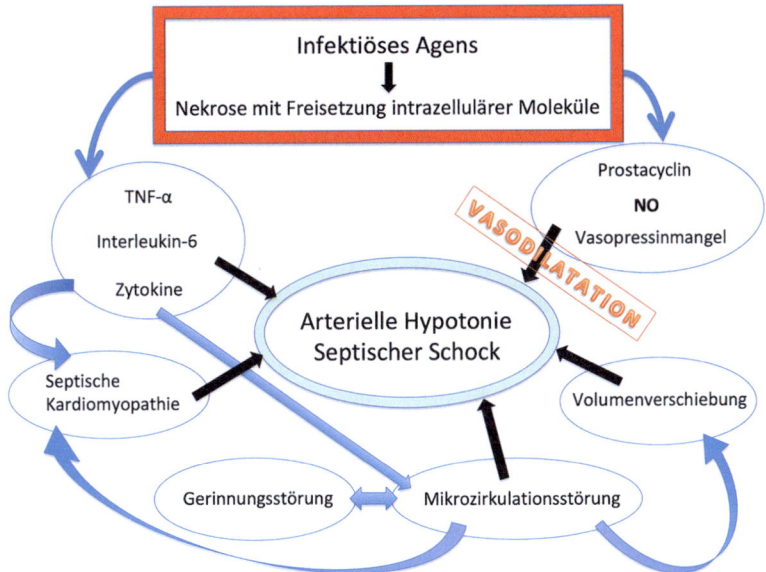

◻ **Abb. 2.2** Einblick in die komplexe Pathophysiologie des septischen Schocks. (Nach Landry et al. 1997; Davenport et al. 2016; Gotts und Matthay 2016; Lawler und Mehra 2018)

Vor- und Nachlast, mikrozirkulatorische Dysfunktion) Veränderungen (Antonucci et al. 2014).

2.5 Pathophysiologie weiterer nicht kardialer Schockformen

Ein hypovolämischer Schock war in einer Erhebung von Ursachen einer Schocksymptomatik bei 16 % der Fälle und ein nicht sepsisbedingter distributiver Schock bei 4 % ursächlich (Vincent und De Backer 2013). Die Vorgänge bei der Hypovolämie durch intravasalen Volumenverlust sind selbsterklärend, als Ursachen werden unterschieden (Standl et al. 2018):
- Nicht traumatischer Blutverlust (z. B. bei gastrointestinaler Blutung)
- Traumatischer Blutverlust mit entsprechender Gewebsschädigung
- Abnahme des zirkulierenden Plasmavolumens (z. B. bei schwerer Diarrhö)
- Abnahme des zirkulierenden Plasmavolumens und der Gewebsschädigung (z. B. bei großflächigen Verbrennungen)

Die Ursache der Kreislaufdepression beim anaphylaktischen und anaphylaktoiden Schock ist derjenigen beim septischen Schock sehr ähnlich. Unterschiedlich sind aber Auslöser und Mechanismen: Die massive Vasodilatation und die Distributionsstörung sind durch Histamin vermittelt und rühren von einer IgE-abhängigen Hypersensitivitätsreaktion nach Kontakt mit einem Antigen, gegenüber dem eine Sensibilisierung besteht. Häufigste Auslöser bei Erwachsenen sind Wespenstiche und Medikamente, bei Kindern Nahrungsmittel. Ist die Überempfindlichkeitsreaktion unabhängig von einer Antigen-Antikörper-Reaktion oder vorangegangenen Sensibilisierung, spricht man von einer anaphylaktoiden Reaktion. Ein typisches Beispiel ist die Reaktion auf Röntgenkontrastmittel (Standl et al. 2018).

Der rein vasodilatatorische Schock (auch Vasoplegie-Syndrom genannt) kommt als Folge einer neurogenen Schädigung relativ selten vor. Häufigste Ursache für einen derartigen neurogenen Schock sind Rückenmarksverletzungen (Pastrana et al. 2012), seltener direkte Schädigungen zerebraler

Kreislaufzentren. Ein gravierendes Problem ist das Vasoplegie-Syndrom jedoch nach Herzoperationen unter Einsatz der Herz-Lungen-Maschine mit einer Inzidenz bis 10 % (Shanmugam 2005), nach Implantation eine linksventrikulären Unterstützungssystems (LVAD) sogar bis 42 % (Argenziano et al. 1997). Die hämodynamische Konstellation gleicht derjenigen beim septischen Schock: hochnormales Herzzeitvolumen, niedriger systemischer Gefäßwiderstand, niedrige ventrikuläre Füllungsdrücke und niedriger arterieller Mitteldruck trotz hochdosierter Vasopressortherapie. Die Erklärung dafür scheint in einer systemischen Inflammationsreaktion mit u. a. übermäßiger endogener NO-Produktion zu liegen. Weiterhin sollen auch verminderte Vasopressinspiegel eine Rolle spielen (Cios et al. 2019).

2.6 Pathophysiologie des kardiogenen Schocks

Wie bereits oben aufgeführt, ist beim kardiogenen Schock (KS) eine primär myokardiale Funktionsstörung von diversen kardialen und extrakardialen Einflussfaktoren zu unterscheiden, die zu einer sekundären myokardialen Schädigung führen. Letztlich führt beides zu einer Unterversorgung der Endorgane, deren Ausmaß in Verbindung mit der Schockursache und damit der Effektivität therapeutischer Maßnahmen über die Akutsterblichkeit entscheidet. Während traditionell invasiv-hämodynamische Kriterien für den zweifelsfreien Nachweis eines KS gefordert wurden, stellt die Echokardiografie zum Nachweis erhöhter ventrikulärer Füllungsdrücke in Verbindung mit weiteren klinischen Zeichen eine weithin akzeptierte Alternative dar (Reynolds und Hochman 2008).

In einem älteren KS-Register, das immer wieder auch in aktuelleren Arbeiten zitiert wird, hatten Patienten mit Ventrikelruptur mit 87,3 % die höchste Sterblichkeit, während Perikardtamponade, akutes Rechtsherzversagen und akute Mitralinsuffizienz mit einer Mortalität um 55 % unter dem Durchschnitt von 60 % lagen (Hochman et al. 2000). Zur Inzidenz des KS bei Patienten mit vorbestehender Herzinsuffizienz bei erhaltener Ejektionsfraktion (HFpEF) gibt es nur wenige Daten; dabei ist auch die HFpEF prinzipiell durch ein vermindertes Herzzeitvolumen gekennzeichnet (Abudiab et al. 2013; Santos et al. 2015). Insgesamt gilt der KS bei HFpEF als relativ selten, insbesondere wenn kein Rechtsherzversagen und keine restriktive Kardiomyopathie vorliegen (Vaduganathan et al. 2017). In einer Arbeit wurde das Auftreten eines KS bei Herzinsuffizienzpatienten mit der Anamnese einer aortokoronaren Bypassoperation untersucht. Dieses war bei HFpEF deutlich seltener (0,2 %) als bei Patienten mit reduzierter Ejektionsfraktion (1,2 %) (Rastogi et al. 2018). Bei Patienten mit kardialer Amyloidose wurde in einer Arbeit eine akute Herzinsuffizienz bei 46 von 421 Zentrumspatienten beschrieben, davon 26 mit KS. Die 3-Monats-Mortalität bei diesen Patienten betrug 81 % (D'Humieres et al. 2018).

Ein manifestes Schockgeschehen nach Herzoperationen (2–6 %) kann wie o. g. primär durch eine Vasoplegie verursacht sein, aber auch zumindest teilweise durch eine intraoperative kardiale Schädigung, wie beispielsweise einem Reperfusionsschaden im Sinne eines gemischt kardiogenen und vasodilatatorischen Schocks (van Diepen et al. 2017).

Einen Überblick zu den unterschiedlichen Ursachen eines KS gibt ◘ Abb. 2.3.

2.6.1 Kardiogener Schock bei akutem Myokardinfarkt

Die akute Myokardischämie mit hierdurch verursachtem Verlust kontraktilen Myokards und damit einer Ventrikeldysfunktion ist mit ca. 80 % die unbestritten häufigste Ursache eines KS. Ein dominierendes Rechtsherzversagen zeigt sich bei ca. 5 % der Patienten mit akutem Myokardinfarkt (AMI). Neben

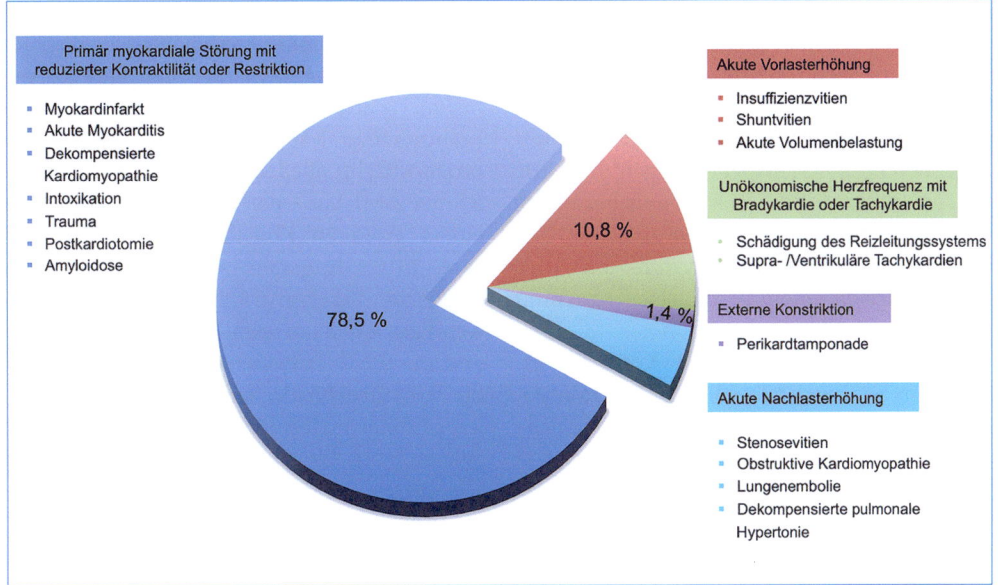

Abb. 2.3 Überblick zu den möglichen Ursachen eines kardiogenen Schocks; Angaben zur Häufigkeit finden sich nicht zu allen Unterformen. (Nach Hochman et al. 2000)

dem kritischen Myokardverlust können auch mechanische Komplikationen wie Ruptur des linken Ventrikels (freie Wand 2 %), infarktbedingter Ventrikelseptumdefekt (4 %) oder Papillarmuskeldysfunktion/-ruptur mit akuter schwerer Mitralinsuffizienz (7 %) zum KS im Rahmen eines AMI führen. Diese fatalen Komplikationen ereignen sich meistens innerhalb von 24 h nach der Krankenhausaufnahme und müssen stets ausgeschlossen werden, wenn ein Patient sich rapide hämodynamisch verschlechtert. Etwa 5–8 % der Patienten, die mit ST-Streckenhebungsinfarkt hospitalisiert sind, und bis zu 15 % der Patienten mit AMI erleiden einen KS. Die Sterblichkeit des KS bei AMI wird historisch bis 90 % angegeben, hat sich aber unter verbesserten Therapiemöglichkeiten, insbesondere der akuten Revaskularisationsstrategien, substanziell verbessert. In mehreren Publikationen finden sich Mortalitätsraten bis 50 %, in einer Publikation von 2016 verstarben 9,6 % der betroffenen Patienten innerhalb von 60 Tagen und 22,4 % innerhalb eines Jahres. Der Präsentation beim AMI sehr ähnlich sein kann die Stresskardiomyopathie (Tako-Tsubo-Syndrom), die in 4,2 % der Fälle zum KS führt (Reynolds und Hochman 2008; Werdan et al. 2012; Kutty et al. 2013; Thiele et al. 2015; Shah et al. 2016).

Für die Diagnosestellung des KS bei AMI wird nach Feststellung eines akuten Koronarsyndroms nach den gängigen Kriterien eine Hypotonie <90 mmHg systolisch über mindestens 30 min in Verbindung mit Zeichen der eingeschränkten Organperfusion angesehen. Ein invasiver Nachweis eines reduzierten CO und erhöhten linksventrikulären Füllungsdrucks wird nicht verlangt. Liegt jedoch keine Hypotonie vor (was bis zu 25 % der Patienten betrifft), dann fußt die Diagnose ganz auf der gestörten Organversorgung (Zentralisierung, Oligurie, psychomotorische Unruhe etc.). Auch die pathophysiologische Sicht auf das Geschehen beim KS bei AMI greift zu kurz, wenn der Fokus nur auf der gestörten kardialen Auswurffunktion liegt; dies trifft insbesondere auf Patienten zu, die sich nach erfolgter Revaskularisation des Infarktgefäßes nicht kurzfristig stabilisieren (Werdan et al. 2012).

Das ischämisch bedingte linksventrikuläre Pumpversagen steht meist am Anfang, in manchen Fällen kompliziert durch eine unzureichende Vorlast („underfilling") bei rechtsventrikulärer Beteiligung. Ein isoliertes/dominierendes Rechtsherzversagen tritt wie o. g. relativ selten auf und stellt eine besonders schwierige klinische Situation dar. Die isolierte rechtsventrikuläre Dysfunktion wird weiter unten in einem gesonderten Abschnitt dargestellt.

Jenseits des ventrikulären Kontraktionsversagens bestimmen letztlich andere Komponenten des Kreislaufsystems durch inadäquate Kompensationsmechanismen oder weitere Schäden über den weiteren Verlauf mit. Dies zeigt sich in der Beobachtung, dass die linksventrikuläre (LV) Pumpfunktion (gemessen als Ejektionsfraktion, LVEF) bei Patienten im KS unter Umständen nur mäßig reduziert sein kann, während es relativ stabile, nicht stationäre Patienten mit sehr stark reduzierter LVEF gibt (Reynolds und Hochman 2008). Dasselbe trifft – wie weiter unter im Abschnitt „Monitoring" ausgeführt – auch für den invasiv gemessenen CO zu. Fast die Hälfte derjenigen Patienten, die am KS versterben, wiesen in einer kleineren Analyse einen normalen Herzindex auf (Lim et al. 2003).

Weiterhin kommt es beim KS zu einer Salz- und Flüssigkeitsretention durch neurohumorale Aktivierung wie bei der chronischen Herzinsuffizienz, die kurzzeitig zur Aufrechterhaltung des Perfusionsdrucks beitragen. Gleichzeitig verursachen sie aber eine systemische und pulmonale Kongestion.

Die endogene Freisetzung von Katecholaminen, Vasopressin und Angiotensin II als Antwort auf die Mangelversorgung der Extremitäten und Organe dient der Aufrechterhaltung des Perfusionsdrucks, erhöht aber gleichzeitig den myokardialen Sauerstoffverbrauch und die kardiale Nachlast. Weiterhin wird durch die Vasokonstriktion die Mikrozirkulation verschlechtert, sodass ein Teufelskreis entsteht. An makrohämodynamisch suffizient therapierten Schockpatienten (Herzindex $\geq 2{,}5$ l/min/m^2 oder gemischt venöse Sauerstoffsättigung ≥ 70 %) konnte eine erhöhte Sterblichkeit beobachtet werden, wenn ein Marker der Gewebsperfusion (perfundierte Kapillardichte, PCD) beeinträchtigt war (Den Uil et al. 2014). Die prognostische Bedeutung der PCD beim KS bei AMI hatte der Autor schon zuvor an einem größeren Kollektiv gezeigt (Den Uil et al. 2010). Insgesamt scheint die kompensatorische Vasokonstriktion jedoch ein notwendiges Übel zu sein, indem der erhöhte systemische Gefäßwiderstand (SVR) einen für die Organperfusion ausreichenden arteriellen Mitteldruck ermöglicht (Pöss et al. 2014). Wie sich am Beispiel des oben ausgeführten Vasoplegie-Syndroms zeigt, wirkt sich eine unzureichende vasokonstriktorische Antwort des Organismus im Allgemeinen sehr ungünstig aus.

Im Verlauf des Schockgeschehens entwickelt sich häufig eine systemische inflammatorische Antwort, die mit einem erniedrigten SVR einhergeht. Die Zytokinspiegel steigen innerhalb von 24–36 h nach Infarktbeginn dramatisch an. Die Vielzahl der beteiligten Entzündungsmediatoren lassen ein komplexes Bild entstehen, das noch unzureichend verstanden ist. Die Suche nach neuen diagnostischen Markern oder auch therapeutischen Ansatzpunkten im Bereich der inflammatorischen Kaskade ist bisher ohne überzeugende Ergebnisse geblieben (Acharya 2018). Gesichert scheint die Bedeutung von Interleukin-6 und Tumornekrosefaktor-α sowie Stickstoffmonoxid (NO), die sich negativ auf die myokardiale Kontraktilität auswirken (Rudiger 2013). In einer Sekundäranalyse multizentrischer Studien trat ein systemisches inflammatorisches Syndrom bei 64,4 % der Patienten mit KS bei AMI auf und war dabei mit dem Auftreten von Tod, Schock, Herzinsuffizienz oder Schlaganfall innerhalb vom 90 Tagen assoziiert (van Diepen et al. 2013). Bei einem Teil der betroffenen Patienten entwickelt sich eine klassische Sepsis, vermutlich also Folge einer bakteriellen Translokation bei Hypoperfusion des Intestinaltrakts (Reynolds und Hochman 2008). Im ungünstigsten Fall kommt es zu einem

Pathophysiologie des Schocks

Multiorgandysfunktionssyndrom (MODS) mit weiterer Verschlechterung der Prognose. Hier ist insbesondere das akute Nierenversagen sowohl Ausdruck der Schockschwere als auch Grundlage für eine schlechte Prognose (Acharya 2018).

2.6.2 Akut-auf-chronisches kardiales Hypoperfusionssyndrom

Vom KS im engeren Sinne abzugrenzen ist das kardiale Hypoperfusionssyndrom („low cardiac output syndrom", LCOS), das als mögliche Vorstufe des KS gilt und im Gegensatz zu diesem (noch) nicht akut lebensbedrohlich ist (Schumann et al. 2018). Andere Autoren sprechen von Prä-Schock, Schock und refraktärem Schock mit zunehmendem Ausmaß der Gewebeminderperfusion und schlechterem Ansprechen auf die Therapie (Furer et al. 2017). Durch eine adäquate Therapie wird versucht, den Übergang vom LCOS/Prä-Schock ins manifeste Schockstadium zu verhindern. Nach Infarktpatienten stellen im klinischen Alltag Patienten mit chronischer Herzinsuffizienz, die sich kardial dekompensiert mit Zeichen einer Endorganschädigung präsentieren, eine größere Gruppe dar. Ihr Anteil an Patieten mit KS wird mit bis zu 30 % angegeben (Kar et al. 2011). Sie leiden häufig an einem akut-auf-chronischen kardialen Hypoperfusionssyndrom mit der Notwendigkeit zur intensivierten Therapie, unter Umständen auch mit Inotropika (Gheorghiade et al. 2005). Die Behandlung dieser Patienten kann sich wesentlich von der von KS-Patienten mit anderer Pathophysiologie unterscheiden, da die Hämodynamik und die neurohumorale Konstellation oft unterschiedlich sind. Insbesondere ist bei Patienten mit akut-auf-chronischem kardialen Hypoperfusionssyndrom häufig eine ausgeprägte Hochregulation von Vasokonstriktoren wie Angiotensin II, Endothelin-1 und Norepinephrin zu finden (Milo-Cotter et al. 2011; van Diepen et al. 2017).

2.6.3 Kardiogener Schock bei Vitien

Der KS bei akut neu aufgetretenen Vitien ist naturgemäß nur bei Insuffizienz- und Shuntvitien zu beobachten, da Klappenstenosen sich in aller Regel über Jahre entwickeln. Die akute Klappeninsuffizienz betrifft hauptsächlich die linksseitigen Herzklappen. Das akute Auftreten des zusätzlichen Pendelvolumens lässt dabei dem linken Ventrikel (LV) keine Zeit für Adaptation durch Dilatation, was sich typischerweise in einer fulminanten Lungenstauung und akutem Verlust an Schlagvolumen auswirkt. Bei der Aorteninsuffizienz kommt eine Koronarminderperfusion durch verminderten diastolischen Aortendruck erschwerend hinzu.

Als Ursachen einer akuten Aorteninsuffizienz werden infektiöse Endokarditis (häufigste Ursache), Aortendissektion Typ A, rupturierte Defekte der Klappensegel, stumpfes Thoraxtrauma und Dysfunktion (Thrombose oder Ausriss) einer Klappenprothese angegeben. Letzteres betrifft auch die akute Mitralinsuffizienz, weitere Gründe sind Sehnenfaden- oder Papillarmuskelruptur, ischämische Papillarmuskeldysfunktion (meist nach inferiorem Infarkt wegen der singulären Blutversorgung des posteromedialen Papillarmuskels), akute Linksherzinsuffizienz mit sekundärer Mitralinsuffizienz, rheumatische Karditis (in Entwicklungsländern) und infektiöse Endokarditis (Stout und Verrier 2009).

Der akute Ventrikelseptumdefekt beim AMI ist in der Ära der frühen Revaskularisation selten geworden, aber immer noch eine gefürchtete Komplikation. Je nach Größe des Shuntvolumens (links-rechts) kann es zu einer akuten Volumenüberlastung des rechten Ventrikels (RV) kommen, die in einen Schockzustand mündet (Kutty et al. 2013).

Auch bei der fortgeschrittenen Aortenstenose kann es zur akuten Dekompensation mit Schocksymptomatik und schlechter Prognose kommen (Martinelli et al. 2014). Die einschlägigen Leitlinien fokussieren bei der

Aortenstenose auf das LV-Rückwärtsversagen und nehmen zum akuten Vorwärtsversagen keine Stellung (Baumgartner et al. 2017; Nishimura et al. 2017). Pathophysiologisch kann die exzessive Nachlasterhöhung in Verbindung mit reduzierter Koronarperfusion insbesondere beim chronisch geschädigten LV mit eingeschränkter Ejektionsfraktion zu einem akuten Pumpversagen führen, wie an Patienten mit notfallmäßiger katheterinterventioneller Aortenklappenimplantation gezeigt wurde (D'Ancona et al. 2012). Zum KS bei Mitralstenose gibt es vereinzelte Fallberichte, bei rechtsseitigen Klappenstenosen existieren keine Angaben.

2.6.4 Kardiogener Schock bei primärem Rechtsherzversagen

Als häufigste Ursache eines obstruktiven Schocks gilt das akute Rechtsherzversagen bei massiver Lungenembolie (LE). Eine Hochrisiko-LE ist definiert durch Herzstillstand oder Schock, sie tritt bei ca. 5 % aller LE-Fälle auf und ist mit einer Krankenhaussterblichkeit zwischen 15–50 % verbunden (Galie et al. 2018). In einem älteren multizentrischen Register betrug die Sterblichkeit der betroffenen Patienten 24,5 %. Mussten sie reanimiert werden, lag die Mortalität bei 64,8 % (Kasper et al. 1997). Ausgehend von der erhöhten rechtsventrikulären Nachlast entwickelt sich eine multifaktorielle Kaskade von Faktoren, die schließlich zum hämodynamischen Kollaps führen können. Hierbei kommt es über eine akute RV-Dilatation, Trikuspidalinsuffizienz, ansteigende Wandspannung, neurohumorale Aktivierung und myokardiale Inflammation sowie Ischämie zur Abnahme der RV-Kontraktilität. Als Folge der reduzierten RV-Auswurfleistung sinkt die Vorlast des LV und damit auch dessen Auswurf. Die LV-Funktion wird weiter beeinträchtigt durch eine Füllungsbehinderung im Rahmen der interventrikulären Dependenz: Der überladene RV komprimiert über ein vorgewölbtes Septum den unterfüllten LV. Mit dem systemischen Blutdruck sinkt die Koronarperfusion, was die Schädigung des RV-Myokards verstärkt und die Abwärtsspirale weiter vorantreibt. Hinzu kommt eine Verstärkung der Ischämie aufgrund von Störungen der pulmonalen Oxygenierung durch Ventilations-Perfusions-Mismatch sowie Rechts-Links-Shunt über ein offenes Foramen ovale bei Umkehr des Druckunterschieds zwischen dem linken und dem rechten Vorhof (Konstantinides et al. 2014). Ein besonders kritischer Punkt ist die Flüssigkeitstherapie des RV-Versagens: Der volumensensitive RV kann nach einer älteren Arbeit bei RV-Infarkt bei ca. 10–15 mmHg Füllungsdruck ein höheres CO generieren als bei niedrigeren oder höheren Drücken, wobei hier eine erhebliche interindividuelle Variabilität zu verzeichnen ist (Berisha et al. 1990; Reynolds und Hochman 2008). Eine zu intensive Volumentherapie kann daher über eine Überdehnung sowohl den Auswurf des RV vermindern als auch über den o. g. Interdependenzmechanismus den des LV. Mit steigendem Druck im rechten Atrium kommt es über die venöse Stauung zur Störung der Organfunktion von Nieren, Leber und Darm mit ungünstiger Prognose (Damman et al. 2009).

Bei der akut-auf-chronischen RV-Dysfunktion bei chronischer pulmonaler Hypertonie treten entsprechend der vergleichbaren Pathogenese, der RV-Nachlasterhöhung, ähnliche Mechanismen auf, und das klinische Bild kann schwer zu unterscheiden sein (Harjola et al. 2016).

Eine primäre Volumenüberlastung als Ursache eines akuten RV-Versagens ist ein eher seltenes Ereignis; als Ursachen kommen eine akut aufgetretene Trikuspidal- oder Pulmonalklappeninsuffizienz beispielsweise als Folge einer Endokarditis oder ein infarktbedingter Ventrikelseptumdefekt infrage.

Beim AMI kommt es wie oben erwähnt bei ca. 5 % der Patienten zu einem dominierenden Rechtsherzversagen. Hämodynamisch fällt dabei ein besonders hoher zentraler Venendruck bzw. Druck im rechten Vorhof auf, die Drücke in der Pulmonalarterie sind relativ niedrig, und die linksventrikuläre EF zeigt sich relativ erhalten. Ein weiteres Kennzeichen ist der negative Effekt einer „fluid challenge" (van Diepen et al. 2017).

Eine gewisse RV-Dysfunktion kann bei bis 50 % der Patienten mit Verschluss der proximalen rechten Kranzarterie auftreten, ein KS ist aber bei zeitnaher Revaskularisation selten. Jedoch sind Komplikationen wie Bradykardie, atrioventrikulärer Block, ventrikuläre Tachykardie und Ventrikelseptumruptur beim RV-Infarkt häufiger. Die funktionelle Einschränkung des RV ist anhand des Koronarverschlusses schwer vorherzusehen, da eine variable Mehrfachversorgung aus mehreren Koronarästen und damit ein variables Potenzial zur Entwicklung akuter Kollateralen bestehen. Weitere Unterschiede zum LV sind eine bessere Ischämietoleranz durch geringeren Sauerstoffbedarf, größere Sauerstoffextraktionskapazität und Perfusion während Systole und Diastole (Harjola et al. 2016).

Weitere Ursachen umfassen unter anderem rechtsventrikuläre Kardiomyopathien und Myokarditiden sowie den Sonderfall eines RV-Versagens nach Implantation eines mechanischen linksventrikulären Unterstützungssystems (LVAD). Hier kommen unterschiedliche Mechanismen in unheilvoller Weise zusammen: unter anderen Volumenüberlastung durch einen gesteigerten Umsatz, Verlust der perikardialen Stützfunktion, linksseitige Verschiebung des interventrikulären Septums durch zu intensive „Entleerung" des LV (Lampert und Teuteberg 2015; Hanke et al. 2016). Wird die LVAD-Drehzahl nach Implantation relativ rasch erhöht, treffen diese Belastungsfaktoren ohne weitere Adaptationsmöglichkeit auf einen in der Regel mehr oder weniger vorgeschädigten RV, und der positive Effekt der RV-Nachlastsenkung durch das LVAD kann unter Umständen nicht zum Tragen kommen. Dies ist insbesondere bei stark vorgeschädigter pulmonaler Vaskulatur der Fall – ein hoher pulmonaler Gefäßwiderstand stellt ein gravierendes Problem für eine LVAD-Implantation dar (Wilson et al. 2009). Als hilfreich hat es sich daher in der Praxis erwiesen, die Pumpendrehzahl initial auf relativ niedrige Werte einzustellen und erst im Verlauf vorsichtig zu steigern.

2.7 Monitoring bei kardiogenem Schock und Hypoperfusionssyndrom

Eine Vielzahl von Verfahren und Parametern kann genutzt werden, um die Diagnose eines KS zu sichern und den Verlauf unter Therapie zu überwachen. Entsprechend der komplexen zugrunde liegenden Pathophysiologie ist stets die Berücksichtigung mehrerer Parameter notwendig, um ein zutreffendes Bild vom Stand des Krankheitsgeschehens zu erhalten. Während traditionell ein invasives hämodynamisches Monitoring als unverzichtbar galt, werden in neueren Empfehlungen einfachere Parameter wie beispielsweise aus der Echokardiografie gewonnene bevorzugt (Thiele et al. 2015). Bei hämodynamisch instabilen, kritisch kranken Patienten gelten invasive Messungen von Herzzeitvolumen und Volumenstatus aber unverändert als notwendig für die Therapiesteuerung (Janssens et al. 2016).

Worauf begründet sich die Relativierung invasiver hämodynamischer Parameter in der Behandlung des Schocks? Für einzelne hämodynamische Messwerte ist eine prognostische Wertigkeit nicht erwiesen. Das gilt insbesondere für den „cardiac index" in Ruhe, dem letztlich aus der Tradition heraus als Maß der hämodynamischen Beeinträchtigung eine außerordentlich bedeutsame Rolle zugeschrieben wird, ohne dass hierfür belastbare Daten existieren. Dies unterstreicht die Beschränkung einer zu einseitigen hämodynamischen Betrachtungsweise und deckt sich mit dem klinischen Alltag. Hier sind nicht selten auf niedrigem Niveau stabile, ambulante Herzinsuffizienzpatienten mit einem invasiv mittels Thermodilution gemessenen „cardiac index" (CO/m^2 Körperoberfläche) teilweise deutlich <2,2 anzutreffen, ohne dass sie klinische Merkmale

◼ **Tab. 2.2** Organsysteme und Parameter im SOFA-Score. (Nach Vincent et al. 1998)

Organsystem	Parameter	Bester Wert (0 Punkte)
Lunge	PaO_2/FiO_2 = arterieller Sauerstoffpartialdruck/inspiratorische Sauerstoffkonzentration	>400
Gerinnung	Thrombozytenzahl (1000/mm³)	>150
Leber	Bilirubinspiegel (mg/dl)	<1,2
Kardiovaskulär	Arterieller Mitteldruck (mmHg)	≥70
Zentrales Nervensystem	Glasgow Coma Scale	15
Nieren	Kreatininspiegel (mg/dl)/Stundenurin (ml/Tag)	<1,2/k. A.

eines Schockpatienten aufweisen. Aus dem eigenen Krankengut stellt ein Patient nach Rekompensation kurz vor der Entlassung mit einem Thermodilutionsherzindex von 1,06 ml/min/m² den „Negativrekord". Lediglich der „cardiac power index" (CPI) als abgeleiteter Parameter (berechnet aus „cardiac index" × arterieller Mitteldruck × 0,0022 W/m²) wurde in mehreren Studien als prognostisch relevant beschrieben (Hall et al. 2012; Popovic et al. 2014; Janssens et al. 2016).

Einen anhaltend hohen Stellenwert haben dagegen Parameter, die das Ausmaß der Endorganschädigung und -dysfunktion widerspiegeln. Bei der Sepsis existiert mit dem SOFA-(„Sequential Organ Failure Assessment"-)Score ein verschiedene Organsysteme integrierendes Tool mit nachgewiesener prognostischer Bedeutung (Shankar-Hari et al. 2016).

Die einzelnen Bestandteile des SOFA-Scores zeigt ◼ Tab. 2.

Ein dem SOFA-Score vergleichbares Tool speziell für den kardiogenen Schock existiert nicht, jedoch wurde er ursprünglich an einem gemischten Intensivstationskrankengut evaluiert und korrelierte stark mit der Mortalität (Vincent et al. 1998). So konnte in einzelnen Studien gezeigt werden, dass der SOFA-Score auch beim KS zur Vorhersage der Prognose nützlich sein kann, beispielsweise bei mechanischer Kreislaufunterstützung (ECMO) in verschiedenen Situationen: beim KS bei AMI (Czobor et al. 2016), nach Herzstillstand (Pineton de Chambrun et al. 2016) oder nach koronarer Bypassoperation (Wang et al. 2019).

Letztlich sieht aber die klinische Realität so aus, dass beim KS einzelne Parameter je nach individueller Erfahrung und Präferenz zum Organmonitoring genutzt werden. Eine besondere Bedeutung haben beim KS die invasive Blutdruckmessung, ein veränderter neurologischer Bewusstseinszustand, kalte, blasse Haut und Extremitäten, Oligurie mit Urinproduktion <30 ml/h sowie Serumlaktat >2,0 mmol/l (>18 mg/dl). Der Laktatwert ist ein einfach zu erhebender Parameter, der auf eine zelluläre Hypoxie hinweist und daher großzügig bestimmt werden sollte. Die gemischt venöse Sauerstoffsättigung (S_VO_2), die im Blut aus der Pulmonalarterie bestimmt wird, spiegelt relativ zuverlässig die Gewebsoxygenierung wider, erfordert allerdings die Anlage eines Pulmonaliskatheters. Die hieraus gewonnene Information ist aber nur korrekt, wenn die komplette Fick´sche Formel unter Einbeziehung des Hämoglobinwerts, der Oxygenierung, u. a. verwendet wird. Als Surrogat kann die einfacher über eine Blutentnahme aus einem zentralen Venenkatheter bestimmbare zentralvenöse Sauerstoffsättigung ($S_{CV}O_2$) dienen, die jedoch die S_VO_2 bei Schockpatienten um bis zu 8 % überschätzt. Aufgrund dieser Unsicherheiten sollte die Bewertung mit Vorsicht erfolgen und andere Parameter mit herangezogen werden (Janssens et al. 2016).

Literatur

Abudiab MM, Redfield MM, Melenovsky V, Olson TP, Kass DA, Johnson BD, Borlaug BA (2013) Cardiac output response to exercise in relation to metabolic demand in heart failure with preserved ejection fraction. Eur J Heart Fail 15:776–785

Acharya D (2018) Predictors of outcomes in myocardial infarction and cardiogenic shock. Cardiol Rev 26:255–266

Alvarez AM, Mukherjee D (2011) Liver abnormalities in cardiac diseases and heart failure. Int J Angiol 20:135–142

Antonucci E, Fiaccadori E, Donadello K, Taccone FS, Franchi F, Scolletta S (2014) Myocardial depression in sepsis: from pathogenesis to clinical manifestations and treatment. J Crit Care 29:500–511

Argenziano M, Choudhri AF, Oz MC, Rose EA, Smith CR, Landry DW (1997) A prospective randomized trial of arginine vasopressin in the treatment of vasodilatory shock after left ventricular assist device placement. Circulation 96:II-286-290

Baumgartner H, Falk V, Bax JJ, De Bonis M, Hamm C, Holm PJ, Iung B, Lancellotti P, Lansac E, Rodriguez Munoz D, Rosenhek R, Sjogren J, Tornos Mas P, Vahanian A, Walther T, Wendler O, Windecker S, Zamorano JL, Group ESCSD (2017) ESC/EACTS Guidelines for the management of valvular heart disease. Eur Heart J 38:2739–2791

Bentzer P, Griesdale DE, Boyd J, Maclean K, Sirounis D, Ayas NT (2016) Will this hemodynamically unstable patient respond to a bolus of intravenous fluids? JAMA 316:1298–1309

Berisha S, Kastrati A, Goda A, Popa Y (1990) Optimal value of filling pressure in the right side of the heart in acute right ventricular infarction. Br Heart J 63:98–102

Bilkova D, Motovska Z, Widimsky P, Dvorak J, Lisa L, Budesinsky T (2011) Shock index: a simple clinical parameter for quick mortality risk assessment in acute myocardial infarction. Can J Cardiol 27:739–742

Cecconi M, De Backer D, Antonelli M, Beale R, Bakker J, Hofer C, Jaeschke R, Mebazaa A, Pinsky MR, Teboul JL, Vincent JL, Rhodes A (2014) Consensus on circulatory shock and hemodynamic monitoring. Task force of the European Society of Intensive Care Medicine. Intensive Care Med 40:1795–1815

Cheng JM, Den Uil CA, Hoeks SE, Van Der Ent M, Jewbali LS, Van Domburg RT, Serruys PW (2009) Percutaneous left ventricular assist devices vs. intra-aortic balloon pump counterpulsation for treatment of cardiogenic shock: a meta-analysis of controlled trials. Eur Heart J 30:2102–2108

Cios TJ, Havens B, Soleimani B, Roberts SM (2019) Hydroxocobalamin treatment of refractory vasoplegia in patients with mechanical circulatory support. J Heart Lung Transplant 38:467–469

Czobor P, Venturini JM, Parikh KS, Retzer EM, Friant J, Jeevanandam V, Russo MJ, Uriel N, Paul JD, Blair JE, Nathan S, Shah AP (2016) Sequential organ failure assessment score at presentation predicts survival in patients treated with percutaneous veno-arterial extracorporeal membrane oxygenation. J Invasive Cardiol 28:133–138

D'humieres T, Fard D, Damy T, Roubille F, Galat A, Doan HL, Oliver L, Dubois-Rande JL, Squara P, Lim P, Ternacle J (2018) Outcome of patients with cardiac amyloidosis admitted to an intensive care unit for acute heart failure. Arch Cardiovasc Dis 111:582–590

Damman K, Van Deursen VM, Navis G, Voors AA, Van Veldhuisen DJ, Hillege HL (2009) Increased central venous pressure is associated with impaired renal function and mortality in a broad spectrum of patients with cardiovascular disease. J Am Coll Cardiol 53:582–588

D'ancona G, Pasic M, Buz S, Drews T, Dreysse S, Kukucka M, Hetzer R, Unbehaun A (2012) Transapical transcatheter aortic valve replacement in patients with cardiogenic shock. Interact Cardiovasc Thorac Surg 14:426–430

Davenport EE, Burnham KL, Radhakrishnan J, Humburg P, Hutton P, Mills TC, Rautanen A, Gordon AC, Garrard C, Hill AVS, Hinds CJ, Knight JC (2016) Genomic landscape of the individual host response and outcomes in sepsis: a prospective cohort study. Lancet Resp Med 4:259–271

De Backer D, Creteur J, Preiser JC, Dubois MJ, Vincent JL (2002) Microvascular blood flow is altered in patients with sepsis. Am J Resp Crit Care Med 166:98–104

De Grooth HJ, Parienti JJ, Postema J, Loer SA, Oudemans-Van Straaten HM, Girbes AR (2018) Positive outcomes, mortality rates, and publication bias in septic shock trials. Intensive Care Med 44:1584–1585

Den Uil CA, Lagrand WK, Van Der Ent M, Jewbali LS, Cheng JM, Spronk PE, Simoons ML (2010) Impaired microcirculation predicts poor outcome of patients with acute myocardial infarction complicated by cardiogenic shock. Eur Heart J 31:3032–309

Den Uil CA, Lagrand WK, Van Der Ent M, Nieman K, Struijs A, Jewbali LS, Constantinescu AA, Spronk PE, Simoons ML (2014) Conventional hemodynamic resuscitation may fail to optimize tissue perfusion: an observational study on the effects of dobutamine, enoximone, and norepinephrine in patients with acute myocardial infarction complicated by cardiogenic shock. PLoS ONE 9:e103978

Furer A, Wessler J, Burkhoff D (2017) Hemodynamics of cardiogenic shock. Interv Cardiol Clin 6:359–371

Galie N, Palazzini M, Manes A (2018) Extracorporeal cardiopulmonary support in acute high-risk pulmonary embolism: still waiting for solid evidence. Eur Heart J 39:4205–4207

Gheorghiade M, Zannad F, Sopko G, Klein L, Pina, IL, Konstam MA, Massie BM, Roland E, Targum S,

Collins SP, Filippatos G, Tavazzi L & International Working Group on Acute Heart Failure (2005) Acute heart failure syndromes: current state and framework for future research. Circulation 112:3958–3968

Gotts JE, Matthay MA (2016) Sepsis: pathophysiology and clinical management. BMJ 353:i1585

Hall SG, Garcia J, Larson DF, Smith R (2012) Cardiac power index: staging heart failure for mechanical circulatory support. Perfusion 27:456–461

Hanke JS, Haverich A, Schmitto JD (2016) Right heart failure after left ventricular assist devices: surgical considerations. J Heart Lung Transplant 35:395–396

Hanson I, Goldstein JA (2018) Invasive hemodynamic assessment of shock and use of mechanical support for acute left and right ventricular failure. In: Kern MJ, Lim MJ, Goldstein JA (Hrsg) Hemodynamic Rounds, 4. Aufl. Wiley, Hoboken, S 401–407

Harjola V-P, Mebazaa A, Čelutkienė J, Bettex D, Bueno H, Chioncel O, Crespo-Leiro MG, Falk V, Filippatos G, Gibbs S, Leite-Moreira A, Lassus J, Masip J, Mueller C, Mullens W, Naeije R, Nordegraaf AV, Parissis J, Riley JP, Ristic A, Rosano G, Rudiger A, Ruschitzka F, Seferovic P, Sztrymf B, Vieillard-Baron A, Yilmaz MB, Konstantinides S (2016) Contemporary management of acute right ventricular failure: a statement from the heart failure association and the working group on pulmonary circulation and right ventricular function of the European society of cardiology. Eur J Heart Fail 18:226–241

Hochman JS, Sleeper LA, Webb JG, Sanborn TA, White HD, Talley JD, Buller CE, Jacobs AK, Slater JN, Col J, Mckinlay SM, Lejemtel TH (1999) Early revascularization in acute myocardial infarction complicated by cardiogenic shock. SHOCK investigators. Should we emergently revascularize occluded coronaries for cardiogenic shock. N Engl J Med 341:625–634

Hochman JS, Buller CE, Sleeper LA, Boland J, Dzavik V, Sanborn TA, Godfrey E, White HD, Lim J, Lejemtel T (2000) Cardiogenic shock complicating acute myocardial infarction – etiologies, management and outcome: a report from the SHOCK Trial Registry. SHould we emergently revascularize Occluded Coronaries for cardiogenic shocK? J Am Coll Cardiol 36:1063–1070

Janssens U, Jung C, Hennersdorf M, Ferrari M, Fuhrmann J, Buerke M, Ebelt H, Graf T, Thiele H, Kelm M, Simonis G (2016) Empfehlungen zum hämodynamischen Monitoring in der internistischen Intensivmedizin. Der Kardiologe 10:149–169

Kar B, Gregoric ID, Basra SS, Idelchik GM, Loyalka P (2011) The percutaneous ventricular assist device in severe refractory cardiogenic shock. J Am Coll Cardiol 57:688–696

Kasper W, Konstantinides S, Geibel A, Olschewski M, Heinrich F, Grosser KD, Rauber K, Iversen S, Redecker M, Kienast J (1997) Management strategies and determinants of outcome in acute major pulmonary embolism: results of a multicenter registry. J Am Coll Cardiol 30:1165–1171

Konstantinides SV, Torbicki A, Agnelli G, Danchin N, Fitzmaurice D, Galie N, Gibbs JS, Huisman MV, Humbert M, Kucher N, Lang I, Lankeit M, Lekakis J, Maack C, Mayer E, Meneveau N, Perrier A, Pruszczyk P, Rasmussen LH, Schindler TH, Svitil P, Vonk Noordegraaf A, Zamorano JL, Zompatori M, Task force for the, D, management of acute pulmonary embolism of the european society of, C (2014) ESC guidelines on the diagnosis and management of acute pulmonary embolism. Eur Heart J 35:3033–3069, 3069a–3069k

Kutty RS, Jones N, Moorjani N (2013) Mechanical complications of acute myocardial infarction. Cardiol Clin 31:519–31, vii–viii.

Lampert BC, Teuteberg JJ (2015) Right ventricular failure after left ventricular assist devices. J Heart Lung Transplant 34:1123–1130

Landry DW, Levin HR, Gallant EM, Ashton RC, Seo S, D'alessandro D, Oz MC, Oliver JA (1997) Vasopressin deficiency contributes to the vasodilation of septic shock. Circulation 95:1122–1125.

Lawler PR, Mehra MR (2018) Advancing from a "hemodynamic model" to a "mechanistic disease-modifying model" of cardiogenic shock. J Heart and Lung Transplant 37:1285–1288

Lim N, Dubois MJ, De Backer D, Vincent JL (2003) Do all nonsurvivors of cardiogenic shock die with a low cardiac index? Chest 124:1885–1891

Martinelli GL, Braccio M, Cotroneo A, Labriola C, Cassese M (2014) Treatment of cardiogenic shock in severe aortic stenosis with the Edwards INTUITY valve. Ann Thorac Surg 98:e107–e108

Milo-Cotter O, Cotter-Davison B, Lombardi C, Sun H, Bettari L, Bugatti S, Rund M, Metra M, Kaluski E, Kobrin I, Frey A, Rainisio M, Mcmurray JJ, Teerlink JR, Cotter-Davison G (2011) Neurohormonal activation in acute heart failure: results from VERITAS. Cardiology 119:96–105

Moller S, Bernardi M (2013) Interactions of the heart and the liver. Eur Heart J 34:2804–2811

Nicholls SJ, Wang Z, Koeth R, Levison B, Delfraino B, Dzavik V, Griffith OW, Hathaway D, Panza JA, Nissen SE, Hochman JS, Hazen SL (2007) Metabolic profiling of arginine and nitric oxide pathways predicts hemodynamic abnormalities and mortality in patients with cardiogenic shock after acute myocardial infarction. Circulation 116:2315–2324

Nishimura RA, Otto CM, Bonow RO, Carabello BA, Erwin JP, Fleisher LA, Jneid H, Mack MJ, Mcleod CJ, O'gara PT, Rigolin VH, Sundt TM, Thompson A (2017) AHA/ACC focused update of the 2014 AHA/ACC guideline for the management of patients with valvular heart disease: a report of the american college of cardiology/American heart association task force on clinical practice guidelines. Circulation 135:e1159–e1195

Ouweneel DM, Eriksen E, Sjauw KD, Van Dongen IM, Hirsch A, Packer EJ, Vis MM, Wykrzykowska JJ, Koch KT, Baan J, De Winter RJ, Piek JJ, Lagrand WK, De Mol BA, Tijssen JG, Henriques JP (2017) Percutaneous mechanical circulatory support versus intra-aortic balloon pump in cardiogenic shock after acute myocardial infarction. J Am Coll Cardiol 69:278–287

Pastrana EA, Saavedra FM, Murray G, Estronza S, Rolston JD, Rodriguez-Vega G (2012) Acute adrenal insufficiency in cervical spinal cord injury. World Neurosurg 77:561–563

Pineton De Chambrun M, Brechot N, Lebreton G, Schmidt M, Hekimian G, Demondion P, Trouillet JL, Leprince P, Chastre J, Combes A, Luyt CE (2016) Venoarterial extracorporeal membrane oxygenation for refractory cardiogenic shock post-cardiac arrest. Intensive Care Med 42:1999–2007

Ponikowski P, Voors AA, Anker SD, Bueno H, Cleland JG, Coats AJ, Falk V, Gonzalez-Juanatey JR, Harjola VP, Jankowska EA, Jessup M, Linde C, Nihoyannopoulos P, Parissis JT, Pieske B, Riley JP, Rosano GM, Ruilope LM, Ruschitzka F, Rutten FH, Van Der Meer P, Authors/Task Force, M. (2016). ESC Guidelines for the diagnosis and treatment of acute and chronic heart failure: the task force for the diagnosis and treatment of acute and chronic heart failure of the European society of cardiology (ESC)Developed with the special contribution of the Heart Failure Association (HFA) of the ESC. Eur Heart J 37:2129–2200

Popovic B, Fay R, Cravoisy-Popovic A, Levy B (2014) Cardiac power index, mean arterial pressure, and Simplified Acute Physiology Score II are strong predictors of survival and response to revascularization in cardiogenic shock. Shock 42:22–26

Pöss J, Vollert JO, Böhm M, Thiele H, Hamm C, Leick J, Radke P, Möckel M (2014) Infarktbedingter kardiogener Schock. Der Kardiologe 8:302–312

Ragosta M (2018) Textbook of clinical hemodynamics, 2. Aufl. Elsevier, Philadelphia

Rajaram SS, Desai NK, Kalra A, Gajera M, Cavanaugh SK, Brampton W, Young D, Harvey S, Rowan K (2013) Pulmonary artery catheters for adult patients in intensive care. Cochrane Database Syst Rev CD003408.

Rastogi U, Yue B, Krittanawong C, Otero D, Narula J (2018) Difference between Heart Failure With Preserved Ejection Fraction (HFpEF) and Reduced Ejection Fraction (HFrEF)

Reynolds HR, Hochman JS (2008) Cardiogenic shock: current concepts and improving outcomes. Circulation 117:686–697

Rhodes A, Evans LE, Alhazzani W, Levy MM, Antonelli M, Ferrer R, Kumar A, Sevransky JE, Sprung CL, Nunnally ME, Rochwerg B, Rubenfeld GD, Angus DC, Annane D, Beale RJ, Bellinghan GJ, Bernard GR, Chiche JD, Coopersmith C, De Backer DP, French CJ, Fujishima S, Gerlach H, Hidalgo JL, Hollenberg SM, Jones AE, Karnad DR, Kleinpell RM, Koh Y, Lisboa TC, Machado FR, Marini JC, Marshall JC, Mazuski JE, Mcintyre LA, Mclean AS, Mehta S, Moreno RP, Myburgh J, Navalesi P, Nishida O, Osborn TM, Perner A, Plunkett CM, Ranieri M, Schorr CA, Seckel MA, Seymour CW, Shieh L, Shukri KA, Simpson SQ, Singer M, Thompson BT, Townsend SR, Van Der Poll T, Vincent JL, Wiersinga WJ, Zimmerman JL, Dellinger RP (2017) Surviving sepsis campaign: international guidelines for management of sepsis and septic shock. Crit Care Med 45:486–552

Rudiger A (2013) Systemic inflammation after myocardial infarction. Crit Care Med 41:2223–2224

Sanfilippo F, Corredor C, Fletcher N, Tritapepe L, Lorini FL, Arcadipane A, Vieillard-Baron A, Cecconi M (2018) Left ventricular systolic function evaluated by strain echocardiography and relationship with mortality in patients with severe sepsis or septic shock: a systematic review and meta-analysis. Crit Care 22:183

Santos M, Opotowsky AR, Shah AM, Tracy J, Waxman AB, Systrom DM (2015) Central cardiac limit to aerobic capacity in patients with exertional pulmonary venous hypertension: implications for heart failure with preserved ejection fraction. Circ Heart Fail 8:278–285

Saugel B, Huber W, Nierhaus A, Kluge S, Reuter DA, Wagner JY (2016) Advanced hemodynamic management in patients with septic shock. Biomed Res Int 2016:8268569

Schumann J, Henrich EC, Strobl H, Prondzinsky R, Weiche S, Thiele H, Werdan K, Frantz S, Unverzagt S (2018) Inotropic agents and vasodilator strategies for the treatment of cardiogenic shock or low cardiac output syndrome. Cochrane Database Syst Rev 1:CD009669

Shankar-Hari M, Phillips GS, Levy ML, Seymour CW, Liu VX, Deutschman CS, Angus DC, Rubenfeld GD, Singer M, Sepsis Definitions Task, F (2016) Developing a new definition and assessing new clinical criteria for septic shock: for the third international consensus definitions for sepsis and septic shock (Sepsis-3). JAMA 315:775–787

Shah RU, De Lemos JA, Wang TY, Chen AY, Thomas L, Sutton NR, Fang JC, Scirica BM, Henry TD, Granger CB (2016) Post-hospital outcomes of patients with acute myocardial infarction with cardiogenic shock: findings from the NCDR. J Am Coll Cardiol 67:739–747

Shanmugam G (2005) Vasoplegic syndrome – the role of methylene blue. Eur J Cardiothorac Surg 28:705–710

Standl T, Annecke T, Cascorbi I, Heller AR, Sabashnikov A, Teske W (2018) The nomenclature, definition and distinction of types of shock. Dtsch Arztebl Int 115:757–768

Stout KK, Verrier ED (2009) Acute valvular regurgitation. Circulation 119:3232–3241

Thiele H, Schuler G, Neumann FJ, Hausleiter J, Olbrich HG, Schwarz B, Hennersdorf M, Empen K, Fuernau G, Desch S, De Waha S, Eitel I, Hambrecht R, Bohm M, Kurowski V, Lauer B, Minden HH, Figulla HR, Braun-Dullaeus RC, Strasser RH, Rochor K, Maier SK, Mollmann H, Schneider S, Ebelt H, Werdan K, Zeymer U (2012) Intraaortic balloon counterpulsation in acute myocardial infarction complicated by cardiogenic shock: design and rationale of the Intraaortic Balloon Pump in Cardiogenic Shock II (IABP-SHOCK II) trial. Am Heart J 163:938–945

Thiele H, Ohman EM, Desch S, Eitel I, De Waha S (2015) Management of cardiogenic shock. Eur Heart J 36:1223–1230

Thiele H, Zeymer U, Thelemann N, Neumann FJ, Hausleiter J, Abdel-Wahab M, Meyer-Saraei R, Fuernau G, Eitel I, Hambrecht R, Bohm M, Werdan K, Felix SB, Hennersdorf M, Schneider S, Ouarrak T, Desch S, De Waha-Thiele S, Investigators I.I.T. (2018) Intraaortic balloon pump in cardiogenic shock complicating acute myocardial infarction: long-term 6-year outcome of the randomized IABP-SHOCK II trial. Circulation

Vaduganathan M, Patel RB, Michel A, Shah SJ, Senni M, Gheorghiade M, Butler J (2017) Mode of death in heart failure with preserved ejection fraction. J Am Coll Cardiol 69:556–569

Van Diepen S, Katz JN, Albert NM, Henry TD, Jacobs AK, Kapur NK, Kilic A, Menon V, Ohman EM, Sweitzer NK, Thiele H, Washam JB, Cohen MG, American Heart Association Council on Clinical, C, Council On, C, Stroke, N, Council on Quality of, C, Outcomes, R, Mission, L (2017) Contemporary management of cardiogenic shock: a scientific statement from the american heart association. Circulation 136:e232–e268

Van Diepen S, Vavalle JP, Newby LK, Clare R, Pieper KS, Ezekowitz JA, Hochman JS, Mahaffey KW, Armstrong PW, Granger CB (2013) The systemic inflammatory response syndrome in patients with ST-segment elevation myocardial infarction. Crit Care Med 41:2080–2087

Vincent JL, De Backer D (2013) Circulatory shock. N Engl J Med 369:1726–1734

Vincent JL, De Mendonca A, Cantraine F, Moreno R, Takala J, Suter PM, Sprung CL, Colardyn F, Blecher S (1998) Use of the SOFA score to assess the incidence of organ dysfunction/failure in intensive care units: results of a multicenter, prospective study. Working group on „sepsis-related problems" of the European society of intensive care medicine. Crit Care Med 26:1793–1800

Vincent JL, Zhang H, Szabo C, Preiser JC (2000) Effects of nitric oxide in septic shock. Am J Respir Crit Care Med 161:1781–1785

Wang L, Yang F, Wang X, Xie H, Fan E, Ogino M, Brodie D, Wang H, Hou X (2019) Predicting mortality in patients undergoing VA-ECMO after coronary artery bypass grafting: the REMEMBER score. Crit Care 23:11

Werdan K, Russ M, Buerke M, Delle-Karth G, Geppert A, Schondube FA, German Cardiac S, German Society of Intensive, C, Emergency, M, German Society For, T, Cardiovascular, S, German Interdisciplinary Association of Intensive, C, Emergency, M, Austrian Society of, C, German Society of, A, Intensive Care, M, German Society of Preventive, M & Rehabilitation (2012) Cardiogenic shock due to myocardial infarction: diagnosis, monitoring and treatment: a German-Austrian S3 Guideline. Dtsch Arztebl Int 109:343–351

Wilson SR, Mudge GH Jr, Stewart GC, Givertz MM (2009) Evaluation for a ventricular assist device: selecting the appropriate candidate. Circulation 119:2225–2232

Wu SC, Rau CS, Kuo SCH, Hsu SY, Hsich HY, Hsich CH (2019) Shock index increase from the field to the emergency room is associated with higher odds of massive transfusion in trauma patients with stable blood pressure: a cross-sectional analysis. PLoS ONE 14:e0216153

Young JD (2004) The heart and circulation in severe sepsis. Br J Anaesth 93:114–120

Gerinnungsmanagement unter ECLS

Guido Michels, Anton Sabashnikov und Julia Merkle

3.1 Allgemeine Gerinnungsaspekte: zelluläre und plasmatische Gerinnung – 32

3.2 Spezielle Gerinnungsaspekte unter ECLS – 33

3.3 Monitoring und Zielwerte der Gerinnung – 33

3.4 Medikamente/Antikoagulation – 35

3.5 Hämostasestörungen unter ECMO – 37

3.6 Management bei Blutungen unter ECLS – 38

3.7 Management bei Pumpenthrombose – 40

3.8 Zusammenfassung – 41

Literatur – 41

© Springer-Verlag GmbH Deutschland, ein Teil von Springer Nature 2020
U. Boeken et al. (Hrsg.), *Mechanische Unterstützung im akuten Kreislaufversagen*,
https://doi.org/10.1007/978-3-662-59901-3_3

■ **Vorbemerkung**

Innerhalb der letzten 50 Jahre wurden auf dem Gebiet des extrakorporalen Life Support Systems (ECLS) vor allem in Bezug auf die verwendeten Materialien und der angewandten Techniken große Fortschritte erzielt. Nichtsdestotrotz stellt das Gerinnungsmanagement unter ECLS immer noch eine besondere medizinische Herausforderung dar. Durch die ECLS-Therapie wird das normalerweise fein ausbalancierte Gerinnungssystem aufgrund der großen Exposition mit gerinnungsaktivierenden Fremdkörperoberflächen innerhalb des ECLS-Umlaufs massiv gestört. Dies führt aufgrund der induzierten Entzündungsreaktion zur Aktivierung der Gerinnungskaskade mit potenzieller Entwicklung von Komplikationen wie Blutungen oder Bildung von Thromben. Um diese hämostatische Aktivierung und damit eine Entstehung von Thromben zu unterdrücken, ist u. a. die Gabe einer antithrombozytären Substanz notwendig. Unfraktioniertes Heparin gilt als Antikoagulans der Wahl unter ECLS-Therapie. Hämorrhagische und thromboembolische Ereignisse sind häufige Ursachen für eine erhöhte Morbidität und Mortalität bei Patienten unter ECLS-Anwendung. Da bis heute nur wenige Empfehlungen zur Antikoagulation unter extrakorporaler Herz-Kreislauf-Unterstützung vorliegen, soll mit dem vorliegenden Kapitel eine Orientierungshilfe zum Gerinnungsmanagement unter ECLS den Lesern an die Hand gegeben werden.

■ **Einleitung**

Die extrakorporale Herz-Kreislauf-Unterstützung bzw. das extrakorporale Life Support System (ECLS) ist eine überbrückende Therapieoption sowohl bei akutem Herz-Kreislauf- und Lungenversagen als auch elektiv im Rahmen von kardiochirurgischen Eingriffen (Kulkarni et al. 2016; Abrams et al. 2018). Die venoarterielle extrakorporale Membranoxygenierung (VA-ECMO) und ECLS werden häufig synonym verwendet. Die Zahlen zum Einsatz von ECLS bei therapierefraktärem Herz-Kreislauf- und/oder Lungenversagen sind aufgrund des rasanten technologischen und medizinischen Fortschrittes in den letzten Jahren stetig angestiegen (Makdisi und Wang 2015; Karagiannidis et al. 2016). ECLS bedarf einer komplexen, primär intensivmedizinischen und qualitativen Überwachung, um frühzeitig mögliche Komplikationen insbesondere im Hinblick auf die Antikoagulation rechtzeitig zu detektieren und zu therapieren (Annich 2015; (Anonym) 2017). Ein effektives Management der Antikoagulation unter ECLS gelingt nur mittels einer adäquaten Steuerung und strenger Überwachung der Blutverdünnung (Annich 2015).

3.1 Allgemeine Gerinnungsaspekte: zelluläre und plasmatische Gerinnung

Die Hämostase ist ein lebenswichtiger, komplexer und mehrschrittiger Prozess zur Stillung einer Blutung durch Bildung eines Thrombus aus Fibrin. Die Gesamtheit der Schritte bis zur Thrombusentstehung wird unter dem Begriff Hämostase zusammengefasst, wobei eine primäre und sekundäre Hämostase unterschieden werden (Bonar und Favaloro 2017).

Zunächst entsteht während der primären Hämostase, bestehend aus Vasokonstriktion und Bildung des Plättchenthrombus, ein dreidimensionales Netzwerk aus Thrombozyten (Broos et al. 2011). Dieses deckt direkt den Bereich des Endotheldefekts ab. Dabei läuft die primäre Hämostase, die die Thrombozyten durchlaufen, in 3 Schritten ab: Anheften an den Endotheldefekt mittels von-Willebrand-Faktor (Adhäsion), Abgabe gerinnungsfördernder Substanzen ins Blut (Aktivierung) und letztendlich die Vernetzung untereinander durch Fibrinogenmoleküle (Aggregation).

Bei der sekundären Hämostase werden bestimmte Plasmaproteine, auch Gerinnungsfaktoren genannt, durch proteolytische Spaltung aktiviert. Ein derart aktivierter Gerinnungsfaktor mobilisiert dann wiederum spezifisch einen anderen Faktor, sodass ein stufenartiger, sich selbst verstärkender Prozess in Gang gesetzt wird. Diese Gerinnungskaskade besteht aus dem intrinsischen und extrinsischen System, die im Verlauf der Hämostase parallel ablaufen und letztendlich die Aktivierung der Serinprotease Thrombin bewirken (Palta et al. 2014). Thrombin bildet schließlich einen stabilen Thrombus, indem es Fibrinogen in Fibrin umwandelt.

Um eine ungewollte oder eine überschießende Gerinnung zu verhindern, besitzt der Körper Mechanismen zur Hemmung der Hämostase. Im Blut zirkulieren mehrere Proteaseinhibitoren, wie zum Beispiel Antithrombin oder Protein C, die Thrombin und andere Gerinnungsfaktoren inhibieren können (Levy et al. 2016). Nach abgeschlossener Wundheilung wird der Fibrinthrombus durch die Serinprotease Plasmin wieder abgebaut (Fibrinolyse). Der Ablauf und die benötigte Dauer bis zur Fibrinbildung können im Labor anhand verschiedener Tests gemessen werden.

Die Lebensdauer der Thrombozyten beträgt 5–12 Tage. Ihr Normbereich liegt zwischen 150,000–400,000/μl. Endotheldefekte und freiliegendes Gewebskollagen lösen das Entleeren der Thrombozytengranula aus. Die freigesetzten Stoffe sorgen einerseits für die Degranulation weiterer Thrombozyten, und andererseits leiten sie die plasmatische Blutgerinnung ein (Mazzeffi und Tanaka 2016).

3.2 Spezielle Gerinnungsaspekte unter ECLS

Der ECLS-Patient bedarf auf der einen Seite, basierend auf der prokoagulatorischen Aktivität der Fremdoberfläche des ECMO-Systems, zwingend einer Antikoagulation, auf der anderen Seite ist die Vermeidung einer zu hohen Blutungsneigung von großer Bedeutung. Idealerweise sollten beim ECLS-Patienten die Aktivierung der Thrombozyten und plasmatischen Gerinnungsfaktoren mittels antithrombotischer bzw. antikoagulatorischer Therapie unterdrückt und gleichzeitig versucht werden, die endogene prokoagulatorische Aktivität so aufrecht zu erhalten, dass keine erhöhte Blutungsneigung entsteht (Annich 2015). Diese Balance zu erhalten, stellt eine besondere medizinische Herausforderung dar (Feindt et al. 2011; Anonym 2014).

Die Antikoagulation erfolgt dabei in der Regel mittels unfraktioniertem Heparin. Zunächst wird während der Implantation der ECLS-Kanülen ein Heparinbolus von 50–100 Einheiten pro kg Körpergewicht verabreicht (Anonym 2014). Anschließend erfolgt eine kontinuierliche PTT-(partielle Thromboplastinzeit-)gesteuerte Heparingabe. Im Falle einer Heparin-induzierten Thrombozytopenie (HIT) kann dies auch mit Heparinersatzpräparaten, wie z. B. Argatroban, erfolgen.

Der kritisch kranke ECLS-Patient hat per se meist eine veränderte Pharmakokinetik. Zudem bestehen häufig Endorgandysfunktionen wie Nieren- und Leberfunktionsstörungen mit den Folgen einer verminderten Elimination und Clearance (Heilmann et al. 2012a).

Generell sollten vor dem Beginn der ECLS-Therapie Blutparameter des Patienten überprüft werden, besonders im Hinblick auf die Gerinnungssituation des Patienten (Anonym 2014). Im Falle von präinterventionell bestehenden Koagulopathien sollte eine Korrektur der jeweiligen Gerinnungspathologie erfolgen. Eine hämostaseologische Mitbetreuung kann in einigen Fällen notwendig sein.

3.3 Monitoring und Zielwerte der Gerinnung

Stündliche Gerinnungskontrollen mittels Bestimmung der „activated clotting time" (ACT) und partiellen Thromboplastinzeit

Tab. 3.1 Zielbereiche des Gerinnungsmonitorings unter unfraktioniertem Heparin bei ECLS. (Modifiziert nach Beckmann et al. 2011; Pichler et al. 2015; Bolliger et al. 2016)

Parameter	Zielbereiche
aPTT	>1,5-Fache des Ausgangswertes
ACT	160–220 s
Heparin-Plasmakonzentration	0,3–0,7 I.E./ml
Antithrombin-III	Konzentration: 0,19–0,31 g/l; Aktivität: 80–120 %
Fibrinogen-Plasmakonzentration	>100 mg/dl (optimal 250–300 mg/dl)
Anti-Xa-Aktivität	0,3–0,7 I.E./ml
Thrombozyten	>50.000/µl

(PTT) sind unabdingbar (◻ Tab. 3.1). Die ACT ist die Zeit, gemessen in Sekunden, in der das Blut als Reaktion auf ein Fibrin-aktivierendes Reagens verklumpt (Anonym 2014). Das bettseitige Monitoring der Gerinnung nimmt neben der klassischen Gerinnungsanalyse durch das Zentrallabor eine bedeutende Rolle ein. Anhand dieser „Bed-Side"-Gerinnungsdiagnostik bzw. den „Point-of-Care"-(POC-) Methoden können bettseitig sowohl die ACT als auch die aPTT bei ECLS-Patienten bestimmt werden (Bolliger et al. 2016). Im Gegensatz zur ACT-Kontrolle ist die PTT-Bestimmung mittels POC nicht mit der im Zentrallabor ermittelten PTT identisch. Die PTT ist die Zeit, in der kalziumfreies Plasma verklumpt (Anonym 2017). Zu den weiteren hämostaseologischen POC-Testverfahren zählen u. a. die mobile INR-(„international normalized ratio"-) Bestimmung (CoaguChek), die Thrombelastometrie oder -grafie (ROTEM, TEG) und die Impedanzaggregometrie (Multiplate).

Weitere Maßnahmen, wie z. B. die Bestimmung der Heparin- oder Antithrombin-III-Plasmakonzentration, sind oftmals zusätzlich notwendig. Falls die gemessene ACT unter 160–220 s fällt, sollte die kontinuierliche Heparingabe gesteigert werden (Anonym 2014). Die Gabe von Gerinnungsprodukten wie Thrombozytenkonzentrate, eine gesteigerte Diurese oder eine Nierenersatztherapie können den Heparinbedarf zum Erreichen der Ziel-ACT erhöhen.

Da bis heute kein einheitlicher Konsens zum Gerinnungsmanagement unter ECLS existiert, wird in Zentren mit regelmäßigem ECLS-Einsatz die Etablierung eines Standards, inklusive Blutungsmanagement, empfohlen.

Viele thromboembolische Ereignisse können bereits entstehen, wenn die Blutverdünnung sich im Normalbereich konventionell durchgeführter Koagulationstests befindet. Der Grund dafür ist, dass die herkömmlichen Koagulationstests mit allgemeiner Bestimmung von aPTT, INR und Thrombozyten eine Hyper- oder Hypofibrinolyse nicht erkennen können (Gorlinger et al. 2012). Auch kann die Heparinkonzentration mittels Bestimmung von „Anti-Xa" indirekt gemessen werden (Saifee et al. 2019).

Im Gegensatz dazu können die POC-Testverfahren wie die Rotationsthromboelastometrie (ROTEM) oder die Thromboelastografie (TEG) genauer den hämostatischen Status quo des Patienten unter ECLS-Therapie anzeigen (Roberts et al. 2019), indem mithilfe der viskoelastischen Eigenschaften der „Clot"-Formation die einzelnen Stufen der Gerinnungskaskade vom Zeitpunkt der Fibrinbildung bis zur „Clot"-Lyse analysiert werden (Alexander et al. 2010). Anhand der Thrombelastometrie kann schnell und sicher ein Faktoren-, Fibrinogen- oder Thrombozytenmangel sowie ein Fibrinolyse diagnostiziert werden. Gerade bei Blutungsneigung kann daher mittels ROTEM-Analyse die Ursache effektiver detektiert und differenziert werden (Anonym 2014). Die viskoelastischen Vollblutverfahren sind vor allem geeignet, das Ausmaß einer Verlustkoagulopathie bei großem Blutverlust (z. B. retroperitoneale Blutung nach Kanülierung der Femoralgefäße) zu beurteilen. Neben der schnellen Verfügbarkeit liegt die Stärke der viskoelastischen Vollblutverfahren in der Quantifizierung eines Fibrinogenmangels bei

Massivblutungen. Zur Detektion einer Hyperfibrinolyse ist die Thrombelastografie bzw. Rotationsthrombelastometrie sogar der Goldstandard der Diagnostik (Levrat et al. 2008). Die Anwendung von TEG- oder ROTEM-geführten Transfusionsstrategien können den Bedarf an Blutprodukten senken und die Morbidität bei Patienten mit Blutungen verbessern (Wikkelso et al. 2017).

Eine besondere Herausforderung stellt eine potenziell starke Blutungsneigung, z. B. bei Trauma, unter ECLS-Therapie da. In diesen Fällen kann das Heparin bei hohem ECMO-Fluss erfahrungsgemäß pausiert werden (Zonies und Merkel 2016). Der hohe ECMO-Fluss ist dabei elementar wichtig, da dadurch der Thromboseneigung entgegengearbeitet werden kann. Dickey et al. haben an einem Schweinmodell gezeigt, dass die simultane Gabe von Heparin und Protamin mit guten Ergebnissen einhergeht (Dickey, Butler et al. 1994). Aranki et al. berichteten in ihrem Fallbericht von 3 Patienten, bei denen aufgrund starker Blutungsneigungen das Heparin gestoppt oder lange intermittierend pausiert werden musste. Alle 3 Patienten konnten erfolgreich von der ECLS ohne weitere Folgeschäden entwöhnt werden (Aranki et al. 1993).

3.4 Medikamente/Antikoagulation

Therapeutisch eingesetzte Heparine werden in unfraktioniertes (hochmolekulares Heparin) und fraktioniertes Heparin (niedermolekulares Heparin) unterteilt. Niedermolekulares Heparin wird aus unfraktioniertem Heparin hergestellt. Heparine hemmen Thrombin indirekt durch Aktivierung von physiologischem Antithrombin, das der wichtigste körpereigene Hemmstoff der Blutgerinnung ist. Durch Heparin wird die Wirkung von Antithrombin um etwa das 1000-Fache gesteigert, sodass im Blut gelöstes Fibrinogen nicht mehr zum festen Fibrin verklumpen kann (Pratt und Church 1991; Karagiannidis et al. 2016).

Unfraktioniertes Heparin wird als Bolus von 50–100 Einheiten pro kg Körpergewicht intravenös verabreicht.

Niedermolekulares Heparin hat den Vorteil, länger zu wirken und wird besser vom Körper aufgenommen (höhere Bioverfügbarkeit). Das bedeutet eine erhöhte Heparinwirkung und ein geringeres Risiko für Heparin-induzierte Nebenwirkungen. Die Therapie mit hochmolekularem Heparin muss durch die Bestimmung der Gerinnungswerte (z. B. aPTT) im Blut engmaschig überwacht werden. Wegen seiner kurzen Halbwertszeit wird unfraktioniertes Heparin kontinuierlich intravenös über Spritzenpumpen verabreicht (sog. Vollheparinisierung). Einer Überdosierung kann mit Antagonisten wie Protamin entgegengewirkt werden.

Im Gegensatz zum hochmolekularen Heparin (ca. 15 kDa) wird fraktioniertes, niedermolekulares Heparin (NMH oder LMWH [low molecular weight heparins]) nach der Isolation aus dem Gewebe auf ein durchschnittliches Molekulargewicht von etwa 5 kDa herunterfraktioniert und bewirkt dadurch eine Blockade des aktivierten Gerinnungsfaktors X (Faktor Xa, Stuart-Prower-Faktor). Im Gegensatz zu den hochmolekularen Heparinen muss eine Therapie mit niedermolekularem Heparin bei normaler Nierenfunktion nicht engmaschig überwacht werden. Die Therapiekontrolle sollte im Falle einer reduzierten glomerulären Filtrationsrate durch Messung der Anti-Faktor-Xa-Aktivität erfolgen. Anders als bei unfraktioniertem Heparin lässt sich NMH mittels Protamin nur zu ca. 50 % antagonisieren. Abgesehen von der leichteren Handhabung (s.c. Injektion), der höheren Bioverfügbarkeit und der längeren Halbwertszeit ist das Risiko einer HIT-Entwicklung unter NMH-Therapie deutlich geringer (◘ Tab. 3.2 und 3.4).

Nach den Richtlinien der Extracorporeal Life Support Organization (ELSO) soll zur Antikoagulation unter ECLS-Therapie unfraktioniertes Heparin verwendet werden (Anonym 2014). Eine Antikoagulation mit

● **Tab. 3.2** Gegenüberstellung der Heparine

Unfraktioniertes Heparin	Fraktioniertes Heparin
• Molekulargewicht: ca. 15 kDa • Halbwertszeit (i.v.): 1–2 h • Wirkdauer: 4 h • Bioverfügbarkeit (s.c.): 20 % • Elimination: hepatisch, renal • Wirkung: Bindung von UFH an Antithrombin-III mit Hemmung von Faktor IIa und Xa • Monitoring: ACT, aPTT • Antagonisierung: Protamin (100 %)	• Molekulargewicht: ca. 5 kDa • Halbwertszeit: 3–4 h • Wirkdauer: 12–24 h • Bioverfügbarkeit (s.c.): >90 % • Elimination: renal • Wirkung: überwiegend Faktor-Xa-Hemmung • Monitoring: Anti-Xa-Spiegel (Blutabnahme ca. 4 h nach s.c. Gabe) • Antagonisierung: Protamin (50 %)

Abkürzungen: UFH, unfraktioniertes Heparin; AT-III, Antithrombin-III; ACT, activated clotting time; aPTT, aktivierte partielle Thromboplastinzeit; s.c., subkutan; i.v., intravenös

niedermolekularen Heparinen im Rahmen der ECLS- bzw. VA-ECMO-Therapie ist obsolet. Andere Autoren empfehlen auch eine Therapie mit direkten Thrombininhibitoren (Kim et al. 2018; Coughlin und Bartlett 2015).

Direkte Thrombininhibitoren (DTI), wie z. B. Bivalirudin oder Argatroban, werden bereits in einigen Zentren bei HIT-Patienten unter ECLS angewendet (Coughlin und Bartlett 2015). Sie binden direkt an Thrombin und reduzieren so die Thrombingenerierung (Annich et al. 2017). DTI inhibieren sowohl das „Clot"-gebundene wie auch das zirkulierende Thrombin (Coughlin und Bartlett 2015). Ferner induzieren DTI keine durch das Immunsystem induzierte Thrombozytopenie. DTI werden mittels ACT-, aPTT- oder TEG-Messung gesteuert (Chan et al. 2010). Bisher gibt es noch kein wirksames Antidot (● Tab. 3.3).

Direkte Faktor-Xa-Inhibitoren, Faktor-XIIa-Inhibitoren und Nitritoxid (NO) sind neuere Antikoagulanzien, deren Effektivität gerade Gegenstand wissenschaftlicher Studien

● **Tab. 3.3** Direkte Thrombininhibitoren (DTI) als alternative Antikoagulanzien bei HIT-II

	Argatroban	Bivalirudin
Beschreibung	Univalenter direkter Thrombininhibitor	Bivalenter, reversibler direkter Thrombininhibitor
Halbwertszeit	45–60 min	25 min
Elimination	Hepatisch/hepatobiliär	Enzymatisch (80 %) und renal (20 %)
Dosisanpassung	Leberinsuffizienz	Starke Niereninsuffizienz
Monitoring	aPTT	aPTT
POC-Monitoring	ACT, TEG oder ROTEM	ACT, TEG oder ROTEM
Anfangsdosierung	Bolus: nicht erforderlich; kontinuierlich: 0,1–0,6 µg/kg KG/min	Bolus (70 kg): 0,75 mg/kg KG; kontinuierlich: 0,05–0,15 mg/kg KG/h
Antidot	Nicht verfügbar	Nicht verfügbar

Abkürzungen: ACT, activated clotting time; aPTT, aktivierte partielle Thromboplastinzeit; HIT, Heparin-induzierte Thrombozytopenie; POC, point of care; TEG, Thromboelastografie; ROTEM, Rotationsthromboelastometrie

im Bezug auf ihre Antikoagulation unter ECLS-Therapie nach ELSO sind (Chan et al. 2010; Anonym 2014).

Direkte Faktor-Xa-Inhibitoren, wie z. B. Rivaroxaban, gehören einer neueren Klasse von Antikoagulanzien an, die direkt Faktor-Xa inhibieren, ohne Antithrombin als Mediator zu benötigen. Laut einiger Studien soll Rivaroxaban besser bei Kindern steuerbar sein als die Verwendung von unfraktioniertem Heparin (Novak et al. 2011). Der Einsatz von oralen Antikoagulanzien (DOAC) im Rahmen von ECLS kann jedoch aufgrund der fehlenden Steuerbarkeit und fehlender Studienlage nicht empfohlen werden. Antikörper für den Faktor-XIIa werden auch in Tiermodellen untersucht. Dort verhinderte der Faktor-XIIa-Antikörper die Thrombusentstehung genauso effektiv wie unfraktioniertes Heparin (Larsson et al. 2014). Neben der Inhibierung von Faktoren spielt NO bei der Antikoagulation unter ECLS eine wichtige Rolle. Einige Studien haben bewiesen, dass NO zusammen mit Heparin die Plättchenaktivierung reduziert (Jacobson 2002; Major et al. 2014; Bennett et al. 2018). Diesen neuen Substanzen bzw. zukünftig möglichen Ansätze der Antikoagulation spielen jedoch derzeit unter ECLS keine Rolle.

3.5 Hämostasestörungen unter ECMO

Gerinnungsstörungen sind unter ECLS-Therapie ein gravierendes klinisches Problem, das sich sowohl durch Blutungen als auch durch Thrombosen im Gerätesystem und durch systemische Thromboembolien äußern kann. Aufgrund der großen Fremdkörperoberflächenkontaktes des Blutes und Scherstress im Gerät gerät das körpereigene, fein sensibel gesteuerte Gerinnungsmanagement aus dem Takt. Folge ist u. a. ein erworbenes von-Willebrand-Syndrom (VWS) (Heilmann et al. 2012a). Zusätzlich müssen Gerinnungsstörungen durch die Grunderkrankung selbst (z. B. disseminierte intravasale Koagulopathie im Rahmen einer Sepsis) und die begleitende Antikoagulationstherapie berücksichtigt werden. Dabei scheinen die allein durch die ECLS hervorgerufenen Veränderungen stärker das Blutungsrisiko zu erhöhen (erworbenes VWS) als durch die Grunderkrankung. Das erworbene VWS tritt bei den meisten Patienten unter ECLS auf. Das erworbene VWS ist nach Beendigung der ECLS-Therapie umgehend reversibel (Kalbhenn et al. 2018).

Neben den Störungen der plasmatischen Gerinnung können ebenfalls Veränderungen im zellulären Gerinnungssystem beobachtet werden. Die Ätiopathogenese der Thrombozytopenie ist vielfältig, gerade im Hinblick, dass es sich bei ECLS-Patienten immer um schwerkranke Patienten handelt. Da das Antikoagulans der Wahl bei der ECLS-Therapie das unfraktionierte Heparin darstellt, muss entsprechend stets an eine Heparin-induzierte Thrombozytopenie (HIT) gedacht werden. Die Prävalenz der HIT bei Patienten unter ECLS liegt bei 0,36 % (Kimmoun et al. 2018). Die HIT wird in eine HIT vom Typ I und eine HIT vom Typ II unterschieden (◘ Tab. 3.4). Die HIT-II kann unter Umständen lebensbedrohlich sein (Mortalität ca. 30 %), sodass stets bei klinischem Verdacht eine entsprechende Diagnostik und Maßnahmen in die Wege geleitet werden sollten (Cuker 2014).

Patienten unter ECLS erhalten meist hohe Heparingaben und weisen multiple Gründe für Thrombozytenabfälle auf. Daher muss gerade bei diesen schwerkranken Patienten neben den anderen Ursachen einer Thrombozytopenie (z. B. Verbrauchskoagulopathie im Rahmen einer Sepsis, hämolytisch-urämisches Syndrom, thrombotisch-thrombozytopenische Purpura oder Immunthrombozytopenie) insbesondere an das Vorliegen einer HIT gedacht werden. Oft sind die Nachweistests falsch-positiv (Anonym 2017).

Die HIT Typ I ist klinisch harmlos und beruht auf direkten Wechselwirkungen von Heparin mit den Thrombozyten. Es kommt lediglich zu einer gering aus-

Tab. 3.4 Merkmale einer Heparin-induzierten Thrombozytopenie

	HIT Typ I	HIT Typ II
Ursache	Nicht immunologischer Mechanismus: unklar, direkte Heparin-Thrombozyten-Interaktion	Immunologische Reaktion: Antikörper-vermittelt (Plättchenfaktor-4-Heparin-Komplex)
Auftreten	1–2 Tage nach Beginn Heparintherapie	5–10 Tage nach Beginn Heparintherapie („typical onset"); Reexposition ggf. früher („rapid onset"), auch „delayed onset" möglich (meistens innerhalb von 2 Wochen nach Absetzen von Heparin)
Thrombozytenzahl	Selten <100,000/µl, meist milder Thrombozytenabfall (ca. 10 % gegenüber dem Ausgangswert)	Meist >20,000/µl, median 60,000/µl oder Abfall um >50 % des Ausgangswertes
Komplikationen	Keine	30–70 % thromboembolische Ereignisse (z. B. Beinvenenthrombose)
Unfraktioniertes Heparin	Kann bei bis zu 25 % der Patienten in den ersten Tagen auftreten (unklare Datenlage)	Bis 3 % (je nach Patientenkollektiv/Studie)
Niedermolekulares Heparin		Bis 0,3 % (je nach Patientenkollektiv/Studie)
Nachweis	Ausschlussdiagnose	ELISA und HIPA-Test
Mortalität	Keine	Bis zu 30 %

Abkürzungen: HIT, Heparin-induzierte Thrombozytopenie; ELISA, enzyme-linked immunosorbent assay; HIPA-Test, Heparin-induzierter Thrombozytenaktivierungstest

geprägten Thrombozytopenie. Der HIT Typ II ist klinisch potenziell lebensbedrohlich. Es kommt zu einer Immunreaktion und Ausbildung von Antikörpern gegen an den Plättchenfaktor 4 (PF 4) gebundenes Heparin, wobei die Thrombozytenzahl auf mindestens die Hälfte des Ausgangswertes abfällt (Pishko und Cuker 2017). Mit dem Beginn der Therapie kann nicht bis zur definitiven Diagnose zugewartet werden. Bereits bei klinischem Verdacht sollte daher Heparin sofort abgesetzt und auf eine andere Form der Antikoagulation umgestellt werden. Dazu bieten sich vor allem direkte Thrombininhibitoren (DTI) an (Bain et al. 2017; Choi et al. 2019). Da eine HIT Typ II ein Thromboserisiko an sich darstellt, sollte die Antikoagulation nicht ersatzlos beendet werden, selbst wenn der ursprüngliche Grund der Heparinisierung nicht mehr vorliegt (◘ Abb. 3.1).

3.6 Management bei Blutungen unter ECLS

Die Gefahr einer erhöhten Blutungsneigung oder eines thromboembolischen Ereignisses unter ECLS-Therapie ist hoch (Gorlinger et al. 2012; Anonym 2014). Daher ist ein sorgfältiges Gerinnungsmanagement unter ECLS-Therapie von außerordentlicher Bedeutung.

Eine starke Blutung geht einher mit einem fallendem Hämoglobinwert von 2 g/dl innerhalb von 24 h, Blutverlust von mehr als 20 ml/kg KG innerhalb von 24 h oder einem Transfusionsbedarf von 10 ml/kg KG oder mehr im gleichen Zeitraum (Tory et al. 2010, Smith et al. 2013). Auch wird eine retroperitoneale, pulmonale, chirurgische oder eine das zentrale Nervensystem betreffende Blutung als schwere Blutung eingestuft. Kleinere Blutungen umfassen weniger als 20 ml/kg KG/Tag und

Gerinnungsmanagement unter ECLS

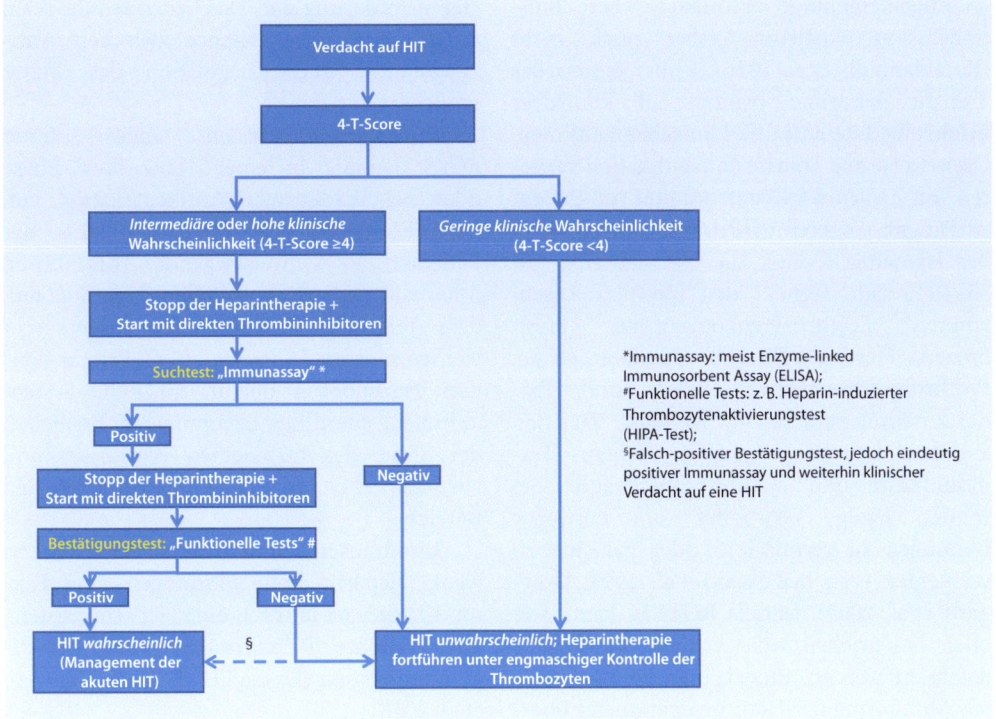

Abb. 3.1 Algorithmus bei Verdacht auf eine Heparin-induzierte Thrombozytopenie (HIT) unter ECLS-Therapie. (Modifiziert nach Cuker et al. 2018)

haben einen Transfusionsbedarf von weniger als 10 ml/kg KG. Generell ist ein erhöhter Transfusionsbedarf mit einer erhöhten Mortalität korreliert (Kumar et al. 2010; Smith et al. 2013).

Die bekannten Ursachen für eine Blutungsneigung unter ECLS-Therapie umfassen unter anderem eine Überdosis von Heparin, Koagulopathie, Thrombozytopenie, Plättchendysfunktionen, von-Willebrand-Syndrom und Hyperfibrinolyse (Thomas et al. 2018). Hämolyseparameter wie Laktatdehydrogenase (LDH), Haptoglobin, indirektes Bilirubin und Retikulozytenanzahl sollten einmal täglich bestimmt werden. Primär zeigt sich eine Blutungsneigung klinisch sichtbar an den Kanülierungsstellen in den Leisten oder zentral. Daher ist eine regelmäßige Kontrolle der Lage der ECMO-Kanülen von äußerster Bedeutung. Ferner sollten regelmäßig die Pupillen des Patienten kontrolliert werden, da auch eine Anisokorie auf eine intrazerebrale Blutung hindeuten könnte. Eine pulmonale oder gastrointestinale Blutung kann irreversible Organschäden evozieren. Sobald man eines dieser klinischen Zeichen wahrgenommen hat, muss umgehend eine Gerinnungskontrolle mittels ACT-Messung oder ROTEM erfolgen. Bei überschießender PTT sollte der Heparinperfusor vorerst pausiert werden, gegebenenfalls ist eine zerebrale Computertomografie notwendig. Bei Blutungen im Bereich der Leistenkanülierung sollte eine U-Naht um die Kanülen gelegt oder eine bereits liegende Naht enger gezogen werden. Zudem sollte durch Kompression, z. B. durch einen Sandsack, die Blutungsneigung reduziert werden können.

Allgemeingültige Protokolle zur Bluttransfusion existieren bisher noch nicht (Karagiannidis et al. 2016). Bisher basiert das Transfusionsregime primär auf klinischer Erfahrung, Literatur und klinischen Leitlinien. Grenzwerte zur Transfusionsindikation variieren von Zentrum zu Zentrum und von Patient zu Patient. Generell wird transfundiert, wenn der Hämatokrit unter die Normalwerte von 35–40 % fällt. Gemäß den internen Regeln können Erythrozytenkonzentrate, Fresh Frozen Plasma, Thrombozytenkonzentrate, Prothrombinkonzentrat (PPSB) und Tranexamsäure verabreicht werden. Zu den antifibrinolytischen Agentien zählen Tranexamsäure und ε-Aminocapronsäure. Sie werden häufig verwendet, um entweder Blutungen zu vermindern oder gänzlich zu vermeiden (van der Staak et al. 1997; Downard et al. 2003). Mittels ROTEM kann, wie oben beschrieben, eine erhöhte Fibrinolyse detektiert werden. Eine Hämolyse kann mittels Monitoring der Hämolyseparameter überwacht werden. Folgen einer Hämolyse können Anämie, Ikterus, Hämoglobinurie oder ein akutes Nierenversagen sein.

Rekombinanter aktivierter Faktor VII (rFVII) wird auch häufig bei therapierefraktären Blutungen unter ECLS-Therapie eingesetzt (Niebler et al. 2010; Repesse et al. 2013; Anselmi et al. 2016).

rFVII verstärkt die Thrombingenerierung. Zwar haben bereits einige Studien eine gute Reduktion der Blutungsneigung nach rFVII-Gabe bewiesen, allerdings bestätigen auch keine Studien eine erhöhte Thromboseneigung nach rFVII-Gabe. Andere Zentren verabreichen anstelle von rFVII bevorzugt Prothrombinkonzentrate, die die Faktoren II, VII, IX, X, Protein C und Protein S enthalten.

3.7 Management bei Pumpenthrombose

Unter ECLS-Therapie stellt einerseits die erhöhte Blutungsneigung, andererseits die Bildung von Thrombosen eine große Herausforderung dar. Das behandelnde Team muss die richtige Balance zwischen Antikoagulation und Koagulation des Blutes erreichen.

Thrombosen treten meist unter ECLS-Therapie in einer „Low flow"-Phase oder bei inadäquater Antikoagulation auf. Laut ELSO-Registry treten bei 20 % der Patienten so schwerwiegende Thrombosen innerhalb des extrakorporalen Kreislaufs auf, dass Teile des ECLS-Systems ausgetauscht werden müssen (Anonym 2017). Primär können Thrombosen überall im ECLS-System auftreten, allerdings bevorzugt an Bereichen der Stase, des turbulenten Blutflusses und vor allem eher im venösen als im arteriellen Bereich.

Thrombosen können durch Gabe von zu wenig Heparin, hohe Fibrinogen- und Faktor-VII-Spiegel im Blut, eine Heparinresistenz oder erhöhte Plättchenaktivierung hervorgerufen werden (Le Gall et al. 2018; Meuwese et al. 2018).

Das Thromboserisiko kann durch „High flow"-Phasen, also Phasen mit einem erhöhten ECMO-Fluss, vermindert beziehungsweise das Auftreten von Thrombosen kann hinausgezögert werden. Eine gute Methode, Thrombosen rechtzeitig zu erkennen, ist regelmäßig den Oxygenator mithilfe einer Taschenlampe zu kontrollieren. Dort demaskieren sich in der Regel erste kleine Thromben.

Es können ferner nicht nur Thromben innerhalb des ECLS entstehen, sondern auch außerhalb des ECMO-Kreislaufs intrakardial. Weber et al. berichten von Patienten, die linksventrikuläre (LV) Thrombosen entwickelt haben (Weber et al. 2018).

Die Pumpenthrombose ist eine schwerwiegende Komplikation. Daher sollten die Pumpe und auch der Oxygenator regelmäßig kontrolliert werden. Falls eine Pumpenthrombose detektiert wird, muss die Pumpe sofort ausgetauscht werden (Diehl und Gantner 2018). Auch kann die ECLS-Pumpe eine schwerwiegende Hämolyse induzieren. Bei den neueren Zentrifugalpumpen im Vergleich zu den älteren Rollerpumpen ist dieses Risiko allerdings deutlich zurückgegangen (Byrnes et al. 2011). Durch die Verwendung neuer Polymethylpenten-Oxygenatoren sollen sich Oxygenatorthrombosen deutlich reduzieren (Peek et al. 2002).

Aufgrund der Miniaturisierung der ECMO-Geräte und des technischen Fortschritts gibt es seit einigen Jahren auch die Möglichkeit der Anwendung mobiler ECMO-Einheiten im Rahmen von Patiententransport oder der extrakorporalen kardiopulmonalen Reanimation. Auch hier gilt es, die Antikoagulation mittel Heparin und ACT-Messung kontinuierlich zu kontrollieren (Feindt et al. 2011).

3.8 Zusammenfassung

Die ECLS stellt ein Herz-Kreislauf-unterstützendes Verfahren dar, das eines besonderen Antikoagulationsmanagements bedarf. Das Monitoring der Gerinnung unter ECLS stellt heutzutage immer noch eine besondere Herausforderung dar. Dieses ist mit technischem und personalintensivem Aufwand verbunden. Einerseits sollte die Thrombusbildung, andererseits eine zu starke Blutungsneigung vermieden werden. Unfraktioniertes Heparin ist das Antikoagulans der Wahl unter ECLS-Therapie. Neben des allgemeinen intensivmedizinischen Monitorings sollte insbesondere der Antikoagulationsstatus während der ECLS-Therapie regelmäßig kontrolliert werden.

Zum patientenseitigen Monitoring zählen die regelmäßige ACT-Kontrolle und Überwachung weiterer Antikoagulationsparameter. Bezüglich des geräteseitigen Monitorings sollten der Blutfluss und die Oxygenatorpumpe regelmäßig überprüft werden, um mögliche Pumpenthrombosen rechtzeitig zu erkennen oder ganz zu vermeiden.

Ein multiprofessionelles und interdisziplinäres Team aus Pflegekräften und Ärzten, die in der ECLS-Anwendung geschult wurden, bildet die Basis einer qualitativen und patientensicheren Versorgung.

Kernaussagen

— Bis heute existieren nur wenige Empfehlungen zum Gerinnungsmanagement unter ECLS-Therapie.
— Das Antikoagulationsmanagement unter ECLS bedeutet ein Spagat zwischen überschießender Hämostase mit Thrombusbildung und Abwendung hämorrhagischer Komplikationen.
— Im Rahmen des hämodynamischen Monitorings nehmen die kontinuierliche Heparingabe und die regelmäßige Gerinnungskontrolle mittels ACT-Messung eine besondere Stellung ein.
— Zur Vermeidung unterschiedlicher ACT-Werte sollte, wenn möglich, immer das gleiche Gerät verwendet werden.
— Die personalintensive Betreuung von ECLS-Patienten ist notwendig, um frühzeitig mögliche Antikoagulationskomplikationen wie Blutungen oder Bildung von Thrombosen zu detektieren und zu managen.
— Das ECLS-Verfahren sollte nur in Kliniken mit einem ECLS-Programm und geschultem Personal erfolgen, da speziell diese Patienten mit ihrem besonderen Bedarf an das Antikoagulationsmanagement einer multiprofessionellen und interdisziplinären Versorgungsstruktur bedürfen.

■ **Interessenkonflikt**

Es besteht seitens der Autoren kein Interessenskonflikt.

Literatur

(Anonym) (2017) ELSO Guideline for Cardiopulmonary Extracorporal Support Extracorporal Life Support OrganizationExtracorporal Life Support Organization. Version 1.4

Abrams D et al (2018) Position paper for the organization of ECMO programs for cardiac failure in adults. Intensive Care Med 44(6):717–729

Alexander DC et al (2010) Correlation of thromboelastography with standard tests of anticoagulation in paediatric patients receiving extracorporeal life support. Thromb Res 125(5):387–392

Annich GM (2015) Extracorporeal life support: the precarious balance of hemostasis. J Thromb Haemost 13(Suppl 1):S336–S342

Annich GM et al (2017) Thromboprophylaxis in extracorporeal circuits: current pharmacological strategies and future directions. Am J Cardiovasc Drugs 17(6):425–439

Anonym (2014) The Extracorporeal Life Support Organization (ELSO), Ann Arbor, MI, USA, ELSO Anticoagulation Guidelines

Anselmi A et al (2016) Safety of recombinant factor VIIa in patients under extracorporeal membrane oxygenation. Eur J Cardiothorac Surg 49(1):78–84

Aranki SF et al (1993) Femoral veno-arterial extracorporeal life support with minimal or no heparin. Ann Thorac Surg 56(1):149–155

Bain J et al (2017) Heparin induced thrombocytopenia with mechanical circulatory support devices: review of the literature and management considerations. J Thromb Thrombolysis 44(1):76–87

Beckmann A et al (2011) Position article for the use of extracorporeal life support in adult patients. Eur J Cardiothorac Surg 40(3):676–680

Bennett M et al (2018) The Safe Addition of Nitric Oxide into the Sweep Gas of the Extracorporeal Circuit during Cardiopulmonary Bypass and Extracorporeal Life Support. J Extra Corpor Technol 50(4):260–264

Bolliger D et al (2016) Point-of-care coagulation management algorithms during ECMO support: are we there yet? Minerva Anestesiol 82(9):1000–1009

Bonar R, Favaloro EJ (2017) Explaining and reducing the variation in inter-laboratory reported values for International Normalised Ratio. Thromb Res 150:22–29

Broos K et al (2011) Platelets at work in primary hemostasis. Blood Rev 25(4):155–167

Byrnes J et al (2011) Hemolysis during cardiac extracorporeal membrane oxygenation: a case-control comparison of roller pumps and centrifugal pumps in a pediatric population. ASAIO J 57(5):456–461

Chan VH et al (2010) Novel paediatric anticoagulants: a review of the current literature. Blood Coagul Fibrinolysis 21(2):144–151

Choi JH et al (2019) Heparin-induced thrombocytopenia during extracorporeal life support: incidence, management and outcomes. Ann Cardiothorac Surg 8(1):19–31

Coughlin MA, Bartlett RH (2015) Anticoagulation for Extracorporeal Life Support: Direct Thrombin Inhibitors and Heparin. ASAIO J 61(6):652–655

Cuker A (2014) Clinical and laboratory diagnosis of heparin-induced thrombocytopenia: an integrated approach. Semin Thromb Hemost 40(1):106–114

Cuker A et al (2018) American Society of Hematology 2018 guidelines for management of venous thromboembolism: heparin-induced thrombocytopenia. Blood Adv 2(22):3360–3392

Dickey LA et al (1994) Selective heparinization of the extracorporeal membrane oxygenation circuit using continuous infusions of protamine and heparin in a short-term pig model. Perfusion 9(5):327–333

Diehl A, Gantner D (2018) Pump head thrombosis in extracorporeal membrane oxygenation (ECMO). Intensive Care Med 44(3):376–377

Downard CD et al (2003) Impact of AMICAR on hemorrhagic complications of ECMO: a ten-year review. J Pediatr Surg 38(8):1212–1216

Feindt P et al (2011) Use of extracorporeal circulation (ECC) outside the cardiac operating room: indications, requirements and recommendations for routine practice. Thorac Cardiovasc Surg 59(2):66–68

Gorlinger K et al (2012) Coagulation management in patients undergoing mechanical circulatory support. Best Pract Res Clin Anaesthesiol 26(2):179–198

Heilmann C et al (2012a) Acquired von Willebrand syndrome in patients with extracorporeal life support (ECLS). Intensive Care Med 38(1):62–68

Heilmann C et al (2012b) Established markers of renal and hepatic failure are not appropriate to predict mortality in the acute stage before extracorporeal life support implantation. Eur J Cardiothorac Surg 42(1):135–141 discussion 141

Jacobson J (2002) Nitric oxide: platelet protectant properties during cardiopulmonary bypass/ECMO. J Extra Corpor Technol 34(2):144–147

Kalbhenn J et al (2018) Acquired von Willebrand syndrome and impaired platelet function during venovenous extracorporeal membrane oxygenation: Rapid onset and fast recovery. J Heart Lung Transplant 37(8):985–991

Karagiannidis C et al (2016) Extracorporeal membrane oxygenation: evolving epidemiology and mortality. Intensive Care Med 42(5):889–896

Kim YS et al (2018) Use of argatroban for extracorporeal life support in patients with nonheparin-induced thrombocytopenia: Analysis of 10 consecutive patients. Medicine (Baltimore) 97(47):e13235

Kimmoun A et al (2018) Prevalence and outcome of heparin-induced thrombocytopenia diagnosed under veno-arterial extracorporeal membrane oxygenation: a retrospective nationwide study. Intensive Care Med 44(9):1460–1469

Kulkarni T et al (2016) Extracorporeal membrane oxygenation in adults: a practical guide for internists. Cleve Clin J Med 83(5):373–384

Kumar TK et al (2010) Extracorporeal membrane oxygenation in postcardiotomy patients: factors influencing outcome. J Thorac Cardiovasc Surg 140(2):330–336, e332

Larsson M et al (2014) A factor XIIa inhibitory antibody provides thromboprotection in extracorporeal circulation without increasing bleeding risk. Sci Transl Med 6(222):222ra217

Le Gall A et al (2018) Veno-arterial-ECMO in the intensive care unit: From technical aspects to clinical practice. Anaesth Crit Care Pain Med 37(3):259–268

Levrat A et al (2008) Evaluation of rotation thrombelastography for the diagnosis of hyperfibrinolysis in trauma patients. Br J Anaesth 100(6):792–797

Levy JH et al (2016) Antithrombin: anti-inflammatory properties and clinical applications. Thromb Haemost 115(4):712–728

Major TC et al (2014) Development and hemocompatibility testing of nitric oxide releasing polymers using a rabbit model of thrombogenicity. J Biomater Appl 29(4):479–501

Makdisi G, Wang IW (2015) Extra Corporeal Membrane Oxygenation (ECMO) review of a lifesaving technology. J Thorac Dis 7(7):E166–E176

Mazzeffi M, Tanaka K (2016) Platelets and ECMO: should we worry about count, function, or both? Intensive Care Med 42(7):1199–1200

Meuwese CL et al (2018) Extracorporeal life support in cardiogenic shock: indications and management in current practice. Neth Heart J 26(2):58–66

Niebler RA et al (2010) Activated recombinant factor VII for refractory bleeding during extracorporeal membrane oxygenation. Pediatr Crit Care Med 11(1):98–102

Novak M et al (2011) Effect of rivaroxaban, in contrast to heparin, is similar in neonatal and adult plasma. Blood Coagul Fibrinolysis 22(7):588–592

Palta S et al (2014) Overview of the coagulation system. Indian J Anaesth 58(5):515–523

Peek GJ et al (2002) Early experience with a polymethyl pentene oxygenator for adult extracorporeal life support. ASAIO J 48(5):480–482

Pichler P et al (2015) Use of ECMO in adult patients with cardiogenic shock: a position paper of the Austrian Society of Cardiology. Med Klin Intensivmed Notfmed 110(6):407–420

Pishko AM, Cuker A (2017) Heparin-Induced Thrombocytopenia in Cardiac Surgery Patients. Semin Thromb Hemost 43(7):691–698

Pratt CW, Church FC (1991) Antithrombin: structure and function. Semin Hematol 28(1):3–9

Repesse X et al (2013) Recombinant factor VIIa for uncontrollable bleeding in patients with extracorporeal membrane oxygenation: report on 15 cases and literature review. Crit Care 17(2):R55

Roberts TR et al (2019) Thromboelastography on-the-go: evaluation of the TEG 6s device during ground and high-altitude aeromedical evacuation with extracorporeal life support. J Trauma Acute Care Surg 87(1S):119–127

Saifee, NH et al (2019) Monitoring hemostasis during extracorporeal life support. ASAIO J

Smith A et al (2013) Red blood cell transfusion volume and mortality among patients receiving extracorporeal membrane oxygenation. Perfusion 28(1):54–60

Thomas J et al (2018) Bleeding and thrombotic complications in the use of extracorporeal membrane oxygenation. Semin Thromb Hemost 44(1):20–29

Tory HO et al (2010) Outcomes of children treated for Lyme arthritis: results of a large pediatric cohort. J Rheumatol 37(5):1049–1055

van der Staak FH et al (1997) Surgical repair of congenital diaphragmatic hernia during extracorporeal membrane oxygenation: hemorrhagic complications and the effect of tranexamic acid. J Pediatr Surg 32(4):594–599

Weber C et al (2018) Left ventricular thrombus formation in patients undergoing femoral veno-arterial extracorporeal membrane oxygenation. Perfusion 33(4):283–288

Wikkelso A et al (2017) Thromboelastography (TEG) or rotational thromboelastometry (ROTEM) to monitor haemostatic treatment in bleeding patients: a systematic review with meta-analysis and trial sequential analysis. Anaesthesia 72(4):519–531

Zonies D, Merkel M (2016) Advanced extracorporeal therapy in Trauma. Curr Opin Crit Care 22(6):578–583

Intraaortale Ballongegenpulsation

Inhaltsverzeichnis

Kapitel 4 Intraaortale Ballongegenpulsation – 47
René Tandler

Intraaortale Ballongegenpulsation

René Tandler

4.1 Historie – 48

4.2 Systembeschreibung und Wirkprinzip – 48

4.3 Implantationstechnik – 50

4.4 Alternative Implantationstechniken – 51

4.5 Indikationen – 51

4.6 Kontraindikationen – 54

4.7 Komplikationsmöglichkeiten – 54

4.8 Management, Weaning und Explantation – 54

4.9 Sonderfall Kinder – 55

4.10 Zusammenfassung – 55

4.11 Weiterentwicklung der Technologie – 56

Literatur – 56

© Springer-Verlag GmbH Deutschland, ein Teil von Springer Nature 2020
U. Boeken et al. (Hrsg.), *Mechanische Unterstützung im akuten Kreislaufversagen*,
https://doi.org/10.1007/978-3-662-59901-3_4

Bei der Technik der intraaortalen Gegenpulsation (IABP) handelt es sich um die einfachste invasive Form der mechanischen Kreislaufunterstützung (MKU). Eine IABP ist in nahezu allen kardiologischen und kardiochirurgischen Kliniken verfügbar, sie ist schnell bettseitig einsetzbar, effektiv, verhältnismäßig kostengünstig und ein komplikationsarmes Verfahren.

4.1 Historie

Das Prinzip der IABP, Blut in der Diastole, also außerhalb des physiologischen Flusses in der Systole, zu pumpen, wurde erstmals von Kantrowitz (1953) beschrieben. 1962 entwickelte Moulopoulos den Vorläufer der heutigen Geräte (Moulopoulos et al. 1962). Der erste klinische Einsatz einer IABP für einen Patienten im kardiogenen Schock erfolgte 1967 durch Kantrowitz et al. (1968). Den Begriff Gegenpulsation für dieses Verfahren prägte Harken (1976). Der routinemäßige, weitverbreitete Einsatz des kommerziell erhältlichen Systems begann in den 80er-Jahren des letzten Jahrhunderts.

4.2 Systembeschreibung und Wirkprinzip

Ein IABP-System besteht im Wesentlichen aus 2 Komponenten, dem Katheter und der Steuerungseinheit. Der Katheter ist in verschiedenen Größen und Längen erhältlich und wird der Körpergröße des Patienten entsprechend angepasst. Es handelt sich um einen Katheter mit 2 Lumina, einem Schenkel zur Gasfüllung des Ballons und einem Lumen zur invasiven Blutdruckmessung mit Verbindung zum arteriellen Gefäßsystem des Patienten. Die Steuereinheit des Systems wird mit dem Katheter nach der Implantation verbunden. An diese Steuereinheit wird das EKG des Patienten angeschlossen, der Blutdruck des Patienten wird durch die Druckmesseinheit des IABP-Katheters gemessen und neben dem EKG angezeigt. Die Steuereinheit beinhaltet weiterhin einen Gasbehälter mit dem Edelgas Helium zur Füllung des Ballons. Helium kommt aufgrund seiner guten Löslichkeit im Blut und des damit niedrigen Risikos einer Gasembolie bei einem Membrandefekt des Ballonkatheters mit Leckage zum Einsatz. Mithilfe der Steuereinheit werden Zeitpunkt, Häufigkeit und Stärke der Inflation und Deflation des Ballons geregelt. Moderne Systeme haben einen Automatikmodus, bei dem das EKG des Patienten analysiert wird und das System selbst Aufblasen und Ablassen des Ballons zur optimalen Wirksamkeit der Gegenpulsation steuert. Auch sind verschiedene Alarme integriert, die vom Anwender an die Erfordernisse des jeweiligen Patienten angepasst werden können und dadurch eine optimale Überwachung der Funktion der intraaortalen Gegenpulsation erlauben (◘ Abb. 4.1).

Das Wirkprinzip der IABP besteht darin, dass der Ballon in die deszendierende Aorta nach Abgang der linken Arteria subclavia eingebracht, dort EKG-gesteuert in der frühen Diastole gefüllt, also aufgeblasen, und unmittelbar vor der Systole wieder entleert wird (◘ Abb. 4.2). Die Steuerung/Triggerung

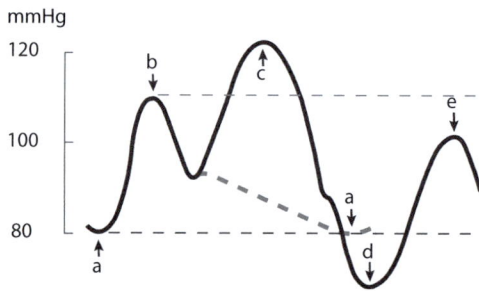

◘ Abb. 4.1 a–e Optimale Zeiteinstellung der IABP, Veränderungen der arteriellen Druckkurve. a Nicht assistierter enddiastolische Aortendruck, b nicht assistierte Systole, c assistierte Diastole (Augmentation), d assistierter enddiastolischer Aortendruck, e assistierte Systole. (Mit freundlicher Genehmigung der Firma MAQUET)

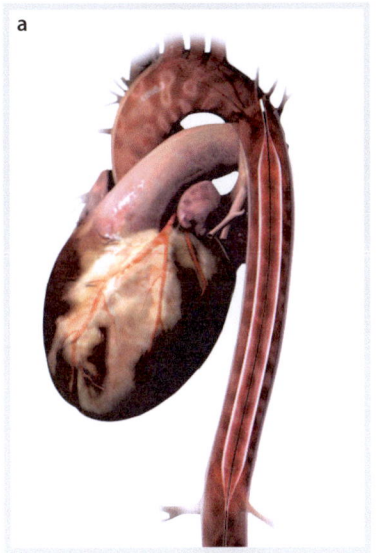 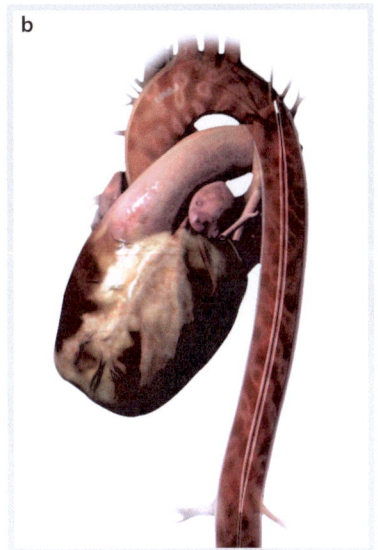

Abb. 4.2 a, b Wirkprinzip der IABP: Ballondeflation. **a** Augmentation des diastolischen Drucks und Verbesserung der Koronarperfusion; **b** Nachlastsenkung mit Verringerung der Herzarbeit und des myokardialen Sauerstoffbedarfs, Erhöhung des Herzzeitvolumens (HZV). (Mit freundlicher Genehmigung der Firma MAQUET)

erfolgt typischerweise durch die R-Zacke im EKG, kann aber auch, bei Einsatz eines Herzschrittmachers, durch den Schrittmacherspike oder sogar durch die abgeleitete Blutdruckkurve erfolgen.

> **Wichtig**
> Die hämodynamischen Effekte einer diastolischen Augmentation sind (Abb. 4.3):
> - Erhöhung des mittleren arteriellen Blutdrucks
> - Nachlastsenkung
> - Verbesserung der Koronarperfusion
> - Senkung des myokardialen Sauerstoffverbrauchs

Die Koronarperfusion findet physiologisch bedingt während der Diastole statt, durch das Aufblasen des Ballons in der Diastole steigt der Druck in der Aorta ascendens an, damit verbessert sich die Durchblutung der Herzkranzgefäße. Durch das Entleeren des Ballons unmittelbar vor der Systole sinkt der systolische arterielle Druck ab (Nachlastreduktion). Da der Anstieg des diastolischen Blutdrucks üblicherweise größer ist als die Abnahme des systolischen Drucks steigt der arterielle Mitteldruck an (Abb. 4.3).

Der linksventrikuläre enddiastolische Druck nimmt während der Gegenpulsation ab, während das Schlagvolumen erhalten bleibt. Insgesamt wird die Herzarbeit durch die Abnahme der Nachlast erleichtert, und damit sinkt der myokardiale Sauerstoffverbrauch.

Weitere Effekte der IABP-Therapie sind eine verbesserte Organperfusion (z. B. im Splanchnikusgebiet, Nieren, Leber) durch den erhöhten arteriellen Mitteldruck, eine Senkung des pulmonalkapillären Verschlussdrucks und, insbesondere beim ischämischen Myokard, auch eine Senkung der Herzfrequenz durch die verbesserte Koronardurchblutung und die Abnahme der Herzarbeit.

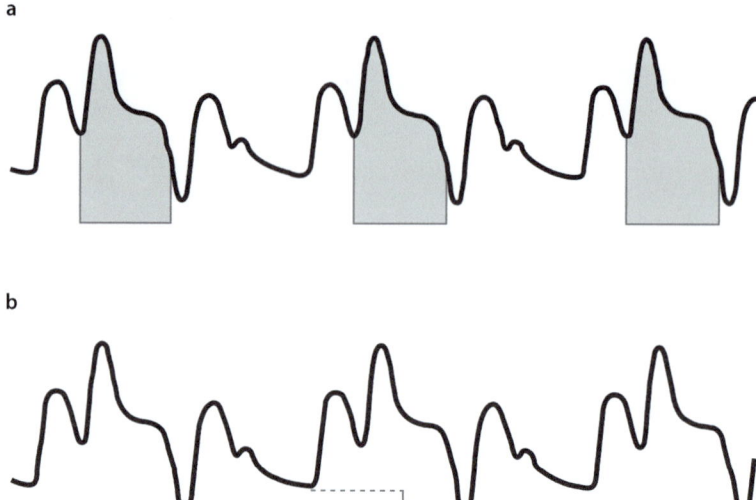

Abb. 4.3 a, b Wirkungsweise der intraaortalen Ballongegenpulsation. a Inflation: diastolische Augmentation; b Deflation: Senkung des enddiastolischen Aortendrucks. (Mit freundlicher Genehmigung der Firma MAQUET)

4.3 Implantationstechnik

Die Implantation kann im Herzkatheterlabor, im Operationssaal und bettseitig auf der Intensiv-/Observationsstation erfolgen. Für den kurzen Eingriff wird keine Narkose benötigt, es genügt eine Lokalanästhesie im Bereich der Punktionsstelle, in der Regel der Leiste, zur Punktion der Arteria femoralis.

Vorbereitend sollte ein kompletter Pulsstatus des Patienten erhoben werden, um eine periphere arterielle Verschlusskrankheit als mögliche Gegenanzeige für eine Implantation zu erkennen. Unter sterilem Kautelen erfolgt nach der Applikation der Lokalanästhesie die Punktion der Arteria femoralis, über die Punktionsnadel wird dann der Führungsdraht vorgeschoben und anschließend in typischer Seldinger-Technik nach Dilatation der IABP-Katheter eingeführt. Die Implantation kann sowohl mit einer dem Set beigefügten Schleuse als auch schleusenlos erfolgen. Unserer Erfahrung nach wird eine Schleuse nicht benötigt, aufgrund des größeren Durchmessers der Schleuse steigt die Gefahr von Gefäßkomplikationen. Wenn möglich sollte also der schleusenlose Zugang bevorzugt werden.

Bei der Implantation im Herzkatheterlabor erfolgt die Platzierung der Spitze des Ballonkatheters unmittelbar unterhalb des Abgangs der linken Arteria subclavia in der deszendierenden Aorta unter direkter Röntgendurchleuchtung, im OP erfolgt die Lagekontrolle via transösophagealer Echokardiografie, bettseitig kann die Länge zunächst abgeschätzt werden, um dann nach beendeter Implantation ein Röntgen-Thorax zur Lagekontrolle anzufertigen.

Nach dem Spülen (Flushen) des blutführenden Schenkels mittels heparinisierter Kochsalzlösung erfolgt der Anschluss an das Druckmesssystem der IABP-Steuereinheit, und der gasführende Schenkel wird mit dem Heliumport der Steuereinheit verbunden. Bei Vorliegen eines guten EKG-Signals und einer validen invasiven Blutdruckmessung über den Katheter wird dieser mit Helium gefüllt und mit der diastolischen Augmentation begonnen. Die Fixierung des Katheters an der Haut erfolgt durch chirurgische Naht, anschließend wird ein steriler Verband aufgebracht.

Die Einstellung von Aufblasen/Ablassen des Ballons erfolgt entweder manuell zur optimalen diastolischen Augmentation oder über den Automatikmodus der Steuereinheit, der implantierende Arzt muss sich jedoch selbst von der richtigen Einstellung und Effektivität der Augmentation überzeugen.

> Neben der Lagekontrolle ist nach der Implantation eine ständige Überwachung des Patienten hinsichtlich Durchblutung, Beweglichkeit und Sensibilität der betroffenen Extremität notwendig.

4.4 Alternative Implantationstechniken

Bei fehlender Möglichkeit zur Punktion, z. B. bei Adipostas permagna, kann auch eine offene chirurgische Implantation nach Hautschnitt in der betreffenden Leiste mit direkter Darstellung der Femoralgefäße indiziert sein. Die weitere Implantationstechnik unterscheidet sich in diesem Fall nicht von der oben dargestellten.

Kleinere Studien und Fallberichte beschreiben die erfolgreiche Implantation des Ballonkatheters über die Arteria brachialis (Onorati et al. 2007) oder Arteria subclavia (Marcu et al. 2006) im Fall einer schwersten pAVK (peripheren arteriellen Verschlusskrankheit) der unteren Extremitäten, diese Techniken sind aber eher als Ultima Ratio anzusehen. Kürzlich publizierten Tanaka et al. ihre Erfahrungen mit dem Zugang über die Arteria subclavia (Tanaka et al. 2015). Sie berichteten über exzellente Bridging-Ergebnisse mit einer Unterstützungszeit von 4–135 Tagen, im Median allerdings nur 21 Tage.

Eine weitere Möglichkeit der Implantation einer IABP, wenn aufgrund der peripheren Gefäßsituation die herkömmliche Technik nicht zum Einsatz kommen kann, besteht darin, im OP die IABP transthorakal zu implantieren. In der Regel erfolgt diese Technik bei Patienten, die ein Postkardiotomieversagen aufweisen und nach herzchirurgischem Eingriff nicht von der extrakorporalen Zirkulation entwöhnt werden können. In solchen Fällen wird der Ballon im OP antegrad aus der Aorta ascendens in die Aorta descendens vorgeschoben und der Katheter dann durch die Haut getunnelt (Santini und Mazzucco 1997).

4.5 Indikationen

Im Bereich der invasiven Kardiologie besteht eine führende Indikation für eine diastolische Augmentation bei der Hochrisikointervention der Koronarien (Herzkranzgefäße). Patienten mit Hauptstammstenose, hochgradig eingeschränkter Ejektionsfraktion und hämodynamischer Instabilität profitieren von einer periprozeduralen IABP (Briguori et al. 2003). Weitere Indikationen in diesem Bereich liegen bei Patienten mit therapierefraktärer, instabiler Anginapectoris und bei Vorliegen eines akuten Myokardinfarkts. Bei instabiler Angina pectoris verbessert sich der messbare Fluss in den stenosierten Gefäßen (Fuchs et al. 1983), beim akuten Myokardinfarkt mit kardiologischer Intervention (Thrombolyse, PTCA [Herzkranzgefäßerweiterung]) wurde in mehreren Studien insbesondere eine geringere Reverschlussrate bei Patienten mit IABP beobachtet (Ohman et al. 1991; Stone et al. 1995a, b). Auch für die mechanischen Komplikationen des akuten Myokardinfarktes, also die Ausbildung eines Ventrikelseptumdefekts und die akute Mitralklappeninsuffizienz aufgrund eines Papillarmuskelabrisses, besteht eine Klasse-I-Indikation gemäß den Richtlinien der American Heart Association (AHA-Richtlinien). Empfohlen wird die IABP auch für Patienten mit kritischer Aortenstenose, dekompensierter Mitralinsuffizienz und fortschreitendem Pumpversagen.

Aufgrund der hämodynamischen Effekte der diastolischen Gegenpulsation bestand eine wichtige Indikation für diese Therapieform im kardiogenen Schock, im internationalen Schockregister fand sich eine geringere Mortalität bei Patienten mit IABP im Vergleich zur konservativen Therapie (Hochman et al. 1995). Nach Publikation der IABP-SHOCK-II-Studie (Thiele et al. 2013) wird aufgrund dieser Daten und weiterer Untersuchungen (Unverzagt et al. 2015; Iqbal et al. 2016; Su et al. 2015; Ahmad et al. 2015) die IABP im kardiogenen Schock nach akutem Myokardinfarkt nicht mehr empfohlen. Auch im Langzeit-Follow-up von 6 Jahren zeigte sich kein Effekt der IABP auf das Überleben der Patienten (Thiele et al. 2019). Dieses hat sich auch in den aktuellen kardiologischen Leitlinien niedergeschlagen, wo keine Therapieempfehlung zur IABP bei diesem Krankengut mehr gesehen wird. Eine kritische Wertung der Studien, die keine positive Wirkung der IABP im kardiogenen Schock nach Myokardinfarkt zeigen konnten, publizierten van Nunen und Mitarbeiter kürzlich (van Nunen et al. 2016). Sie postulieren einen positiven Effekt auch in diesem Patientengut bei besserer Patientenauswahl: Nach ihrer Meinung müssen Patienten bei dieser Indikation 3 Kriterien erfüllen: 1. erschöpfte Autoregulation, 2. anhaltende Ischämie, 3. noch immer vitales Myokard. Weitere Untersuchungen werden zeigen müssen, ob es dann mit verbesserter Patientenauswahl auch zu einer Verbesserung der Ergebnisse im kardiogenen Schock nach Myokardinfarkt kommt.

Im Rahmen der Herzchirurgie findet die IABP v. a. bei Patienten mit koronarer Herzerkrankung mit Indikation zur operativen Myokardrevaskularisation Verwendung.

> Ähnlich wie in der interventionellen Kardiologie kommt die IABP bei Hochrisikopatienten mit eingeschränkter Pumpfunktion, akuter Ischämie, instabiler Angina pectoris und hochgradiger Hauptstammstenose präoperativ zur Vorbereitung der OP zum Einsatz.

Wir setzen die IABP liberal bei solchen Patienten am Tag vor dem Eingriff ein. In der Literatur konnten ein höheres postoperatives Herzzeitvolumen (HZV), kürzere Beatmungszeiten und kürzere Hospitalverweildauer bei Patienten mit präoperativer IABP beobachtet werden (Christenson et al. 1999). Auch im Rahmen der OPCAB-Chirurgie (ohne Verwendung der Herz-Lungen-Maschine) findet die IABP-Verwendung, Hochrisikopatienten mit IABP-Therapie zeigten in einer Studie gleiche Ergebnisse wie Patienten mit niedrigerem Risiko ohne IABP (Craver und Murrah 2001). Ding et al. zeigten eine Verringerung der chirurgischen Mortalität bei Hochrisikopatienten, die sich einer OPCAP-Prozedur unterzogen und präoperativ mit einer IABP versorgt wurden (Ding et al. 2015). Auch Wan und Mitarbeiter fanden in ihrer Studie, dass Hochrisikopatienten bei einer Bypassoperation von einer IABP profitierten, diese positiven Ergebnisse ließen sich jedoch nicht auf ein Hochrisikokollektiv mit einer perkutanen Koronarintervention übertragen (Wan et al. 2016). In einem Übersichtsartikel arbeiteten Poirier und Kollegen heraus, dass Hochrisikopatienten zur Bypassoperation von einer präoperativ angelegten IABP durch reduzierte Hospital- und 30-Tage-Sterblichkeit sowie auch durch einen kürzeren Aufenthalt auf der Intensivstation und einen verkürzten Krankenhausaufenthalt profitieren (Poirier et al. 2016). Einschränkend muss erwähnt werden, dass dieses Ergebnis nur für untersuchte randomisierte kontrollierte Studien (RCT), nicht hingegen für Beobachtungsstudien zutrifft.

Beim Postkardiotomieversagen liegt in aller Regel ein kardiogener Schock vor, der die Implantation einer IABP zur Unterstützung beim Entwöhnen von der Herz-Lungen-Maschine rechtfertigt.

Die IABP kann auch als einfachstes Herzunterstützungssystem zur Überbrückung bis zur Herztransplantation bei chronischer Herzinsuffizienz verwendet werden, allerdings limitiert die – zumindest in Deutschland – aktuell sehr lange Wartezeit auf ein Spenderorgan den Einsatz einer IABP bei dieser Indikation. Auch hämodynamisch relevante Abstoßungsreaktionen nach einer Herztransplantation können mit einer IABP bis zur Stabilisierung nach der Therapie der Rejektion behandelt werden. Eine weitere, seltene Indikation besteht für Patienten mit ansonsten therapierefraktären malignen Rhythmusstörungen.

Patienten mit einer Indikation für eine längere mechanische Kreislaufunterstützung, also LVAD-Kandidaten, können bei grenzwertiger Rechtsherzfunktion (hoher ZVD [zentraler Venendruck], ZVD > PCP [Pulmonalkapillardruck], niedriger RVSWI [rechtsventrikulärer Schlagarbeitsindex], Bilirubin- und Kreatininerhöhung) durch Therapie mit einer IABP in Kombination mit einem differenzierten Katecholaminregime häufig soweit verbessert werden, dass eine sichere LVAD-Implantation möglich ist (Verbesserung der Rechtsherzfunktion, Absenken des ZVD, Verbesserung von Nieren- und Leberfunktion).

Über den Einsatz der IABP bei Patienten mit akuter kardialer Dekompensation bei bekannter chronischer Herzinsuffizienz berichten Sintek und Kollegen. Ein großer Teil dieser Patienten konnte erfolgreich bis zur Implantation eines LVAD-Systems überbrückt werden (Sintek et al. 2015). Auch Imamura und Kollegen nutzen die IABP vor Implantion eines LVAD-Systems, um die Hämodynamik der Patienten zu verbessern. Sie wiesen eine Verbesserung der Ergebnisse nach LVAD-Implantation und eine Verringerung der perioperativen Kosten nach (Imamura et al. 2015). Ein längerer Einsatz der IABP vor Implantation eines LVAD-Systems kann nach Untersuchungen von Ntalianis und Mitarbeitern bei Patienten mit biventrikulärem Herzversagen die rechtsventrikuläre Funktion verbessern und somit das Risiko der Notwendigkeit eines zusätzlichen RVAD-Systems verringern (Ntalianis et al. 2015). In einer neueren Studie konnten Annamalai und Mitarbeiter die positiven hämodynamischen Effekte der intraortalen Ballongegenpulsation, nämlich eine Verbesserung der myokardialen Sauerstoffversorgung und eine Erhöhung des Herzindex bei Patienten mit chronischer Herzinsuffizienz, bestätigen (Annamalai et al. 2017). Der kardiogene Schock bei dekompensierter Herzinsuffizienz wurde von Morici und Kollegen durch Implantation einer IABP therapiert, um die Patienten vor Implantation eines LVAD oder einer Herztransplantation zu verbessern (Morici et al. 2018). Auch von Fried und Mitarbeitern wurde die positive Rolle der IABP im Einsatz bei Patienten mit akut dekompensierter Herzinsuffizienz mit Entwicklung eines kardiogenen Schocks gezeigt (Fried et al. 2018). In ihrer Arbeit formulieren sie, dass die IABP ein sinnvolles „first-line device" zur Behandlung des kardiogenen Schocks bei chronischer Herzinsuffizienz ist. Eine interessante Arbeit, die sich auf das Timing der IABP-Implantation konzentriert, wurde von Gul und Bellumkonda publiziert. In ihrem untersuchten Patientenkollektiv war eine frühe IABP-Implantation, das heißt innerhalb 1 h nach Auftreten eines kardiogenen Schocks, mit einem deutlich verbesserten Outcome assoziiert (Gul und Bellumkonda 2019).

Abschließend wird auf die Leitlinien der Deutschen Gesellschaft für Thorax-, Herz- und Gefäßchirurgie verwiesen, die 2015 den Einsatz der IABP in der Herzchirurgie neu evaluierten (Pilarczyk et al. 2015). Hiernach bestehen folgende Empfehlungen:

1. Bei Patienten mit kardialer Dekompensation sollte vor kardiochirurgischem Eingriff die Implantation einer IABP erwogen werden.
2. Bei hämodynamisch stabilen Hochrisikopatienten sollte eine präoperative IABP-Implantation erfolgen.
3. Bei der akuten Rechtsherzinsuffizienz kann der Einsatz der IABP frühzeitig ergänzend zur pharmakologischen Therapie erfolgen.
4. Die Implantation einer IABP sollte frühzeitig erfolgen, wenn das Weaning von der Herz-Lungen-Maschine erheblich erschwert bzw. unmöglich ist.
5. Bei bestehendem Low-cardiac-output-Syndrom, einer Ischämie oder einer unvollständigen Koronarrevaskularisation und fehlender Korrekturmöglichkeit kann der frühzeitige Einsatz einer IABP erfolgen.

4.6 Kontraindikationen

Aufgrund des Zugangsweges über die Arteria femoralis besteht eine relative Kontraindikation in einer schweren peripheren arteriellen Verschlusskrankheit der betroffenen Extremität. Bei Patienten mit bekannter pAVK oder unsicherem Pulsstatus sind Vor- und Nachteile der IABP-Therapie streng gegeneinander abzuwägen. Bei vitaler Indikation kann eine Punktion versucht werden, nach erfolgreicher Implantation ist dann eine engmaschige Kontrolle der Durchblutung der betroffenen Extremität entscheidend. Bei harter/vitaler Indikation kann auch ein Bypass (z. B. Y-Prothese) punktiert und eine IABP erfolgreich implantiert werden.

Das Vorliegen eines Bauchaortenaneurysmas stellt ebenfalls eine relative Kontraindikation dar. Durch randständige Thromben in diesem Bereich besteht im Rahmen der Implantation die Gefahr von peripheren Embolien und von Ballonfehllage durch Kinking.

Absolute Kontraindikationen sind zum einen die Aortendissektion mit der Gefahr der Ballonplatzierung im falschen Lumen oder einer Perforation und zum anderen die Aortenklappeninsuffizienz. Bei der Aorteninsuffizienz kommt es durch die diastolische Augmentation zur Verstärkung der Klappeninsuffizienz und damit zu einer Verschlechterung der Hämodynamik bis hin zur akuten Dekompensation.

4.7 Komplikationsmöglichkeiten

In den letzten Jahren ist es aufgrund verbesserter Implantationstechniken und v. a. durch die Verkleinerung der Kathetergrößen zu einer deutlichen Abnahme der IABP-assoziierten Komplikationen gekommen. In der IABP-Datenbank des führenden Herstellers sind schwere IABP-assoziierte Komplikationen mit 2,6 % beschrieben. Dazu wurden schwere Beinischämie, schwere Blutungen, Ballonleck und Tod (verursacht durch IABP) gezählt (Ferguson et al. 2001). Die häufigste Komplikation ist die Beinischämie, v. a. bei Patienten mit bekannter pAVK. Auch das Vorliegen eines Diabetes mellitus ist ein Risikofaktor für die Entstehung einer Beinischämie nach IABP-Anlage. Für einen Patienten mit bekannter pAVK und Diabetes mellitus, bei dem eine IABP mit einer Schleuse implantiert wird, ist das Risiko einer Beinischämie um den Faktor 35 erhöht (Erdogan et al. 2006). Wir empfehlen daher, möglichst auf eine Schleuse bei der Anlage der IABP zu verzichten.

Ein Ballonleck mit relevanter Gasembolie wurde bei uns nie beobachtet, es wird jedoch empfohlen, bei Vorliegen eines Lecks mit Blut im heliumführenden Schlauch neben der Entfernung oder dem Wechsel des Katheters auch eine antibiotische Therapie zu initiieren, da die gasführenden Katheterteile nicht steril sind und im Leckagefall im direkten Blutkontakt mit dem Patienten stehen (Lindsay et al. 2009). Neben den weiteren Gefäßkomplikationsmöglichkeiten (Perforation, Dissektion, arterielle Thrombose, periphere Embolie) besteht die Gefahr von Blutungen/Hämatomen an der Punktionsstelle oder retroperitoneal, es kann zu Infektionen kommen, lokal oder systemisch mit Sepsis, und bei Ballonfehllage in der abdominellen Aorta besteht das Risiko einer Darmischämie mit hoher Letalität.

4.8 Management, Weaning und Explantation

> Eine systemische, effektive Antikoagulation ist nur aufgrund des Ballonkatheters alleine nicht indiziert, eine niedrigdosierte Heparingabe zur Thromboseprophylaxe ist in der Regel ausreichend, natürlich ist hierbei die Grunderkrankung des Patienten zu berücksichtigen!

Die Patienten sind durch die IABP weitgehend immobilisiert. Eine intensive krankengymnastische Übungsbehandlung mit Atemtherapie ist daher auch wichtig, um einem Muskelabbau und der Entwicklung einer Pneumonie entgegenzuwirken. Dieses gilt v. a. bei Patienten mit längerer Unterstützungsdauer (z. B. Überbrückung bis zur Herztransplantation).

Bei Patienten, die die IABP perioperativ bei Vorliegen eines Low-output-Syndroms erhalten haben, weanen (entwöhnen) wir in der Regel zunächst die Katecholamintherapie und anschließend die IABP mit Umstellung von 1:1 (jede Diastole wird augmentiert) auf 1:2 (jede zweite Diastole wird augmentiert) und zuletzt auf 1:3. Bei guter Verträglichkeit kann dann die IABP entfernt werden. Die Blutstillung erfolgt nach Extraktion des Katheters zunächst durch manuelle Kompression und danach durch Anlage eines Druckverbandes, wobei verschiedene Produkte aus der Industrie die lokale Kompression unterstützen.

Die Überwachung während der IABP-Therapie erfolgt durch invasive Blutdruckmessung, EKG und IABP-Kurvenform. Die Urinausscheidung sollte kontrolliert werden, um eine Ballonfehllage (zu tief mit Beeinträchtigung der Nierenperfusion) rechtzeitig zu erkennen. Die regelmäßige Bestimmung von Serumlaktat dient der Erkennung einer Ischämie, v. a. im Bereich des Darms, aber auch der unteren Extremität. Die Bestimmung von Blutbild und Gerinnung hilft, Blutungen vorzubeugen. Die Implantationsstelle muss regelmäßig beobachtet werden, um Blutungen/Hämatome oder Infektionen in diesem Bereich zu erkennen. Besonders wichtig ist die Kontrolle der Beinperfusion mit Puls- und/oder Dopplermessungen.

4.9 Sonderfall Kinder

> Auch für Kinder (Collison und Dagar 2007) stehen IABP-Katheter zur Verfügung, die Größe liegt hier bei einem Volumen von 2,5–7 ml im Ballon. Der Einsatz der diastolischen Augmentation ist bei Kindern mit einer Reihe von Schwierigkeiten behaftet.

Zum einen ist der Durchmesser der Arteria femoralis je nach Alter des Kindes so klein, dass meistens eine chirurgische Darstellung des Gefäßes zur Implantation notwendig ist. Bei sehr kleinen Kindern ist perioperativ häufig nur der transaortale Zugang möglich. Aus diesen Größenproblemen ergibt sich, dass die Komplikationsrate hinsichtlich der peripheren Perfusion höher als bei Erwachsenen ist.

Weiterhin ist die Herzfrequenz bei Kindern deutlich höher als bei erwachsenen Patienten, was die Effektivität der IABP behindert (mangelnde Zeit für Füllung und Entleerung des Ballons), deshalb kann manchmal nur jeder zweite oder sogar nur jeder dritte Herzschlag augmentiert werden.

Die Steuerung von Füllung und Entleerung bzw. die Koordinierung mit dem EKG des Patienten sind ebenfalls erschwert, sehr kleine Ballonkatheter haben keine integrierte invasive Druckmessung. Das führt dazu, dass die Einstellung nur echokardiographisch kontrolliert werden kann.

Zuletzt ist die kindliche Aorta deutlich elastischer als beim Erwachsenen, deshalb wird diskutiert, dass ein Großteil des Effektes der IABP-Therapie durch die Elastizität der Aorta aufgehoben wird. Insgesamt ist die IABP-Therapie aufgrund der geschilderten Limitationen v. a. bei sehr kleinen Kindern noch nicht als Routineverfahren anzusehen.

4.10 Zusammenfassung

Die jahrelange klinische Expertise mit dem Einsatz der IABP zeigt, dass dieses Verfahren ein wertvolles Instrument zur Behandlung verschiedener kardiologischer und insbesondere kardiochirurgischer Krankheitsbilder darstellt. Der schnelle Einsatz und die universelle Verfügbarkeit lassen diese Therapieform zu einer echten Basistherapie zur Behandlung des kardiogenen Schocks werden. Insbesondere ist die IABP auch als Initialtherapie beim schweren Herzversagen geeignet, bei nicht ausreichender Stabilisierung kann dann im Sinne eines Bridge-to-Bridge-Verfahrens ein komplexeres mechanisches Unterstützungssystem zum Einsatz kommen. Die Komplikationsrate ist insgesamt als relativ niedrig anzusehen.

4.11 Weiterentwicklung der Technologie

Von der Firma NuPulseCV wurde ein intravaskuläres Assistenzsystem (iVAS-System) entwickelt, das auf dem Prinzip der IABP beruht. Hierbei wird ein entsprechender Katheter über Arteria sublavia implantiert, getunnelt und mit einem tragbaren Antriebssystem verbunden. Analog zum oben bereits ausführlich angeführten Prinzip der diastolischen Augmentation wird die Herzfunktion mit einem aufblasbaren Ballon in der Aorta descendens unterstützt. Es liegen in der Literatur bisher 2 erwähnenswerte Publikationen mit diesem Gerät vor, die sich mit den noch begrenzten Erfahrungen beschäftigen. Die ersten Erfahrungen mit dem Einsatz im Menschen wurden 2018 von Jeevanandam und Mitarbeitern publiziert (Jeevanandam et al. 2018). 13 Patienten wurden hier bis zur Herztransplantation im Mittel 32 Tage lang unterstützt. Die Autoren schlussfolgerten, dass das iVAS-System erfolgreich implantiert werden kann, eine hämodynamische Unterstützung möglich sei, es für kürzere Zeiten pausiert werden kann und die Patienten damit entlassen werden können. Die zweite Arbeit aus der gleichen Arbeitsgruppe über das iVAS-System beschäftigt sich als Schwerpunkt mit den hämodynamischen Effekten der Unterstützung bei 18 Patienten (Imamura et al. 2019). Die Kollegen fanden eine signifikante Verbesserung der LVEF, eine Reduktion der Größe des linken Vorhofs und eine Verbesserung der RV-Funktion nach 30 Tagen. Die längste Unterstützung betrug interessanterweise 159 Tage, sodass mit dieser Weiterentwicklung der IABP-Technologie offensichtlich längere Unterstützungszeiten als mit der bisher verfügbaren Technik möglich sein könnten. Weitere Studien mit größeren Patientenzahlen müssen hier aber sicherlich noch abgewartet werden.

Literatur

Ahmad Y, Sen S, Shun-Shin MJ, Ouyang J, Finegold JA et al (2015) Intra-aortic balloon pump therapy for acute myocardial infarction. A meta-analysis. JAMA Intern Med 175(6):931–939

Annamalai SK, Buiten L, Esposito ML, Parachuri V Mullin V et al (2017) Acute hemodynamic effects of intra-aortic balloon counterpulsation pumps in advanced heart failure. J Card Fail 23(8):606–614

Briguori C, Sarais C, Pagnotta P, Airoldi F, Liistro F et al (2003) Elective versus provisional intra-aortic balloon pumping in high-risk percutaneous transluminal coronary angioplasty. Am Heart J 145:700–707

Christenson JT, Simonet F, Badel P, Schmuziger M (1999) Optimal timing of preoperative intraaortic balloon pump support in high-risk coronary patients. Ann Thorac Surg 68:934–939

Collison SP, Dagar KS (2007) The role of intra-aortic balloon pump in supporting children with acute cardiac failure. Postgrad Med J 83:308–311

Craver JM, Murrah CP (2001) Elective intraaortic balloon counterpulsation for high-risk off-pump coronary artery bypass operations. Ann Thorac Surg 71:1220–1223

Ding WJ, Ji Q, Wei Q, Shi YQ, Ma RH et al (2015) Prophylactic application of an intra-aortic balloon pump in high-risk patients undergoing off-pump coronary artery bypass grafting. Cardiology 131:109–115

Erdogan HB, Goksedef D, Erentug V et al (2006) In which patients should sheathless IABP be used? An analysis of vascular complications in 1211 cases. J Cardiovasc Surg 21(4):342–346

Ferguson JJ 3rd, Cohen M, Freedman RJ Jr et al (2001) The current practice of intra-aortic balloon counterpulsation: results from the Benchmark Registry. J Am Coll Cardiol 38(5):1456–1462

Fried JA, Nair A, Takeda K, Clerkin K, Topkara VK et al (2018) Clinical and hemodynamic effects of intra-aortic balloon pump therapy in chronic heart failure patients with cardiogenic shock. J Heart Lung Transplant 37(11):1313–1321

Fuchs RM, Brin KP, Brinker JA, Guzman PA, Heuser RR, Yin FC (1983) Augmentation of coronary blood flow by intraaortic balloon counterpulsation in patients with unstable angina. Circulation 68:117–123

Gul B, Bellumkonda L (2019) Usefulness of intra-aortic ballon pumps in patients with cardiogenic shock. Am J Cardiol 123(5):750–756

Harken DE (1976) Counterpulsation. Med Instrum 10(5):215

Hochman JS, Boland J, Sleeper LA, Porway M, Brinker J et al for SHOCK Registry Investigators (1995) Current spectrum of cardiogenic shock and effect of early revascularization on mortality. Results of an international registry. Circulation 91:873–881

Imamura T, Kinugawa K, Nitta D, Hatano M, Kinoshita O et al (2015) Prophylactic intra-aortic balloon pump before ventricular assist device implantation reduces perioperative medical expenses and improves postoperative clinical course in INTERMACS profile 2 patients. Circ J 79:1963–1969

Imamura T, Juricek C, Song T, Ota T, Onsager D et al (2019) Improvement in biventricular cardiac function after ambulatory counterpulsation. J Card Fail 25(1):20–26

Iqbal MB, Robinson SD, Ding L, Fung A, Aymong E et al (2016) Intra-aortic balloon pump counterpulsation during primary percutaneous Intervention for ST-elevation myocardial infarction and cardiogenic shock: Insights from the British Columbia Cardiac Registry. PLoS One 11(2):e0148931

Jeevanandam V, Song T, Onsager D, Ota T, LaBuhn CJ et al (2018) The first-in-human experience with a minimally invasive, ambulatory, counterpulsation heart assist system for advanced congestive heart failure. J Heart Lung Transplant 37(1):1–6

Kantrowitz A (1953) Experimental augmentation of coronary flow by retardation of the arterial pressure pulse. Surgery 34(4):678–687

Kantrowitz A, Tjonneland S, Freed PS et al (1968) Initial clinical experience with intraaortic balloon pumping in cardiogenic shock. JAMA 203(2):113–118

Lindsay AC, Khaghani A, Dalby MCD (2009) Intra-aortic balloon and other counterpulsation techniques In: ISHLT Monograph Series 3, Advanced Heart Failure, Elsevier, Philadelphia London, Toronto Montreal Sydney Tokyo, S 557–568

Marcu CB, Donohue TJ, Ferneini A, Ghantous AE (2006) Intraaortic balloon pump insertion through the subclavian artery. Subclavian artery insertion of IABP. Heart Lung Circ 15(2):148–150

Morici N, Oliva F, Ajello S, Stucchi M, Sacco A et al (2018) Management of cardiogenic shock in acute decompensated chronic heart failure: The ALTSHOCK phase II clinical trial. Am Heart J 204:196–201

Moulopoulos SD, Topaz S, Kolff WJ (1962) Diastolic balloon pumping (with carbon dioxide) in the aorta- a mechanical assistance to the failing circulation. Am Heart J 63:669–675

Ntalianis A, Kapelios CJ, Kanakakis J, Repasos E, Pantsios C eat al (2015) Prolonged intra-aortic balloon pump support in biventricular heart failure induces right ventricular reverse remodelling. Int J Cardiol 192:3–8

Ohman EM, Califf RM, George BS, Quigley PJ, Kereiakes DJ et al for the Thrombolysis and Angioplasty in Myocardial Infarction (TAMI) Study Group (1991) The use of intraaortic balloon pumping as an adjunct to reperfusion therapy in acute myocardial infarction. Am Heart J 121(3Pt1):895–901

Onorati F, Impiombato B, Ferraro A, Comi MC, Spaccarotella C et al (2007) Transbrachial intraaortic balloon pumping in severe peripheral atherosclerosis. Ann Thorac Surg 84(1):264–266

Pilarczyk K, Bauer A, Boening A, von der Brelie M, Eichler I et al (2015) S3-Leitlinie "Einsatz der intraaortalen Ballongegenpulsationin der Herzchirurgie" unter Federführung der Deutschen Gesellschaft für Thorax-, Herz- und Gefäßchirurgie. Thorac Cardiovasc Surg 63:131–196

Poirier Y, Voisine P, Plourde G, Rimac G, Perez AB et al (2016) Efficacy and safety of preoperative intra-aortic balloon pump use in patients undergoing cardiac surgery: a systematic review and meta-analysis. Int J Cardiol 207:67–79

Santini F, Mazzucco A (1997) Transthoracic intraaortic counterpulsation: a simple method for ballon catheter positioning. Ann Thorac Surg 64:859–860

Sintek MA, Gdowski M, Lindman BR, Nassif M, Lavine KJ et al (2015) Intra-aortic balloon counterpulsation in patients with chronic heart failure and cardiogenic shock: clinical response and predictors of stabilization. J Cardiac Fail 21:868–876

Stone G, Marsalese D, Brodie B, Griffin J, Donohue B et al (1995a) The routine of intra aortic balloon after primary PTCA improves clinical outcomes in very high-risk patients with acute myocardial infarction: results of the PAMI-2 Trial (abstract). Circulation 92(I):139

Stone G, Marsalese D, Brodie B, Griffin J, Donohue B et al (1995b) Is prophylactic IABP use beneficial or harmful in a high risk elderly population with acute myocardial infarction? Results of the PAMI-2 trial (abstract). Circulation 92(I):139

Su D, Yan B, Guo L, Peng L, Wang X et al (2015) Intra-aortic balloon pump may grant no benefit to improve the mortality of patients with acute myocardial infarction in short and long term. Medicine (Baltimore) 94(19):e876

Tanaka A, Tuladhar SM, Onsager D, Asfaw Z, Ota T et al (2015) The subclavian intraortic balloon pump: a compelling bridge device for advanced heart failure. Ann Thorac Surg 100:2151–2158

Thiele H, Zeymer U, Neumann FJ, Ferenc M, Olbrich HG et al (2013) Intra-aortic balloon counterpulsation in acute myocardial infarction complicated by cardiogenic shock (IABP-SHOCK II): final 12 month results of a randomised, open-label trial. Lancet 382:1638–1645

Thiele H, Zeymer U, Thelemann N, Neumann FJ, Hausleiter J et al (2019) Intraaortic balloon pump in cardiogenic shock complicating acute myocardial infarction: long-term 6-year outcome of the randomized IABP-SHOCK II trial. Circulation 139:395–403

Unverzagt S, Buerke M, de Waha A, Haerting J, Pietzner D et al (2015) Intra-aortic balloon pump counterpulsation (IABP) for myocardial infarction complicated by cardiogenic shock (Review). Cochrane Database of Systematic Reviews, Issue 3. Art. No.: CD007398. ▶ https://doi.org/10.1002/14651858.CD007398.pub3

Van Nunen LX, Noc M, Kapur NK, Patel MR, Perera D et al (2016) Usefulness of intra-aortic balloon pump counterpulsation. Am J Cardiol 117:469–476

Wan YD, Sun TW, Kan QC, Guan FX, Liu ZQ et al (2016) The effects of intra-aortic balloon pumps on mortality in patients undergoing high-risk coronary revascularization: a meta-analysis of randomized controlled trials of coronary artery bypass grafting and stenting era. PLoS ONE 11(1):e0147291. ▶ https://doi.org/10.1371/journal.pone.0147291

# Impella solo links und/oder rechts

Inhaltsverzeichnis

Kapitel 5 **Kardiologische Systeme – 61**
Ralf Westenfeld

Kapitel 6 **Die chirurgisch implantierte Impella – 75**
Alexander M. Bernhardt

Kardiologische Systeme

Ralf Westenfeld

5.1 Einleitung – 62

5.2 MCS im kardiogenen Schock bei akuter Linksherzinsuffizienz – 63

5.3 Studienlage zur Linksherzunterstützung mit der Impella-Pumpe im kardiogenen Schock – 66

5.4 MCS im kardiogenen Schock bei akuter Rechtsherzinsuffizienz – 69

5.5 Klinische Szenarien zum Einsatz von mechanischer Herz-Kreislauf-Unterstützung – 70

Literatur – 71

© Springer-Verlag GmbH Deutschland, ein Teil von Springer Nature 2020
U. Boeken et al. (Hrsg.), *Mechanische Unterstützung im akuten Kreislaufversagen*,
https://doi.org/10.1007/978-3-662-59901-3_5

5.1 Einleitung

Die Mortalität im kardiogenen Schock verbleibt weiterhin im Bereich von 50 % trotz lebensrettender Maßnahmen, wie der frühen Revaskularisierung und des Einsatzes der intraaortalen Gegenpulsation, für die in prospektiven Studien keine Wirksamkeit belegt werden konnte (Aissaoui et al. 2012). Unabhängig von der weiterhin ungünstigen Prognose des kardiogenen Schocks hat sich im Wandel der Zeit die Population des kardiogenen Schock verändert: Während zur Zeit des Landmark SHOCK Trials überwiegend ST-Hebungsinfarkte die Ursache für einen kardiogenen Schock repräsentierten (Hochman et al. 1999), so wuchs im Laufe der Jahre, auch infolge der Therapieerfolge bei der initialen Infarktbehandlung, die Gruppe der Patienten, bei denen der kardiogene Schock das Ende der Herzinsuffizienzspirale im Sinne einer akuten Dekompensation bei chronischer Herzinsuffizienz darstellt. Tatsächlich belegt eine rezente Studie, dass zwei Drittel der Patienten nach einem leitliniengerecht erfolgreich revaskularisierten ST-Hebungsinfarkt innerhalb von 5 Jahren eine Herzinsuffizienz entwickeln und von diesen beinahe 40 % innerhalb der nächsten 5 Jahre an ihrer Herzinsuffizienz versterben (Ezekowitz et al. 2009). Die klinischen und hämodynamischen Kenngrößen beider Populationen des kardiogenen Schocks, ob akut im ST-Hebungsinfarkt oder als Endstrecke einer chronischen Herzinsuffizienz, sind identisch und durch ein unzureichendes Herzzeitvolumen und Multiorganversagen trotz kreislaufunterstützender Medikamente charakterisiert. Dieser Bereich des therapierefraktären kardiogenen Schocks unter Ausschöpfung der medikamentösen Therapieoptionen hat sich innerhalb des letzten Jahrzehnts als die Domäne der mechanischen Kreislaufunterstützung entwickelt, wobei sich insbesondere die Implantationszahlen der perkutan eingebrachten Systeme vervielfacht haben (Rogers und O'Connor 2014).

Historisch begann der Siegeszug der mechanischen Kreislaufunterstützung mit dem REMATCH Trial (Randomized Evaluation of Mechanical Assistance for the Treatment of Congestive Heart Failure), das einen eklatanten Überlebensvorteil für Patienten mit terminaler Herzinsuffizienz nach chirurgischer Implantation eines dauerhaften Linksherzunterstützungssystems (LVAD) belegen konnte. Aktuelle nonpusatile dauerhafte LVAD-Systeme zeigen in Studien wie in Registern eine über die ersten 2–3 Jahre nach Implantation der Herztransplantation ebenbürtige Überlebensrate der Patienten mit zuvor schwerster, terminaler Herzinsuffizienz – ein Meilenstein der technischen Innovation in der Medizin (Mehra et al. 2018).

Trotz sprunghaft steigender Zahlen bei der Implantation eines transienten mechanischen zirkulatorischen Unterstützungssystems (MCS) existieren bisher keine validen Daten aus prospektiven Untersuchungen, die einen Überlebensvorteil dieser Therapieoption belegen, und dezidierte Leitlinien sind in Evolution (◘ Tab. 5.1) (Rihal et al. 2015).

◘ Tab. 5.1 Übersicht aktueller Leitlinien und Empfehlungen zur Implantation von transienten Herz-Kreislauf-Unterstützungssystemen

Jahr	Leitlinie	Empfehlung	Klasse
2018	ESC/EACTs Guidelines on myocardial revascularization	"In selected patients with ACS and cardiogenic shock short-term MCS may be considered …"	IIb C
		"Routine use of IABPs in patients with cardiogenic shock due to ACS in not recommended."	III B
2017	ESC Guidelines Guidelines for the management of acute myocardial infarction … with ST-segment elevation	"Short-term mechanical support may be considered in patients in refractory shock."	IIb C
		"Routine intra-aortic balloon pumping is not indicated."	III B
2016	ESC Guidelines for the diagnosis and treatment of acute and chronic heart failure	"An LVAD should be considered in … end-stage HFrEF … who are eligible for heart transplantation in order to improve symptoms, reduce the risk of HF hospitalization and the risk of premature death"	IIa C
		"An LVAD should be considered in … end-stage HFrEF who are not eligible for heart transplantation to, reduce the risk of premature death."	IIa B

Kardiologische Systeme

Um diese transienten Herz-Kreislauf-Unterstützungssysteme gewinnbringend zum Nutzen der Patienten mit kardiogenem Schock einsetzen zu können, ist eine genaue Kenntnis der Diagnostik und Therapieoptionen für links-, rechts- wie biventrikuläres Herzversagen notwendig.

5.2 MCS im kardiogenen Schock bei akuter Linksherzinsuffizienz

Zentrale Ziele der transienten Herz-Kreislauf-Unterstützuung bei Linksherzversagen bestehen darin, das Herzzeitvolumen für eine adäquate Perfusion lebenswichtiger Organe zu erhöhen, die Koronardurchblutung zu verbessern und das linksventrikuläre Volumen zu reduzieren und somit die Wandspannung des linken Ventrikels zu reduzieren, um die Arbeitsbelastung (Sauerstoffverbrauch) des kranken Ventrikels zu reduzieren bei gleichzeitig verbessertem Sauerstoffangebot. Dem Interventionalisten stehen heute mehrere Optionen zur Linksherzunterstützung zur Verfügung, die in der ◘ Abb. 5.1 skizziert sind. Abgebildet sind neben den technischen Kenngrößen auch subjektive Parameter des Autors zur Unkompliziertheit der Implantation/des Betreibens sowie die Fähigkeit der einzelnen Systeme, die oben genannten Kernziele in der Therapie des kardiogenen Schocks bei Linksherzversagen zu adressieren. Im Einzelnen umfassen die MCS-Optionen die IABP, die Impella, das TandemHeart sowie die venoarterielle (va) ECMO, die zumindest kurz in diesem Szenario skizziert werden sollen.

Intraaortale Ballonpumpe (IABP) Der IABP-Katheter ermöglicht das perkutane Einführen eines an die Herzaktion gekoppelten, zyklisch aufblasbaren Ballons in die Aorta descendens. Das System war über viele Jahre das Arbeitspferd von Chirurgen wie Interventionalisten im kardiogenen Schock und ist daher weitverbreitet und relativ preiswert.

Basierend auf der Pathophysiologie des kardiogenen Schocks soll die Inflation des Ballons in der Diastole die Koronarperfusion verbessern sowie das Herzzeitvolumen unterstützen. Die Deflation des Ballons in der Systole soll über das entstehende Druckvakuum im Bereich der Aorta die Nachlast des linken Herzens und so die Arbeitslast reduzieren. Die Wirksamkeit der IABP ist abhängig von der adäquaten Positionierung des Ballons sowie der adäquaten Größe des Systems. Tatsächlich sind mit dem Ziel eines verbesserten Unloadings größere Ballonvolumina eingeführt worden (50 cm^3 gegenüber 40 cm^3). Ob eine hämodynamisch wirksamere Entlastung in eine messbare Verbesserung des Patientenoutcome im kardiogenen Schock führt, ist jedoch nicht untersucht. Eingeschränkt wirksam ist die IABP bei Patienten mit tachykarden Herzrhythmusstörungen; die hämodynamische Unterstützung der IABP ist kritisch an die Herzaktion gebunden, sodass z. B. bei hämodynamisch relevanten ventrikulären Tachykardien oder gar Kammerflimmern die Unterstützung des IABP-Systems nicht mehr apparent ist. Nachdem die IABP über Jahrzehnte als die lebensrettende Maßnahme der mechanischen Herz-Kreislauf-Unterstützung Einzug in die Mehrzahl der Katheterlabore weltweit gehalten hatte, konnten die gesammelten Untersuchungen der letzten ihre Wirksamkeit keineswegs nachweisen, sodass dieses System heute nur noch in besonderen Einzelfällen zur Anwendung kommt. So konnte die größte randomisiert kontrollierte Studie zum Einsatz der IABP im Herzinfarkt-bedingten kardiogenen Schock (IABP SHOCK II) keine Effekte der IABP auf das 30-Tage- oder 1-Jahres-Überleben demonstrieren (Thiele et al. 2012). Leider umfasste die Analyse keine hämodynamische Wirksamkeit der IABP-Therapie. Aus Registern ist bekannt, dass bis zu 60 % der Patienten mit IABP im kardiogenen Schock nur eine partielle hämodynamische Erholung zeigen, was ebenfalls Auswirkung auf die Mortalität zwischen Respondern und Non-Respondern hat

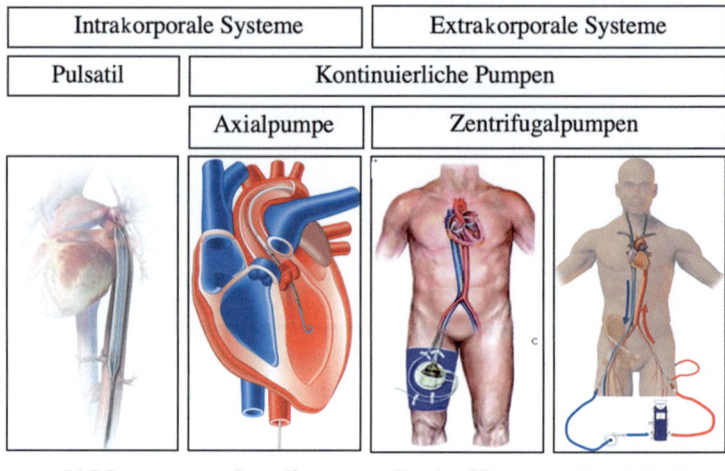

◘ Abb. 5.1 Übersicht über die aktuell gebräuchlichen Systeme zur linksventrikulären mechanischen Kreislaufunterstützung

(Ramanathan et al. 2011). In jedem Fall ist der Einsatz der IABP infolge der enttäuschenden Studienergebnisse massiv zurückgegangen, und die aktuellen Leitlinien raten von einem routinemäßigen Einsatz dieses Geräts im kardiogenen Schock ab.

Impella-Mikroaxialpumpe Die Impella-Pumpen der Firma Abiomed (Danvers, USA) umfasst eine Familie von Mikroaxialpumpen unterschiedlicher Größen (2.5, CP und 5.0). Ihr gemeinsames Charakteristikum ist eine an die Spitze eines Katheters montierte Mikroaxialpumpe, die über die Aortenklappe retrograd in den linken Ventrikel eingelegt wird, um von dort kontinuierlich Blut über die Aortenklappe in die Aorta auszuwerfen und so das im kardiogenen Schock kritisch reduzierte Herzzeitvolumen aufzubauen. Die Impella-Systeme 2.5 und CP sind perkutane Systeme, die in aller Regel über die Arteria femoralis eingebracht werden und über die mit 12-French- und 13-French-dimensionierten Pumpenköpfe Pumpenflüsse von bis zu 2,5 l/min beziehungsweise 3,5 l/min generiert werden können. Die Impella-Pumpe entfaltet im kardiogenen Schock eine deutlich stärkere Wirkung im Vergleich zur IABP im Hinblick auf die geforderten Zielgrößen Restauration der Organperfusion, Verbesserung der Koronardurchblutung und Entlastung des linksventrikulären Volumens und der Wandspannung (O'Neill et al. 2012). Ein wesentlicher Vorteil der Impella-Systeme besteht in der Tatsache, dass sie unabhängig vom Herzrhythmus arbeiten und so auch bei schwerwiegenden Rhythmusstörungen wie ventrikulären Tachykardien oder Kammerflimmern zumindest für eine gewisse Zeit ein adäquates Herzzeitvolumen generieren können, solange die Füllung des linken Ventrikels gewährleistet ist.

TandemHeart Das TandemHeart der Firma Cardiac Assist (Pittsburgh, USA) ist eine extrakorporale Zentrifugalpumpe, deren Besonderheit in der Positionierung der Einflusskanüle besteht, die transseptal in das linke Atrium positioniert wird. Die Rückgabe des Blutes erfolgt via Arteria femoralis, sodass ein Bypass vom linken Atrium in die Arteria femoralis kreiert wird. Die vom TandemHeart generierten Flussraten liegen zwischen 3–5 l/min und werden wesentlich durch die Rückgabekanüle mit Größen zwischen 15–19 French bestimmt. Bei Positionierung der Rückgabekanüle im Bereich der Aorta descendens konnte durch retrograde Perfusion von Nierenarterien und Mesenterialarterien eine Reduktion des linksventrikulären Schlagvolumens bestimmt werden, ohne jedoch den linksventrikulären Druck wie die Impella-Pumpen wirksam zu senken (Kapur et al. 2015). Das TandemHeart arbeitet wie Impella und VA-ECMO weitestgehend unabhängig von Herzrhythmus und Herzfunktion und ist daher in der Theorie zur Herzunterstützung im kardiogenen Schock geeignet. Eine randomisierte Studie zur Verwendung des TandemHeart im Vergleich zur IABP bei 41 Patienten im infarktbedingten kardiogenen Schock attestierte dem TandemHeart eine verbesserte hämodynamische Stabilisierung gemessen am „cardiac index" und mittleren arteriellen Blutdruck und reduzierten pulmonalkapillären Verschlussdruck bei allerdings erhöhten Blutungsraten und Gefäßkomplikationen. Das 30-Tage-Überleben war in dieser Studie bei Verwendung von TandemHeart oder IABP im kardiogenen Schock mit 55 % identisch (Thiele et al. 2005).

Periphere venoarterielle extrakorporale Membranoxygenierung (VA-ECMO) VA-ECMO-Systeme beinhalten eine Zentrifugalpumpe, einen Membranoxygenator und in den meisten Fällen eine Heizung für das Temperaturmanagement. Die Blutentnahme erfolgt über großvolumige Schlauchverbindungen über eine venöse Kanüle (22–25 French) femoral bis hinauf in den Venenwinkel, die Rückgabe des Blutes nach dem ECMO-Kreislauf geschieht über eine großlumige Schleuse (16–18 French) über die Arteria femoralis. Das VA-ECMO-System gewährleistet also neben der hämodynamischen Unterstützung auch eine adäquate Oxygenierung. Letzteres mag im kardiogenen Schock den Ausschlag für die Verwendung eines VA-ECMO-Systems bei Patienten mit kritisch gestörter Oxygenierung geben. Der Einsatz einer VA-ECMO reduziert die Vorlast beider Ventrikel bedingt durch den Entnahmeort des Blutes für den ECMO-Kreislauf. Allerdings führt die retrograde periphere Rückgabe des arterialisierten Blutes mit einer Umkehr des Blutflusses im Großteil der Aorta zu gesteigerter Nachlast des linken Ventrikels. Dies führt zu erhöhten linksventrikulären Füllungsdrücken, gesteigertem Sauerstoffverbrauch und Entwicklung einer riskanten Lungenstauung. Im

Extremfall kann eine VA-ECMO die Öffnung der Aortenklappe bei sehr geschwächtem linken Ventrikel im kardiogenen Schock unterdrücken und zu einer Thrombosierung des gesamten linken Ventrikels führen. Zur Vermeidung dieser gefährlichen Nebenwirkungen einer VA-ECMO-Therapie kommen verschiedene Venting-Strategien zur Anwendung, um den linken Ventrikel unter ECMO-Unterstützung zu entlasten (Cheng et al. 2014). Verlässliche prospektive Daten der zur Wirksamkeit einer VA-ECMO-Therapie im kardiogenen Schock liegen nicht vor. Eine kürzlich erschienene Metaanalyse aus der Fusion von 4 Registern zum kardiogenen Schock (n=235) und 9 Reanimationsregistern (n=3098) kam zu dem Schluss, dass bei Herz-Kreislauf-Stillstand der Einsatz einer VA-ECMO zu einem absoluten Überlebensvorteil von 13 % gegenüber dem konservativ medikamentösen Management beiträgt. Die optimale Patientenselektion ist weiterhin Gegenstand intensiver Debatten und Untersuchungen. Es absehbar, dass die teilweise unphysiologischen Wirkungen des Systems (Blutumkehr in weiten Teilen der Aorta) je nach Ausmaß der Schädigung des linken Ventrikels und inhärenten Herzklappenvitien komplexe, individuell abgestimmte Therapiepfade und Überwachungsprotokolle notwendig machen werden. EURO SHOCK und das ECLS SHOCK untersuchen dieses Krankheitsbild zurzeit in prospektiv randomisierter Form.

5.3 Studienlage zur Linksherzunterstützung mit der Impella-Pumpe im kardiogenen Schock

Im Folgenden soll auf die Datenlage zur mechanischen Linksherzunterstützung im kardiogenen Schock mit dem Fokus auf die Impella-Pumpen eingegangen werden. Im Vergleich zur IABP konnte die überlegene Wirksamkeit in Bezug auf die hämodynamische Unterstützung der Impella-Pumpe im kardiogenen Schock prospektiv randomisiert untermauert werden: In der ISAR-SHOCK-Studie bewirkte die Impella 2.5 im Vergleich zur IABP eine verbesserte hämodynamische Unterstützung gemessen an den Kenngrößen Herzzeitvolumen, Mitteldruck und Laktatclearance. Unterschiede in der Mortalität waren von dieser Studie an insgesamt 25 Patienten nicht zu erwarten (Seyfarth et al. 2008). Im internationalen EUROSHOCK-Register konnte der Einsatz der Impella weiter charakterisiert werden. Insgesamt 120 Patienten mit therapierefraktärem Schock erhielten gewissermaßen als Ultima-Ratio-Therapieversuch eine Impella 2.5, worunter sich die Laktatserumkonzentrationen deutlich reduzierten. Die Sterblichkeit in diesem schwerst kranken Multicenterkollektiv (40 % der Patienten waren vor Implantation der Impella reanimiert worden, mittleres Alter 64 Jahre) war wie zu erwarten immens mit einer 30-Tage-Sterblichkeit von über 60 % (Lauten et al. 2013). Mehr und mehr Daten deuten darauf hin, dass die Dosis der Herzunterstützung im Sinne des additiven Herzzeitvolumens durch die Impella-Pumpe im kardiogenen Schock von kritischer Bedeutung ist: In einer kleinen, aber gut charakterisierten monozentrischen Beobachtungsstudie an 34 Patienten mit schwerem kardiogenen Schock im Rahmen eines akuten Myokardinfarkts zeigten sich verbesserte Überlebenschancen für Patienten zu den Zeitpunkten 2 Tage und 30 Tage unter hämodynamischer Unterstützung mit einer Impella 5.0 im Vergleich zur Impella 2.5. Diese Unterschiede waren ebenfalls apparent, wenn Patienten von der initialen Therapie mit einer Impella 2.5 auf eine Impella 5.0 eskaliert wurden (Engstrom et al. 2011). In die gleiche Richtung weisen Auswertungen des cVAD-Registers zum Einsatz der Impella-Pumpe an über 3000 Patienten mit Impella-Unterstützung, bei der im kardiogenen Schock die Verwendung der Impella-CP-Pumpe im Vergleich zur Impella 2.5 mit einem verbesserten Outcome assoziiert war.

Eine prospektive Studie, die oftmals als Beleg für die Nichtwirksamkeit der Impella-Pumpe herangezogen wird, soll hier kurz näher beleuchtet werden: Die IMPRESS-in-Severe-SHOCK-Studie randomisierte 48 beatmete Patienten mit kardiogenem Schock zu einer MCS-Therapie mit Impella CP oder IABP (Ouweneel et al. 2017). Der primäre Endpunkt, die 30-Tage-Sterblichkeit, unterschied sich wie zu erwarten bei einer Studie dieser Größe in einem solch kranken Kollektiv nicht zwischen Impella und IABP. Es darf nicht unerwähnt bleiben, dass bei der Studienplanung völlig unrealistische Einschätzungen von Sterblichkeit und potenziell zu erwartender Effekte der Impella zur Durchführung und interessanterweise ebenso zur Veröffentlichung eines hoffnungslos underpowerten Trials führten: So ist die Fallzahlberechnung darauf ausgelegt worden, dass durch den Einsatz einer Impella CP die erwartete Sterblichkeit des Kollektives von absolut 95 % auf absolut 60 % reduziert werden konnte. Die beobachtete 30-Tage Sterblichkeit in den Kollektiven mit IABP von 50 % und in der Impella-Kohorte von 46 % waren wie zu erwarten nicht statistisch signifikant unterschiedlich. Darüber hinaus erschien im Lichte der Diskrepanz der initialen Annahmen zu Sterblichkeit im Kollektiv bei kardiogenem Schock und Effektgröße des Impella-Einsatzes dem Steering-Komitee eine Ausweitung der Fallzahl als nicht sinnvoll. Daher wurde die Studie veröffentlicht, ohne substanziell neue Daten zu erbringen, aber tragischerweise fand sie ein ungeheures Echo im Sinne der fehlenden Wirksamkeit von mechanischer Kreislaufunterstützung im kardiogenen Schock – eine Schlussfolgerung, die aus dieser Studie keinesfalls abgeleitet werden kann.

Leider existieren bis heute keine belastbaren prospektiven Daten für die prognoseverbessernde Wirksamkeit der Impella-Pumpe im kardiogenen Schock. Erst kürzlich veröffentlichten wir die größte bisherige Registerstudie im Sinne einer Paar-gematchten Kohorte aus 237 Impella-behandelten Patienten im kardiogenen Schock mit 237 IABP-behandelten Patienten aus der IABP-SHOCK-II-Studie. Auch hier konnten wir keine Unterschiede zwischen beiden Kohorten in Bezug auf das 30-Tage-Überleben zeigen. Ein Warnzeichen hingegen waren erhöhte Blutungs- und Gefäßkomplikationen in der Impella-Kohorte (Schrage et al. 2019). Es scheint ganz so, als würden die Studien zu mechanischer Kreislaufunterstützung weiterhin am Cap Horn des kardiogenen Schocks Schiffbruch erleiden (Thiele et al. 2010). Was sind die Riffe und Untiefen, die es in zukünftigen Studien zu umfahren gilt? 1. Das Riff der Blutungs- und Gefäßkomplikationen: Studien zum kardiogenen Schock bewegen sich in einem Fahrwasser, in dem ungefähr 50 % der Patienten den Schock auch ohne Implantation eines MCS überleben. Das Randomisieren zu einem MCS führt bei diesen Patienten daher nur zu einem erhöhten Risiko ohne jeden Vorteil. 2. Die Klippe chancenloser Patienten: Ein relevanter Anteil der Patienten aus bisherigen Studien und Registern hatte mit und ohne MCS keine Chance, das Krankheitsbild zu überleben. Nach vorausgegangener Reanimation versterben sicher 20 % der Patienten infolge eines hypoxischen Hirnschadens unabhängig von einer potenziell positiven Wirkung der mechanischen Kreislaufunterstützung, weil die Therapie dann innerhalb der ersten 30 Tage eingestellt wird. Auch die Randomisierung dieser Patienten, wie bei 100 % in der Impella-Gruppe des IMPRESS Trials, führt zu einer Abschwächung potenziell existenter Unterschiede zwischen den Behandlungsarmen in Registern wie auch in prospektiven Studien (◘ Abb. 5.2).

Um diese Klippen erfolgreich zu umfahren und den pathophysiologisch belegbaren wie hämodynamisch messbaren Nutzen der Impella-Pumpe im kardiogenen Schock mit positiven Auswirkung auf das Überleben von Patienten im kardiogenen Schock nachzuweisen, ist von Jakob Moeller die Dan-SHOCK erdacht worden (NCT01633502), die für einen beschleunigten Patienteneinschluss der auf 360 Patienten ausgelegten Studie

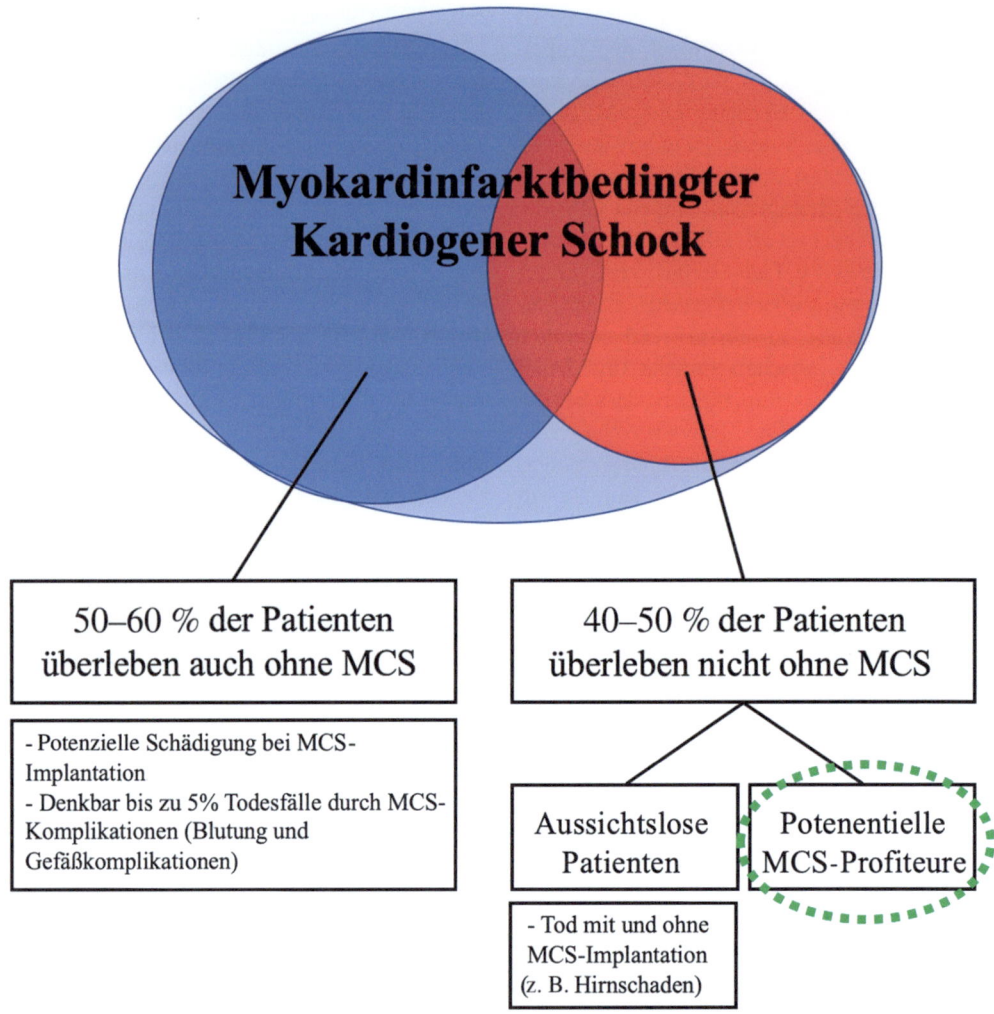

● **Abb. 5.2** Theoretische Überlegungen zur Anwendung von mechanischer Kreislaufunterstützung im kardiogenen Schock und zur Interpretation von Studienergebnissen. Ein Teil der Patienten mit kardiogenem Schock überlebt mit und ohne mechanische Herzkreislaufunterstützung alleinig durch Revaskularisation und leitliniengerechte Therapie (dunkelblaue Schnittmenge). Diese Patienten werden durch die Implementation einer mechanischen Kreislaufunterstützung gefährdet. Umgekehrt überlebt ein Teil der Patienten nicht den kardiogenen Schock (rote Schnittmenge), von der ebenfalls ein Anteil von ca. 30 % in jedem Fall verstirbt, egal welche Therapieoptionen angeboten werden können, z. B. bei hypoxischem Hirnschaden oder schwerem SIRS/Sepsis nach Reanimation. Es bleiben also ungefähr 20 % von Patienten im kardiogenen Schock, die von einem Einsatz mechanischer Kreislaufunterstützung profitieren sollten. Die Kunst besteht darin, diese Patienten durch klinische Scores oder hämodynamische Messungen frühzeitig zu identifizieren und in Studien abzubilden. (Modifiziert nach Thiele H, Ohman EM, de Waha-Thiele S, Zeymer U, Desch S. Management of cardiogenic shock complicating myocardial infarction: an update 2019. Eur Heart J. 2019 Jul 4)

seit 2019 auch auf Standorte in Deutschland ausgeweitet wurde und seitdem unter dem Akronym DanGer SHOCK firmiert. Zentrale Einschlusskriterien für das Umschiffen der bekannten Untiefen ist die Selektion eines Hochrisikokollektives im akuten Herzinfarkt-bedingten kardiogenen Schock durch die Einschlusskriterien (ST-Hebungsinfarkt,

Laktatserumkonzentration >2,5 mmol/l und eine linksventrikuläre Pumpfunktion unter 45 %), sodass ein Kollektiv mit einer beobachteten Sterblichkeit im Bereich von 60 % adressiert wird. Gleichsam wird der Versuch unternommen, chancenlose Patienten nicht in die Studie aufzunehmen, in dem Patienten mit einem „out of hospital cardiac arrest", wie die überwiegenden Teilnehmer der IMPRESS-Studie, ausgeschlossen werden, es sei denn, sie erreichen nach Reanimation einen guten Allgemeinzustand auf dem Weg ins Krankenhaus mit einem Glasgow-Coma-Score (GCS) von unter 8. Weiterhin wird in einem dezidierten Studienprotokoll alles unternommen, um Crossover in den Impella-Arm auszuschließen, aber gleichzeitig feste Kriterien für Bailout-Strategien in beiden Studienarmen nach festen Parametern zu reglementieren (z. B. die Indikation für mechanische Rechtsherzunterstützung). Auch wenn auf diese Weise nur etwa jeder 100. akute Myokardinfarkt in die Studie eingeschlossen werden kann, so denken wir doch, dass wir mit diesem differenzierten Ansatz die Wirksamkeit der transienten mechanischen Herz-Kreislauf-Unterstützung für den akuten kardiogenen Schock wissenschaftlich werden belegen können, wie es den Partnern der Herzchirurgie mit den permanenten Unterstützungssystemen bereits seit REMATCH erfolgreich wiederholt gelungen ist.

5.4 MCS im kardiogenen Schock bei akuter Rechtsherzinsuffizienz

Rechtsherzinsuffizienz, unabhängig von der betrachteten Patientenpopulation, ist immer mit erhöhter Sterblichkeit und Morbidität vergesellschaftet. Ein zunächst isoliertes Rechtsherzversagen vermindert zum einen durch unzureichende Vorlast sekundär die Leistungsfähigkeit des linken Ventrikels. Darüber hinaus bewirkt die rechtsventrikuläre Gefügedilatation einen Septumshift, der die linksventrikuläre Füllung beeinträchtigt (Ghio et al. 2001). Während ein isoliertes Rechtsherzversagen als Ursache eines kardiogenen Schocks selten ist (ca. 5 %), so ist die Rechtsherzbeteiligung im Verlauf eines kardiogenen Schocks häufig und liegt nach echokardiografischen Parametern im Bereich von 50 % bei Patienten mit inferiorem Myokardinfarkt, bei denen sich dann bis zu 20 % ein manifestes Rechtsherzversagen entwickelt (Jacobs et al. 2003). Während Rechtsherzversagen als Postkardiotomiesyndrom ein „alter Bekannter" ist, stellen Patienten, bei denen das postoperative Rechtsherzversagen nach Implantation eines permanenten LVAD-Systems auftritt, eine wachsende Kohorte dar (Kormos et al. 2010). Die Standbeine einer konservativ medikamentösen Therapie der Rechtsherzinsuffizienz umfassen ein adäquates Volumenmanagement zur Garantie adäquater rechtsventrikulärer Füllungsdrücke, medikamentöse Inotropiesteigerung zur Aufrechterhaltung der Kontraktilität sowie die medikamentöse Senkung des pulmonalarteriellen Druckes zur rechtsventrikulären Nachlastsenkung. Waren in früheren Jahren Ultima-Ratio-Manöver wie atriale Septostomie, der Einbau von permanenten rechtsventrikulären Assistsystemen (RVAD) oder die Herztransplantation die einzigen Therapieoptionen bei therapierefraktärem Rechtsherzversagen, konnten in den vergangenen Jahren ebenfalls transiente Unterstützungssysteme dezidiert für den rechten Ventrikel entwickelt werden, die perkutan eingebracht werden können. Hierzu zählen das TandemHeart-RVAD, die Impella RP und die VA-ECMO.

TandemHeart RVAD Das TandemHeart „right ventricular assist device" (TH-RVAD) ist seit der Erstimplantation im Jahre 2006 für sämtliche Ursachen der Rechtsherzinsuffizienz implantiert worden. Es besteht aus einer Zentrifugalpumpe, die über 2 Kanülen das Blut vom rechten Vorhof in die Pulmonalarterie auswirft, also das versagende rechte Herz umgeht. Die Kanülen haben einen Durchmesser von je 21 French und können sowohl jugulär wie initial bifemoral implantiert werden.

Die größte Serie zur klinischen Erfahrung mit dem TandemHeart-RVAD umfasst 46 Patienten mit Rechtsherzversagen und demonstrierte die hämodynamische Wirksamkeit des Systems nach chirurgischer wie interventioneller Implantation. Die Studie verdeutlichte ebenfalls, dass im klinischen Alltag selten objektive hämodynamische Parameter zur Bestimmung des Rechtsherzversagens verwandt werden. Günstigere Überlebenschancen in dieser gemischten Kohorte wiesen Patienten mit Rechtsherzversagen im akuten Myokardinfarkt sowie Patienten mit Rechtsherzversagen nach LVAD-Implantation auf (Kapur et al. 2013).

Impella RP Die Rechtsherz-Impella-Pumpe der Firma Abiomed (Danvers, USA) ist eine katheterbasierte Mikroaxialpumpe, die Blut aus dem Venenwinkel in die Pulmonalarterie mit Laufraten von bis zur 4 l/min fördert unter Umgehung des rechten Ventrikels. Die Implantation des 21 French großen Rotors erfolgt mithilfe einer 23-French-Schleuse über die Vena femoralis.

Im Rahmen der RECOVER-RIGHT-Studie wurden 30 Patienten mit medikamentös therapierefraktärem Rechtsherzversagen nach Kardiotomie, LVAD-Implantation oder im Rahmen eines akuten Myokardinfarktes mit einer Impella RP versorgt (Anderson et al. 2015). Der Start der Impella RP bewirkte unmittelbar einen Anstieg des „cardiac index" von 1,8 auf 3,3 l/min/m^2 und eine Reduktion des zentralen Venendrucks von 19 auf 13 mmHg. Über die Zeit ermöglichte die Impella-RP-Anlage eine Reduktion der medikamentösen Inotropika und Vasopressoren. Der primäre Endpunkt der Studie war das 30-Tage-Überleben und wurde von 73 % der Patienten erreicht. Unerwünschte Ereignisse traten wesentlich bei den Patienten in der chirurgisch vorbehandelten Gruppe im Sinne von Nachblutungen (Hämatothorax, Tamponade oder Reexploration) auf. Thrombembolische Komplikationen oder Verletzungen des Trikuspidalklappenapparats kamen nicht vor. Auch wenn eine Vergleichsgruppe mit rechtsventrikulärer Herzkreislaufunterstützung in dieser Studie fehlt, weisen die Daten in die Richtung einer sicheren perkutanen Option zur Behandlung des medikamentös therapierefraktären Rechtsversagens mithilfe der Impella RP.

5.5 Klinische Szenarien zum Einsatz von mechanischer Herz-Kreislauf-Unterstützung

Wenn prospektiv randomisierte Studien nicht vorliegen, können pathophysiologisch begründete und mit Observationsstudien untermauerte Expertenempfehlungen eine sinnvolle Behandlungsoption in spezifischen klinischen Szenarien aufzeigen (Schäfer et al. 2019). Eine Übersicht zur möglichen differenziellen Anwendung der einzelnen Systeme zur mechanischen Herz-Kreislauf-Unterstützung ist in der ◘ Abb. 5.3 wiedergegeben.

Hämodynamisch instabile Patienten mit akutem Myokardinfarkt

Patienten mit akutem ST-Hebungsinfarkt, oftmals bereits kurzzeitig reanimiert im

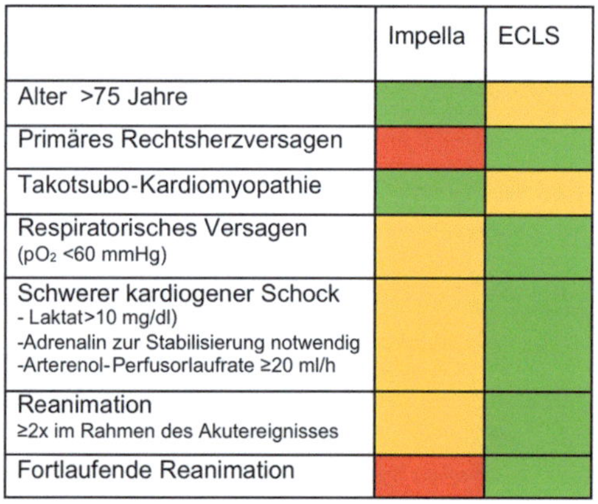

	Impella	ECLS
Alter >75 Jahre		
Primäres Rechtsherzversagen		
Takotsubo-Kardiomyopathie		
Respiratorisches Versagen (pO$_2$ <60 mmHg)		
Schwerer kardiogener Schock - Laktat>10 mg/dl - Adrenalin zur Stabilisierung notwendig - Arterenol- Perfusorlaufrate ≥20 ml/h		
Reanimation ≥2x im Rahmen des Akutereignisses		
Fortlaufende Reanimation		

◘ **Abb. 5.3** Entscheidungshilfen zur differenziellen Indikationsstellung zwischen VA-ECMO und Impella bei der Implementation einer mechanischen Herz-Kreislauf-Unterstützung. Die Noradrenalin-(Handelsname Arterenol)-Konzentration in den Spritzen beträgt 0,1 mg/ml

Rahmen des Akuttransports mit dem Rettungsdienst, und hämodynamischer Instabilität (systolischer Blutdruck unter 100 mmHg oder Katecholaminbedarf) stellen eine Höchstrisikogruppe des akuten Myokardinfarktes dar. Trotz adäquater früher Revaskularisierung ist auch heute noch eine Sterblichkeit von über 50 % in diesem Kollektiv zu beobachten (Wayangankar et al. 2016). Bei diesem Patientenkollektiv kann in Impella-erfahrenen Zentren erwogen werden, vor der Revaskularisierung eine Impella-Pumpe zur hämodynamischen Stabilisierung zu implantieren und dann die Revaskularisierung analog einer „protected" PCI durchzuführen. Inwiefern experimentelle Studien, die einen deutlich kleinen Infarkt nach ventrikulärem Unloading durch eine Impella-Pumpe trotz einer längeren Ischämiezeit belegen konnten, auch auf den Menschen übertragen werden können, ist aktuell Gegenstand der DTU-Studie („Door-To-Unload"). In der Pilotstudie konnte bereits demonstriert werden, dass die Impella-Implantation vor der Revaskularisation möglich ist (Kapur et al. 2019).

Patienten mit Rechtsherzversagen im Rahmen eines kardiogenen Schocks

Insbesondere bei inferiorem akuten Myokardinfarkt oder schwerem kardiogenen Schock kommt es häufig zu einem rechtsventrikulären Versagen, das mit erhöhter Sterblichkeit einhergeht. Die Diagnose des Rechtsherzversagens kann echokardiografisch oder nach dezidierten Richtwerten des Pulmonaliskatheters diagnostiziert werden. In der klinischen Praxis werden diese Messungen zum Screening auf Rechtsherzversagen oftmals nicht durchgeführt. Wenn nach adäquatem Volumenmanagement und Anpassung der Beatmung auch unter positiv inotroper Medikation die Rechtsherzinsuffizienz bestehen bleibt, kann die Indikation für eine mechanische Herz-Kreislauf-Unterstützung für das rechte Herz gestellt werden. Zur Verfügung stehen hier insbesondere die VA-ECMO und die Impella RP. Bei kardiogenem Schock mit initial führendem Rechtsherzversagen kann mittels Pulmonaliskatheter gut eine beginnende Rechtsherzinsuffizienz auch unter bereits einliegender Linksherz-Impella detektiert und dann durch die additive Implantation einer Impella RP als sog. BiPella eskaliert werden (Kuchibhotla et al. 2017).

Patienten mit Takotsubo-Kardiomyopathie und kardiogenem Schock

Patienten präsentieren sich mit Angina pectoris, ST-Streckenveränderungen, kritisch herabgesetztem Herzzeitvolumen bei apikalem Ballooning und oftmals einer linksventrikulären Ausflusstraktobstruktion (LVOTO). Katecholamine, die als einer der Mediatoren der Pathogenese der Takotsubo-Kardiomyopathie erachtet werden, sollten vermieden werden. Hier kann eine Impella-Pumpe, pathophysiologisch begründet, den ungünstigen Kreislauf unterbrechen und helfen, Katecholamine zu sparen, die LVOTO zu überbrücken, die Wandspannung zu reduzieren und das kritisch reduzierte Herzzeitvolumen zur Wiederherstellung der Organperfusion zu verbessern (Sundaravel et al. 2017).

Kardiogener Schock bei Peripartum-Kardiomyopathie (PPCM)

Patientinnen ohne vorbekannte kardiale Erkrankung entwickeln wenige Woche nach Geburt eines Kindes eine schwere akute Herzinsuffizienz mit Hypotonie und Organversagen. Die frühzeitige Diagnose einer PPCM mit spezifischer Therapie (Bromocriptin) ist entscheidend, und auch die Gabe von Katecholaminen scheint mit einer ungünstigen Prognose verbunden zu sein. In erfahrenen Zentren können auch schwerst erkrankte Patientinnen durch den differenzierten Einsatz von mechanischer Herz-Kreislauf-Unterstützung stabilisiert und das Herz im Langzeitverlauf zur Rekonvaleszenz geführt werden (Bauersachs et al. 2016; Horn et al. 2017).

Literatur

Aissaoui N, Puymirat E, Tabone X, Charbonnier B, Schiele F, Lefevre T et al (2012) Improved outcome of cardiogenic shock at the acute stage of myocardial infarction: a report from the USIK 1995, USIC 2000, and FAST-MI French nationwide registries. Eur Heart J 33(20):2535–2543

Anderson MB, Goldstein J, Milano C, Morris LD, Kormos RL, Bhama J et al (2015) Benefits of a novel percutaneous ventricular assist device for right heart failure: the prospective RECOVER RIGHT study of the Impella RP device. J Heart Lung Transplant 34(12):1549–1560

Bauersachs J, Arrigo M, Hilfiker-Kleiner D, Veltmann C, Coats AJ, Crespo-Leiro MG et al (2016) Current management of patients with severe acute peripartum cardiomyopathy: practical guidance from the Heart Failure Association of the European Society of Cardiology Study Group on peripartum cardiomyopathy. Eur J Heart Fail 18:1096–1105

Cheng R, Hachamovitch R, Kittleson M, Patel J, Arabia F, Moriguchi J et al (2014) Complications of extracorporeal membrane oxygenation for treatment of cardiogenic shock and cardiac arrest: a meta-analysis of 1,866 adult patients. Ann Thorac Surg 97(2):610–616

Engstrom AE, Cocchieri R, Driessen AH, Sjauw KD, Vis MM, Baan J et al (2011) The Impella 2.5 and 5.0 devices for ST-elevation myocardial infarction patients presenting with severe and profound cardiogenic shock: the academic medical center intensive care unit experience. Crit Care Med 39(9):2072–2079

Ezekowitz JA, Kaul P, Bakal JA, Armstrong PW, Welsh RC, McAlister FA (2009) Declining in-hospital mortality and increasing heart failure incidence in elderly patients with first myocardial infarction. J Am Coll Cardiol 53(1):13–20

Ghio S, Gavazzi A, Campana C, Inserra C, Klersy C, Sebastiani R et al (2001) Independent and additive prognostic value of right ventricular systolic function and pulmonary artery pressure in patients with chronic heart failure. J Am Coll Cardiol 37(1):183–188

Hochman JS, Sleeper LA, Webb JG, Sanborn TA, White HD, Talley JD et al (1999) Early revascularization in acute myocardial infarction complicated by cardiogenic shock. SHOCK investigators. Should we emergently revascularize occluded coronaries for cardiogenic shock. N Engl J Med 341(9):625–634

Horn P, Saeed D, Akhyari P, Hilfiker-Kleiner D, Kelm M, Westenfeld R (2017) Complete recovery of fulminant peripartum cardiomyopathy on mechanical circulatory support combined with high-dose bromocriptine therapy. ESC Heart Fail. 4:641–644

Jacobs AK, Leopold JA, Bates E, Mendes LA, Sleeper LA, White H et al (2003) Cardiogenic shock caused by right ventricular infarction: a report from the SHOCK registry. J Am Coll Cardiol 41(8):1273–1279

Kapur NK, Paruchuri V, Jagannathan A, Steinberg D, Chakrabarti AK, Pinto D et al (2013) Mechanical circulatory support for right ventricular failure. JACC Heart Fail 1(2):127–134

Kapur NK, Paruchuri V, Pham DT, Reyelt L, Murphy B, Beale C et al (2015) Hemodynamic effects of left atrial or left ventricular cannulation for acute circulatory support in a bovine model of left heart injury. ASAIO J 61(3):301–306

Kapur NK, Alkhouli MA, DeMartini TJ, Faraz H, George ZH, Goodwin MJ et al (2019) Unloading the left ventricle before reperfusion in patients with Anterior ST-Segment-Elevation Myocardial Infarction. Circulation 139(3):337–346

Kormos RL, Teuteberg JJ, Pagani FD, Russell SD, John R, Miller LW et al (2010) Right ventricular failure in patients with the HeartMate II continuous-flow left ventricular assist device: incidence, risk factors, and effect on out-comes. J Thorac Cardiovasc Surg 139(5):1316–1324

Kuchibhotla S, Esposito ML, Breton C, Pedicini R, Mullin A, O'Kelly R et al (2017) Acute biventricular mechanical circulatory support for cardiogenic shock. J Am Heart Assoc. 6(10):pii: e006670

Lauten A, Engstrom AE, Jung C, Empen K, Erne P, Cook S et al (2013) Percutaneous left-ventricular support with the Impella-2.5-assist device in acute cardiogenic shock: results of the Impella-EUROSHOCK-registry. Circ Heart Fail 6(1):23–30

Mehra MR, Goldstein DJ, Uriel N, Cleveland JC Jr, Yuzefpolskaya M, Salerno C et al (2018) Two-year outcomes with a magnetically levitated cardiac pump in heart failure. N Engl J Med 378(15):1386–1395

O'Neill WW, Kleiman NS, Moses J, Henriques JP, Dixon s, Massaro J et al (2012) A prospective, randomized clinical trial of hemodynamic support with Impella 2.5 versus intra-aortic balloon pump in patients undergoing high-risk percutaneous coronary intervention: the PROTECT II study. Circulation 126(14):1717–1727

Ouweneel DM, Eriksen E, Sjauw KD, van Dongen IM, Hirsch A, Packer EJ et al (2017) Impella CP versus intra-aortic balloon pump support in acute myocardial infarction complicated by cardiogenic shock. The IMPRESS in Severe Shock trial. J Am Coll Card 69:278–287

Ramanathan K, Farkouh ME, Cosmi JE, French JK, Harkness SM, Dzavik V et al (2011) Rapid complete reversal of systemic hypoperfusion after intra-aortic balloon pump counterpulsation and survival in cardiogenic shock complicating an acute myocardial infarction. Am Heart J 162(2):268–275

Rihal CS, Naidu SS, Givertz MM, Szeto WY, Burke JA, Kapur NK et al (2015) SCAI/ACC/HFSA/STS clinical expert consensus statement on the use of percutaneous mechanical circulatory support devices in cardiovascular care. J Card Fail 21:499–518

Rogers JG, O'Connor CM (2014) The changing landscape of advanced heart failure therapeutics. J Am Coll Cardiol 64(14):1416–1417

Schäfer A, Werner N, Westenfeld R, Møller JE, Schulze PC, Karatolios K et al (2019) Clinical scenarios for use of transvalvular microaxial pumps in acute heart failure and cardiogenic shock – a European experienced users working group opinion. Int J Cardiol 15(291):96–104

Schrage B, Ibrahim K, Loehn T, Werner N, Sinning J-M, Pappalardo F et al (2019) Impella support for acute myocardial infarction complicated by cardiogenic shock: a matched-pair IABP- SHOCK II trial 30-day mortality analysis. Circulation 139:1249–1258

Seyfarth M, Sibbing D, Bauer I, Frohlich G, Bott-Flugel L, Byrne R et al (2008) A randomized clinical trial to evaluate the safety and efficacy of a percutaneous left ventricular assist device versus intra-aortic balloon pumping for treatment of cardiogenic shock caused by myocardial infarction. J Am Coll Cardiol 52(19):1584–1588

Sundaravel S, Alrifai A, Kabach M, Ghumman W (2017) FOLFOX induced Takotsubo cardiomyopathy treated with Impella assist device. Case Rep Cardiol 2017:8507096

Thiele H, Sick P, Boudriot E, Diederich KW, Hambrecht R, Niebauer J et al (2005) Randomized comparison of intra-aortic balloon support with a percutaneous left ventricular assist device in patients with revascularized acute myocardial infarction complicated by cardiogenic shock. Eur Heart J 26(13):1276–1283

Thiele H, Allam B, Chatellier G, Schuler G, Lafont A (2010) Shock in acute myocardial infarction: the Cape Horn for trials? Eur Heart J 31:1828–1835

Thiele H, Zeymer U, Neumann FJ, Ferenc M, Olbrich HG, Hausleiter J et al (2012) Intraaortic balloon support for myocardial infarction with cardiogenic shock. N Engl J Med 367(14):1287–1296

Wayangankar SA, Bangalore S, McCoy LA, Jneid H, Latif F, Karrowni W et al (2016) Temporal trends and outcomes of patients undergoing percutaneous coronary interventions for cardiogenic shock in the setting of acute myocardial infarction: a report from the CathPCI registry. JACC Cardiovasc Interv 9:341–351

Die chirurgisch implantierte Impella

Alexander M. Bernhardt

6.1 Einleitung – 76

6.2 Chirurgische Technik der Impella-5.0/5.5-Implantation – 76

6.3 Indikation – 77

6.4 Ergebnisse – 78

6.5 Management und Entwöhnung – 78

6.6 Impella 5.5 – 79

6.7 Zukünftige Entwicklungen – 80

Literatur – 80

© Springer-Verlag GmbH Deutschland, ein Teil von Springer Nature 2020
U. Boeken et al. (Hrsg.), *Mechanische Unterstützung im akuten Kreislaufversagen*,
https://doi.org/10.1007/978-3-662-59901-3_6

6.1 Einleitung

Der kardiogene Schock bleibt eine Erkrankung mit einer hohen Letalität von bis zu 50 %. Trotz der Fortschritte in der medikamentösen Therapie hat dies in den letzten 20 Jahren wenig an der Überlebensprognose geändert. Die therapeutischen Optionen reichen von positiv inotroper Therapie über intraaortale Ballonpumpen, venoarterielle extrakorporale Membranoxygenierung (VA-ECMO) bis hin zu parakorporalen sowie endovaskulären Kurzzeitherzunterstützungssystemen.

Das Spektrum der chirurgisch implantierten Impella umfasst die Impella LD, die Impella 5.0 (Abb. 6.1) und die Impella 5.5. Die Impella LD wird direkt aortal über eine Prothese implantiert. Die Impella 5.0 wurde ursprünglich für den femoralen Zugang entwickelt, wird allerdings heutzutage überwiegend axillär implantiert. Die neuentwickelte Impella 5.5 kann ausschließlich in die Axillararterie implantiert werden. Voraussetzung dafür ist in der Regel, dass sich der Patient in einem OP-Saal befindet. Dazu ist üblicherweise eine Intubationsnarkose notwendig. Auch wenn eine perkutane Implantationstechnik der Impella 5.0 beschrieben wurde, ist in den meisten Fällen, auch um eine sichere Hämostase zu erreichen, ein operativer Eingriff notwendig.

6.2 Chirurgische Technik der Impella-5.0/5.5-Implantation

Die Impella wird zumeist axillär implantiert. Für die Implantation sollte die arterielle Blutdruckmessung auf der Gegenseite etabliert werden. Da es durch die Manipulation des Drahts im Endokard zu Irritationen und damit ventrikulären Rhythmusstörungen kommen kann, werden externe Defibrillatorpads auf dem Brustkorb des Patienten angebracht. Da Patienten, insbesondere bei länger bestehender Herzinsuffizienz, ein ICD- oder CRT-System auf der linken Seite implantiert bekommen haben, wird häufig die rechte Seite zur Impella-Implantation gewählt. Die Arteria axillaris wird dargestellt und eine Gefäßprothese (Durchmesser 8–10 mm) in End-zu-Seit-Technik aufgenäht. Anschließend wird über Seldinger-Technik die Impella durch die Aortenklappe in den linken Ventrikel vorgebracht (Abb. 6.2). Die Impella-Systeme 5.0 und 5.5 können ein physiologisches Herzminutenvolumen erzeugen und eignen sich daher insbesondere für den schwersten kardiogenen Schock zur alleinigen linksventrikulären Unterstützung. In der Regel wird für die Implantation Heparin mit einer Ziel-ACT („activated coagulation time") von 280 s intravenös gegeben, um die Axillararterie ausklemmen zu können. Heparin wird zum Ende der Operation in Hamburg nicht antagonisiert.

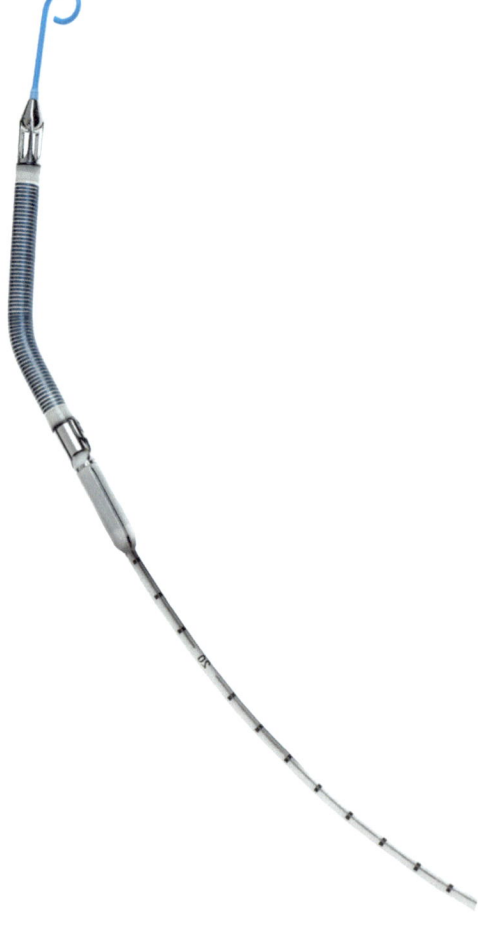

Abb. 6.1 Impella 5.0

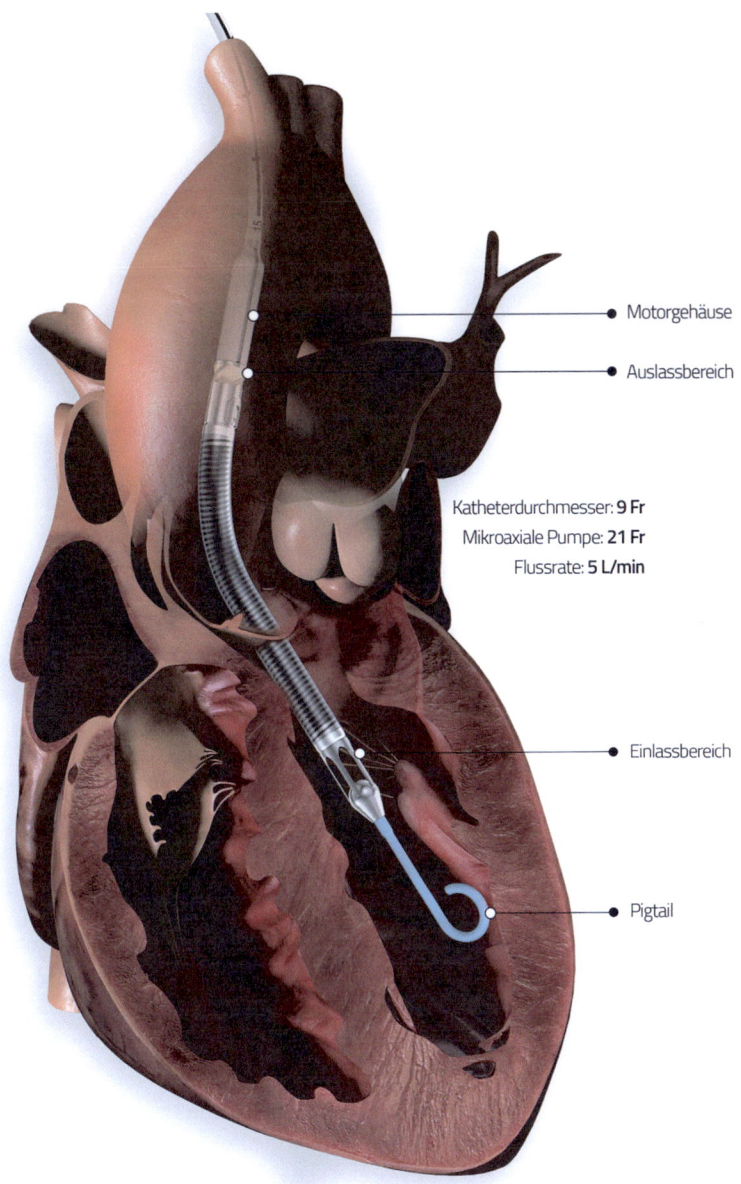

Abb. 6.2 Schematische Darstellung der korrekten Lage der Impella 5.0 im Herzen

6.3 Indikation

Die Indikation zur chirurgischen Impella-Implantation umfasst den kardiogenen Schock, den akuten Myokardinfarkt, die sichere Entwöhnung von einer VA-ECMO, die Myokarditis, herzchirurgische Eingriffe mit hochgradig eingeschränkter linksventrikulärer Funktion sowie das Postkardiotomiesyndrom. Im Gegensatz zu rein perkutan implantierten Systemen muss beachtet werden, dass im kardiogenen Schock ein entsprechender OP-Saal mit C-Bogen oder ein Hybrid-OP frei sein muss. Auch wird entsprechende Zeit benötigt, eine Intubationsnarkose einzuleiten, sollte der Patient nicht ohnehin schon intubiert und beatmet sein. Als Voraussetzung zur Implantation und alleinigen Therapie mittels Impella 5.0/5.5 sollte eine ausreichende Rechtsherz- und Lungenfunktion vorliegen. Sollte dies nicht gewährleistet sein, hat es sich in Hamburg bewährt, eine zusätzliche periphere VA-ECMO zu implantieren. Durch die Entlastung des linken Ventrikels kann die Lunge entstaut und die Lungenfunktion verbessert werden. Zusätzlich kann durch entsprechend differenzierte Volumentherapie, ggf. unter Zuhilfenahme eines kontinuierlichen Nierenersatzverfahrens, der rechte Ventrikel zeitweilig entlastet und das Herz sukzessive über wenige Tage von der VA-ECMO entwöhnt werden (Pappalardo et al. 2016; Schrage et al. 2018). Im Falle eines biventrikulären Versagens ist in einigen Kliniken eine biventrikuläre Therapie mittels Impella RP zusätzlich zur Therapie mittels Impella 5.0/5.5 erfolgreich verwendet worden (Tschöpe et al. 2019).

Einige Zentren verwenden die Impella 5.0 als Gerät, um Patienten mit vorwiegend linksventrikulärer Dysfunktion von der VA-ECMO zu entwöhnen (Schibilsky et al. 2016). Dies kann entweder sein, um Blutungs- oder ischämische Komplikationen der VA-ECMO zu therapieren oder um sie erst zu vermeiden. In Hamburg wurde die Erfahrung gemacht, dass Patienten, die von der VA-ECMO auf eine Impella 5.0 umgestellt wurden, signifikant weniger diffuse Blutungskomplikationen mit entsprechend niedrigerem Transfusionsbedarf haben. Bei Patienten, die während der VA-ECMO-Therapie nach 1 Woche eine unklare neurologische Prognose zeigen und nicht entwöhnt werden können, empfehlen aktuelle Leitlinien, auf ein palliatives Therapieregime umzustellen (Extracorporeal Life Support Organization 2017). Nach unserer Erfahrung brauchen Patienten in manchen Fällen sowohl für die neurologische Erholung als auch für die kardiale Erholung mehr Zeit, sodass sich das Konzept des Wechsels von der VA-ECMO auf die Impella 5.0 bei alleinigem linksventrikulären Versagen bei diesem Patientenkollektiv bewährt hat (Bernhardt et al. 2019a).

6.4 Ergebnisse

Die bisher am meisten implantierte chirurgische Impella ist die Impella 5.0. in einer aktuellen Metaanalyse chirurgisch implantierter Impella-Pumpen wurde gezeigt, dass das Überleben abhängig von der zugrunde liegenden Erkrankung, der Indikation und des Therapieziels ist (Batsides et al. 2018). Über alle Indikationen hinweg liegt die Überlebensrate zur Explantation beziehungsweise zur Entlassung aus dem Krankenhaus bei 76 % (95 % KI = 66,8–85,3 %) und 73,5 % (95 % KI = 60,3–86,8 %). Das Überleben nach 30, 180 und 365 Tagen beträgt 72,6 % (95 % KI = 59,1–86,0 %), 62,7 % (95 % KI = 42,4–83,0 %) und 58,4 % (95 % KI = 47,1–69,7 %) (Batsides et al. 2018).

Die gepoolte Überlebensrate bis zur Explantation, zur myokardialen Erholung und nach 30 beziehungsweise 365 Tagen war für Patienten nach Postkardiotomiesyndrom 90,3 % (95 % KI = 80,0–100 %), 91,2 % (95 % KI = 78,4–100 %), 89,5 % (95 % KI = 79,1–99,9 %) und 69,5 % (95 % KI = 50,8–88,3 %).

6.5 Management und Entwöhnung

Während der Therapie mit der Impella 5.0/5.5 sollten tägliche echokardiografische und radiologische Kontrollen (◘ Abb. 6.3) der korrekten Lage erfolgen. Es ist dabei auf eine ausreichende Entlastung zu achten, wobei das Ansaugen vermieden werden solle. Abhängig von der zugrunde liegenden Erkrankung sollte eine entsprechende Dauer der vollen Entlastung angestrebt werden. Während der Therapie auf einer Intensivstation wird in der Regel eine aPTT (aktivierte partielle Thromboplastinzeit) von 50–60 s angestrebt. Diese wird über Heparinzusatz in der Purgelösung erreicht. Ergänzend wird intravenös Heparin gegeben. Thrombozytenaggregationshemmer werden in

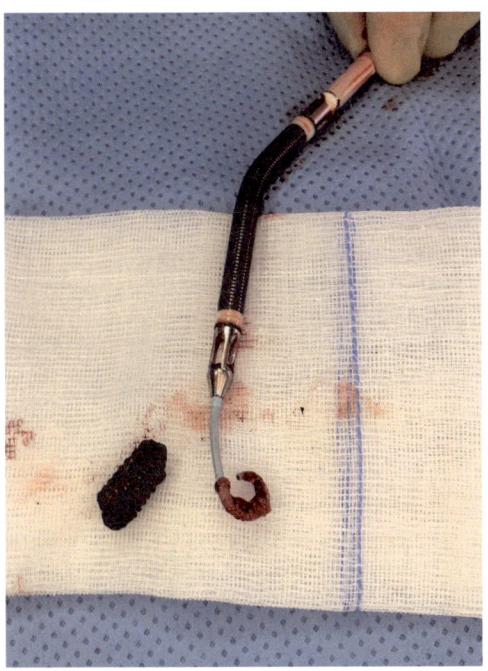

◘ **Abb. 6.3** Nach Explantation der Impella 5.0 zeigen sich ein Thrombus am Pigtailkatheter (links) und ein Thrombus entlang der Repositionierungsschleuse in der Prothese

Hamburg abhängig von den zugrunde liegenden Begleiterkrankungen weitergegeben und stellen keine Kontraindikation dar. Die Hämolyseraten sind insgesamt niedrig, auch wenn sie in der Literatur beschrieben wurden. Schäden an der Aortenklappe werden auch nach längerer Therapie sehr selten beobachtet. Ebenso sind die Risiken für thrombembolische Komplikationen, wie Schlaganfälle und Thrombembolien distal der arteriellen Insertion der Impella, gering.

Insbesondere beim axillären Zugang können die Patienten extubiert und voll mobilisiert werden. Von Haus zu Haus sind unterschiedliche Entwöhnungsprotokolle und Kriterien zur Explantation beschrieben. Grundsätzlich sollte die Unterstützungsstufe sukzessive bis zu einer minimalen Stufe P2 zurückgenommen werden. Diese sollte vor Explantation mit stabiler Hämodynamik und idealerweise ohne Zuhilfenahme von Inotropika über 24 h belassen und echokardiografisch und laborchemisch kontrolliert werden (Tschöpe et al. 2019). Die Explantation kann auf der Intensivstation oder im OP in lokaler Betäubung durchgeführt werden. In Hamburg hat es sich bewährt, die Explantation im OP durchzuführen, wobei die pektorale Wunde wiedereröffnet und Thrombusmaterial aus der Prothese entfernt wird.

Sollte der Patient aufgrund einer linksventrikulären Dysfunktion nicht von der Impella entwöhnt werden können, sollte ein dauerhaftes Linksherzunterstützungssystem implantiert werden. Die Erfahrungen nach Implantation eines Linksherzunterstützungssystems nach Therapie mittels Impella 5.0/5.5 sind ausgesprochen vielversprechend. In Hamburg erreicht das 1-Jahres-Überleben von Patienten im INTERMACS-Stadium 1, die ein dauerhaftes Linksherzunterstützungssystem nach Therapie mittels Impella 5.0/5.5 erhalten haben, 91 %. Dies ist im Vergleich zu Kohorten, die zunächst eine VA-ECMO-Therapie erhalten haben, deutlich besser. Ein weiterer Vorteil dieses Verfahrens ist es, dass die Funktion des rechten Ventrikels im Verlauf evaluiert und durch die Mobilisierung der Patienten der muskuläre Status besser erhalten werden kann als bei Patienten, die beispielsweise durch eine VA-ECMO-Therapie weitestgehend immobilisiert sind.

6.6 Impella 5.5

In vielen Zentren besteht die Notwendigkeit einer Unterstützung durch ein kurzzeitiges Herzunterstützungssystem für einen längeren Zeitraum als die für die Impella 5.0 CE zugelassenen 10 Tage. Potenzielle Komplikationen bei längerer Unterstützung, auch wenn diese selten auftreten, sind Pumpenthrombosen, Bildung eines Thrombus am Pigtail-Katheter (◘ Abb. 6.4) und entlang der Repositionierungsschleuse in der Prothese oder der Arteria axillaris. Aus diesem Grunde wurde die Impella 5.5 konstruiert. Sie hat ein 21F-Motorgehäuse an einem 9F-Katheter und wurde für den axillären Zugangsweg

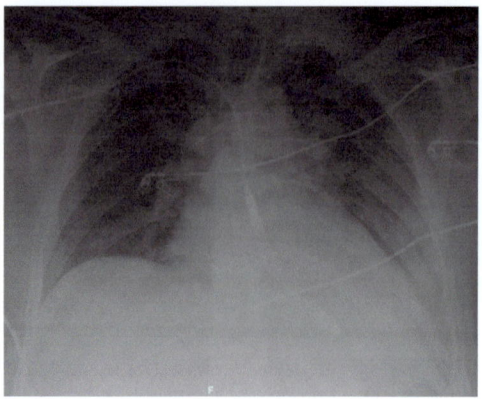

Abb. 6.4 Röntgenbild eines Patienten mit einer Impella 5.5

entwickelt. Im Vergleich zur Impella 5.0 ist das Motorgehäuse deutlich kürzer und steifer. Der Motor selbst wurde neu entwickelt, um eine längere Unterstützung mit niedrigen Laufraten der Purgeflüssigkeit zu erlauben. Der Pigtail-Katheter wurde weggelassen. Dies ermöglicht eine vereinfachte Implantierbarkeit und leichtere Platzierbarkeit der Spitze im linken Ventrikel. Dies ist insbesondere für die längere Unterstützung von erheblicher Bedeutung, um Ansaugphänomene, mechanische Irritation des Endokards mit entsprechender Induktion von Rhythmusstörungen sowie Hämolyse zu verhindern. Die Impella 5.5 hat einen optischen Drucksensor, der eine Abschätzung des zentralen Blutdrucks erlaubt. Je nach Widerstand bzw. mittlerem arteriellen Blutdruck schafft sie eine Kreislaufunterstützung von bis zu 5,8 l/min. Sie hat eine CE-Zulassung bis zu 30 Tagen und wurde 2018 das erste Mal weltweit in Hamburg implantiert (Bernhardt et al. 2019b). In der Zwischenzeit wurden in 4 deutschen Zentren über 30 Impella-Systeme 5.5 mit sehr vielversprechenden Ergebnissen implantiert.

6.7 Zukünftige Entwicklungen

Es wird erwartet, dass es chirurgisch implantierte Impella-Pumpen geben wird, die die Zulassung für eine längere Therapie (bis hin zu einem Jahr) haben. Dazu werden einige Voraussetzungen und Veränderungen zu den etablierten Geräten notwendig sein. Zum einen wird erwartet, dass die Impella purgefrei gefahren werden kann. Zweitens wird ein Controller benötigt, mit dem der Patient nach Hause entlassen werden kann. Es muss weiterhin sichergestellt werden, dass bei einem vollmobilisierten und ambulanten Patienten die Impella nicht aus der Aortenklappe herausrutscht.

Auch wird es wohl eine Software geben, die abhängig von hämodynamischen Parametern (beispielsweise mittlerer arterieller Druck, Pulsdruck und enddiastolischer Druck) die Unterstützungsstufe reguliert und damit mögliche Ansaugphänomene weiter verringert. Insbesondere auch die Messung des enddiastolischen Drucks gibt einen möglichen Rückschluss auf die linksventrikuläre Funktion und kann möglicherweise einen Prädiktor der Erholung der linksventrikulären Funktion darstellen.

Im Mai 2019 wurde in Hamburg zum ersten Mal in Europa das Impella-Connect-System verwendet. Dies bedeutet, dass die Daten aus dem Controller pseudonymisiert an einen Server gesendet werden und die behandelnden Ärzte onlinebasiert die Einstellungen und Werte des Monitors einsehen können. Dieses Remote-Monitoring erlaubt es Patienten und weiterbehandelnden Ärzten, Therapieentscheidungen kurzfristig gemeinsam mit Spezialisten des primär behandelnden Zentrums zu treffen, ohne letzteres aufsuchen zu müssen.

Literatur

Batsides G, Massaro J, Cheung A, Soltesz E, Ramzy D, Anderson MB (2018) Outcomes of Impella 5.0 in Cardiogenic Shock. Innov Technol Tech Cardiothorac Vasc Surg 13(4):254–260. ▸ https://doi.org/10.1097/imi.0000000000000535

Bernhardt AM, Zipfel S, Reiter B, et al (2019) Impella 5.0 therapy as a bridge-to-decision option for patients on extracorporeal life support with unclear neurological outcome†. Eur J Cardio-Thoracic Surg. April 2019. ▸ https://doi.org/10.1093/ejcts/ezz118

Bernhardt AM, Hakmi S, Sinning C, Lubos E, Reichenspurner H (2019b) A newly developed transaortic axial flow ventricular assist device: Early clinical experience. J Hear Lung Transplant 38(4):466–467. ▶ https://doi.org/10.1016/j.healun.2018.09.022

Extracorporeal Life Support Organization (2017) ELSO Guidelines for Cardiopulmonary Extracorporeal Life Support. Extracorpor Life Support Organ. Version 1(Agosto):1–24

Pappalardo F, Schulte C, Pieri M et al (2016) Concomitant implantation of Impella ® on top of veno-arterial extracorporeal membrane oxygenation may improve survival of patients with cardiogenic shock. Eur J Heart Fail. ▶ https://doi.org/10.1002/ejhf.668 (October 2016)

Schibilsky D, Kruger T, Lausberg HF, et al (2016) Impella 5.0 as a second-line mechanical circulatory support strategy after extracorporeal life support. Artif Organs 40(9):909–916. ▶ https://doi.org/10.1111/aor.12804

Schrage B, Burkhoff D, Rübsamen N et al (2018) Unloading of the left ventricle during venoarterial extracorporeal membrane oxygenation therapy in cardiogenic shock. JACC Hear Fail 6(12):1035–1043. ▶ https://doi.org/10.1016/j.jchf.2018.09.009

Tschöpe C, Van Linthout S, Klein O et al (2019) Mechanical Unloading by Fulminant Myocarditis: LV-IMPELLA, ECMELLA, BI-PELLA, and PROPELLA Concepts. J Cardiovasc Transl Res. 12(2):116–123. ▶ https://doi.org/10.1007/s12265-018-9820-2

TandemHeart

Inhaltsverzeichnis

Kapitel 7 **TandemHeart pLVAD – 85**
*Leif-Hendrik Boldt, Carsten Tschöpe
und Frank Spillmann*

Kapitel 8 **TandemHeart: perkutanes rechtsventrikuläres
Assist Device – 95**
*Anja Oßwald, Arjang Ruhparwar
und Bastian Schmack*

TandemHeart pLVAD

Leif-Hendrik Boldt, Carsten Tschöpe und Frank Spillmann

7.1	Übersicht – 86	
7.2	Mögliche Einsatzgebiete des TandemHeart-pLVAD – 86	
7.3	Bestandteile des TandemHeart – 87	
	Vorbereitung und Platzieren der Kanülen – 88	
	Während der Unterstützung und Troubleshooting – 89	
7.4	Alternative pLVAD-Konfigurationen des TandemHeart-Systems – 89	
	VA-ECMO-Konfiguration mit Hinzunahme einer linksatrialen Ansaugkanüle zur Entlastung des linken Ventrikels – 89	
7.5	VA-ECMO-Konfiguration mit ProtekDuo-Ansaugkanüle – 90	
7.6	Chirurgische Linksherzunterstützung mit Ansaugkanüle im linken Vorhof und Auswurfkanüle in der Aorta ascendens – 90	
7.7	Hämodynamik während TandemHeart-Unterstützung – 92	
7.8	Klinische Daten – 92	
	Literatur – 93	

© Springer-Verlag GmbH Deutschland, ein Teil von Springer Nature 2020
U. Boeken et al. (Hrsg.), *Mechanische Unterstützung im akuten Kreislaufversagen*,
https://doi.org/10.1007/978-3-662-59901-3_7

7.1 Übersicht

Das *TandemHeart* (TandemLife, Pittsburgh, PA) ist ein temporäres Linksherzunterstützungssystem, das üblicherweise perkutan im Herzkatheterlabor implantiert wird (pLVAD, „percutaneous left ventricular assist device"). In der klassischen Konfiguration besteht es aus einer mittels transseptaler Punktion im linken Vorhof platzierten Ansaugkanüle. Von dieser wird das Blut mittels einer nicht pulsatilen Zentrifugalpumpe über eine in der Femoralarterie platzierten Kanüle in die arterielle Zirkulation ausgeworfen (◘ Abb. 7.1). Mit einer 15F-Auswurfkanüle können mit dem TandemHeart Unterstützungsflüsse von 3,5–4 l/min erreicht werden, bei Einsatz einer 17F-„extended-flow"-Auswurfkanüle bis zu 5 l/min. In Deutschland ist das TandemHeart für einen Einsatz von bis zu 30 Tage zugelassen.

7.2 Mögliche Einsatzgebiete des TandemHeart-pLVAD

- Kardiogener Schock
- Akuter Myokardinfarkt
- Mechanische Komplikationen des akuten Myokardinfarkts (ventrikulärer Septumdefekt, Mitralklappeninsuffizienz)
- Hochrisiko-PCI („percutaneous coronary intervention")
- VT-Ablation mit hämodynamischer Unterstützung

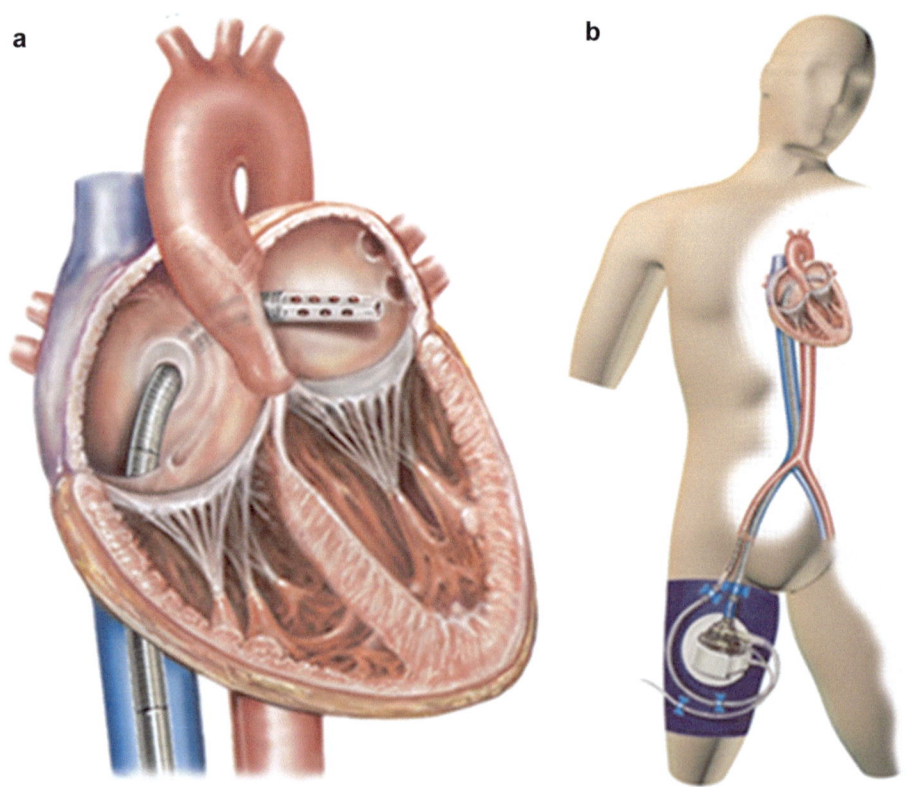

◘ Abb. 7.1 **a** Transseptal im linken Vorhof platzierte Ansaugkanüle. **b** Übersicht über die TandemHeart-pLVAD-Konfiguration mit transseptal im linken Vorhof platzierter Ansaugkanüle, extrakorporaler Zentrifugalpumpe und in der rechten Arteria femoralis platzierter Auswurfkanüle

- TAVI („transcatheter aortic valve implantation")
- Myokarditis
- Entlastung des linken Ventrikels während VA-ECMO (venoarterielle extrakorporale Membranoxygenierung)
- „Bridge to decision"
- „Bridge to durable"-LVAD
- Überprüfen der Funktion des rechten Ventrikels vor LVAD-Implantation
- „Bridge to recovery"
- Akute Herztransplantatabstoßung

7.3 Bestandteile des TandemHeart

Das *TandemHeart* besteht in der klassischen Konfiguration aus dem Escort-Kontroller, der Zentrifugalpumpe, der 21F-Protek-Solo-Ansaugkanüle und der 17F-arteriellen-Auswurfkanüle. Mit dem Escort-Kontroller (◘ Abb. 7.2) wird das System gesteuert und die Flussrate reguliert. Im Batteriebetrieb ermöglicht er eine Laufzeit von bis zu 1 h. Der externe Mikroprozessor-basierte Kontroller stellt den elektrischen Antrieb für die Zentrifugalpumpe und die Infusionspumpen zur Verfügung. Mit seiner Hilfe können die Umdrehungszahl der Zentrifugalpumpe und somit der Pumpenfluss kontrolliert und reguliert werden. Ein zweites System zur Blutflussüberwachung mithilfe einer Ultraschallflusssonde (Transonic Systems Inc.; Ithaca, NY) kann bei Bedarf in das System integriert werden. Visuelle und akustische Signale alarmieren den Nutzer bei Systemproblemen wie niedriger Flussrate oder niedriger Batteriekapazität.

Die *Zentrifugalpumpe* (◘ Abb. 7.3) besteht aus einem Rotor mit 6 Flügeln, der im Pumpengehäuse auf einem Flüssigkeitsfilm rotiert und über einen elektromagnetischen Motor angetrieben wird. Durch kontinuierliche Infusion einer heparinisierten Lösung in das innere Gehäuse soll die Bildung von Thromben in der Pumpenkammer verhindert werden. Sie dient zusätzlich der Küh-

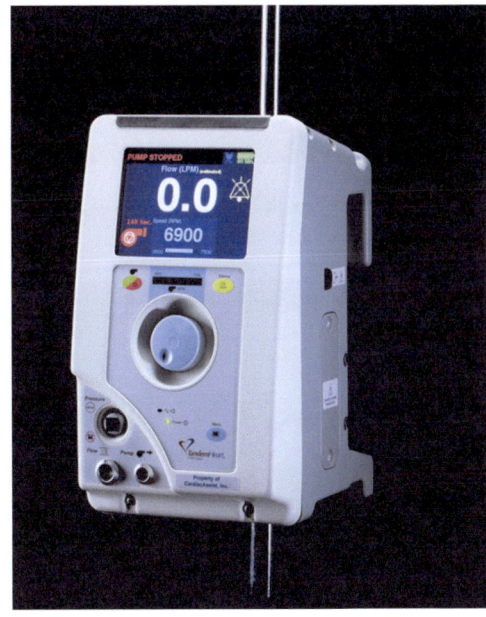

◘ Abb. 7.2 TandemHeart-Escort-Kontroller

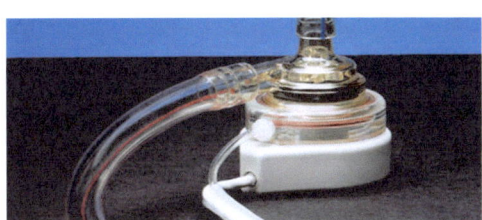

◘ Abb. 7.3 Zentrifugalpumpe

lung und Reibungsminimierung. Bei 7500 Umdrehungen pro Minute, ungehindertem Absaugen und Einsatz einer 17F-„extended-flow"-Auswurfkanüle können so bis zu 5 l Blutfluss pro Minute realisiert werden.

Die 21F-Protek-Solo-Ansaugkanüle (◘ Abb. 7.4) besteht aus Polyurethan und ist in 2 Längen (62 cm und 72 cm) erhältlich. Mit ihrer Hilfe wird oxygeniertes Blut aus dem linken Vorhof abgesaugt. Sie hat ein großes Endloch und 14 Seitenlöcher, um ein Ansaugen der Kanüle an der Wand des linken Vorhofs zu verhindern (◘ Abb. 7.5).

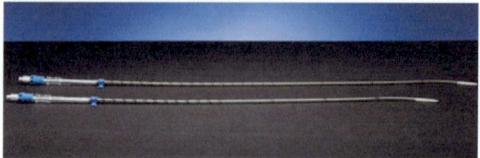

Abb. 7.4 Transseptale Protek-Solo-Ansaugkanülen 21F (62 cm) und 21F (72 cm)

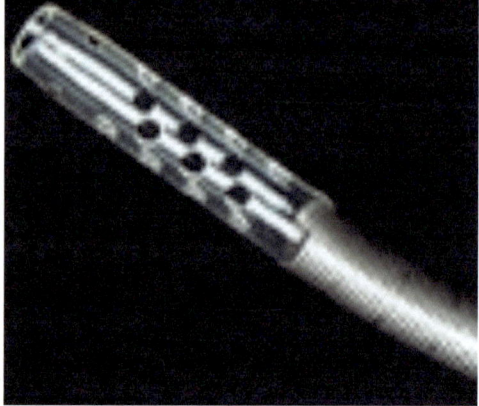

Abb. 7.5 Spitze der Protek-Solo-Ansaugkanüle mit Seitenlöchern

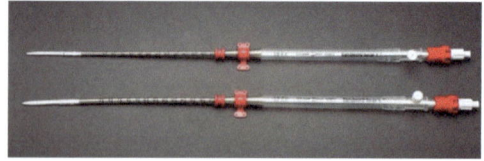

Abb. 7.6 Arterielle Protek-Auswurfkanüle 15F (17 cm) und 17F (17 cm)

Die Auswurfkanüle ist 17 cm lang und ist in 15F und 17F („extended flow") erhältlich (◘ Abb. 7.6). Da sie nicht bis in die Aorta abdominalis reicht, können auf der kontralateralen Seite andere arterielle Katheter (z. B. TAVI, Ablationskatheter, IABP) platziert werden.

Vorbereitung und Platzieren der Kanülen

Nach femoral venöser Punktion erfolgt in üblicher Technik eine transseptale Punktion. Dies erfolgt in der Regel im Herzkatheterlabor unter fluoroskopischer und transösophageal echokardiographischer (TEE-) Kontrolle. Über die dann in den linken Vorhof vorgebrachte transseptale Schleuse wird ein stabiler Führungsdraht im linken Vorhof bzw. in der linken oberen Pulmonalvene platziert. Über diesen wird nach Vordilatation des Vorhofseptums über die im Prozedurenkit enthaltenen Dilatatoren (14F und 21F) die 21F-Protek-Solo-Ansaugkanüle im linken Vorhof platziert. Bei der Platzierung der Ansaugkanüle ist darauf zu achten, dass diese frei und stabil im linken Vorhof zu liegen kommt, um ein ungehindertes Absaugen des oxygenierten Blutes im linken Vorhof zu ermöglichen und ein Zurückrutschen der Kanüle in den rechten Vorhof zu verhindern. Sollte die Ansaugkanüle in den rechten Vorhof dislozieren, würde desoxygeniertes Blut abgesaugt und die arterielle Zirkulation ausgeworfen werden (funktionell massiver Rechts-Links-Shunt) mit entsprechendem Abfall der Sauerstoffsättigung. Nach sicherer Platzierung der linksatrialen Kanüle wird die arterielle Auswurfkanüle in üblicher Technik nach Punktion der Arteria femoralis platziert. Es stehen eine arterielle 15F- und 17F-Auswurfkanüle zu Verfügung. Die Wahl sollte nach der Beschaffenheit der arteriellen Beckengefäße (pAVK) sowie der notwendigen Kreislaufunterstützung getroffen werden. Mit der 15F-Kanüle können 3,5–4 l/min Fluss erreicht werden, mit der 17F-„extended-flow"-Kanüle bis zu 5 l/min. Durch antegrade Punktion und Platzierung einer 5F-Schleuse in der Arteria femoralis communis auf der Seite der arteriellen Kanüle und Verbindung dieser mit dem arteriellen Schenkel des TandemHeart-Systems über einen Y-Konnektor zur antegraden Extremitätenperfusion lässt sich das Risiko einer peripheren Ischämie durch die großen Auswurfkanülen deutlich reduzieren. Alternativ sind auch Fälle beschrieben, in denen der Auswurf des oxygenierten Blutes über eine rechts- und eine links-femoral platzierte 12F-Schleuse erfolgt ist.

Nach sorgfältiger Vorbereitung und Entlüftung des Systems werden die Kanülen mit der Zentrifugalpumpe verbunden und diese gestartet.

Nach Platzierung der Kanülen und Beginn der Kreislaufunterstützung müssen die Kanülen sorgfältig fixiert werden, um ein Verrutschen oder Ziehen beim Lagern, Transport oder Bewegungen des Patienten zu verhindern.

Während der Unterstützung und Troubleshooting

Um eine Thrombenbildung in den Kanülen oder in der Pumpe zu verhindern sollte eine kontinuierliche Heparinisierung mit einer Ziel-ACT (aktivierte Gerinnungszeit) von mindestens 180–200 s (partielle Thromboplastinzeit [PTT] mindestens 65–80 s) erfolgen. Die Punktionsstellen sollten regelmäßig auf eine Hämatombildung überprüft werden, ebenso sollte auf eine periphere Ischämie auf der Seite der arteriellen Kanüle geachtet werden.

Sollte kein ausreichender Fluss erzielt werden können, kann dies daran liegen, dass die linksatriale Ansaugkanüle nicht frei im linken Vorhof liegt und somit nicht ungehindert ansaugen kann. Die Lage der Kanüle sollte dann mittels TEE überprüft und ggf. korrigiert werden. Ein ausreichend hoher linksatrialer/pulmonalkapillärer Verschlussdruck (PCWP) reduziert das Risiko dieses Problems. Ggf. muss durch Volumengabe die linksatriale Füllung verbessert werden.

Sollte es zu einem Abfall der Sauerstoffsättigung kommen, muss ebenfalls umgehend die Lage der Ansaugkanüle überprüft werden, da diese in den rechten Vorhof disloziert sein könnte und dann venöses, desoxygeniertes Blut in die arterielle Zirkulation gepumpt wird (einem funktionellen Rechts-Links-Shunt entsprechend).

Nach Beendigung der Unterstützung werden die Kanülen gezogen und die Punktionsstellen entweder chirurgisch oder mithilfe von Verschlusssystemen verschlossen. Relevante Vorhofseptumdefekte treten nach TandemHeart-Anlage nur sehr selten auf. Gegebenenfalls können diese in üblicher Technik mit einem Septumokkluder verschlossen werden.

Kontraindikationen:

Das TandemHeart ist als Linksherzunterstützungssystem auf eine ausreichende Funktion des rechten Ventrikels angewiesen. Eine schwere Rechtsherzinsuffizienz kann somit als eine relative Kontraindikation für das TandemHeart-pLVAD angesehen werden. Durch zusätzlichen Einsatz eines TandemHeart in pRVAD-Konfiguration lässt sich das System auch bei zusätzlichem Rechtsherzversagen einsetzen (s. ▶ Kap. 8, TandemHeart-pRVAD).

Bei Vorhandensein eines ventrikulären Septumdefekts kann es bei hohen rechtsventrikulären Drücken durch die effektive Entlastung des linken Ventrikels zu einem Rechts-Links-Shunt kommen. Bei noch vorhandenem Auswurf des linken Ventrikels kann es somit zu einer Hypoxie der oberen Extremität kommen („Harlekin-Phänomen"). Durch zusätzliches Absaugen im rechten Vorhof kann diesem Problem begegnet werden.

Bei Vorhandensein einer schweren Aortenklappeninsuffizienz kann es zu einer Überdehnung des linken Ventrikels kommen.

Die im klinischen Alltag bedeutendsten Kontraindikationen sind eine schwere peripher-arterielle Verschlusskrankheit sowie alle Gründe, die gegen eine systemische Antikoagulation sprechen.

7.4 Alternative pLVAD-Konfigurationen des TandemHeart-Systems

VA-ECMO-Konfiguration mit Hinzunahme einer linksatrialen Ansaugkanüle zur Entlastung des linken Ventrikels

Bei Einsatz eines VA-ECMO-Systems kommt es – abhängig von dem durch den linken

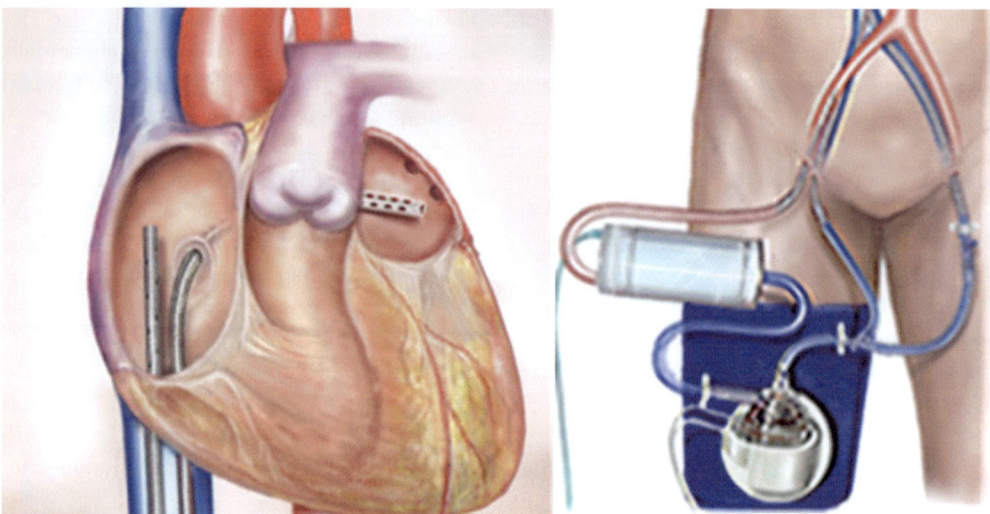

Abb. 7.7 Hinzunahme einer Protek Solo linksatrialen Ansaugkanüle in ein bestehendes VA-ECMO-System zur linksventrikulären Entlastung

Ventrikel noch etablierten Auswurf – zu einer deutlichen Erhöhung der linksventrikulären Nachlast. Insbesondere bei Patienten im kardiogenen Schock müssen deshalb oft zusätzliche Systeme zur linksventrikulären Entlastung zum Einsatz kommen (s. h. auch Kap. 8b, VA-ECMO Komplikationen). Dies erfolgt häufig durch zusätzlichen Einsatz einer Impella-Mikroaxialpumpe (s. h. ▶ Kap. 5) (Tschöpe C et al. 2018). Sollte dies aber, z. B. aufgrund einer Aortenklappenstenose, eines mechanischen Aortenklappenersatzes, einer hypertrophen Kardiomyopathie, eines Thrombus im linken Ventrikel oder durch mechanische Induktion von Kammertachykardien, nicht möglich sein, kann die Entlastung des linken Ventrikels durch Hinzunahme einer linksatrialen Protek-Solo-Ansaugkanüle erfolgen (Bernhardt et al. 2018). In diesem Fall wird die Protek-Solo-Kanüle in der oben beschriebenen Technik im linken Vorhof platziert und mit einem Y-Stück an den venösen Ansaugschenkel der Zentrifugalpumpe angeschlossen (◘ Abb. 7.7). Mithilfe eines zusätzlichen Flusssensors sowie handelsüblichen Klemmen kann die Menge des links- und rechtsatrial abgesaugten Blutes kontrolliert und reguliert werden.

7.5 VA-ECMO-Konfiguration mit ProtekDuo-Ansaugkanüle

Mit dieser VA-ECMO-Konfiguration lässt sich auch in Situationen eines komplettem Herz-Kreislauf-Stillstandes bzw. eines Rechts- und Linksherzversagens eine Zirkulation herstellen, mit der überbrückend eine ausreichende Oxygenierung und Organfunktion gewährleistet werden kann (◘ Abb. 7.8). Nach Punktion der Vena jugularis interna wird eine 29F-Protek-Duo-Doppellumenkanüle (◘ Abb. 7.9) mit der Spitze in der Pulmonalarterie platziert. Das venöse Blut wird somit effektiv im rechten Vorhof und in der Pulmonalarterie abgesaugt und oxygeniert (Oxygenator s. h. ◘ Abb. 7.10) über eine arterielle Auswurfkanüle in die Arteria femoralis gepumpt.

7.6 Chirurgische Linksherzunterstützung mit Ansaugkanüle im linken Vorhof und Auswurfkanüle in der Aorta ascendens

Die linksatriale Ansaugkanüle und die arterielle Auswurfkanüle werden offen chirurgisch im linken Vorhof und der Aorta ascendens platziert.

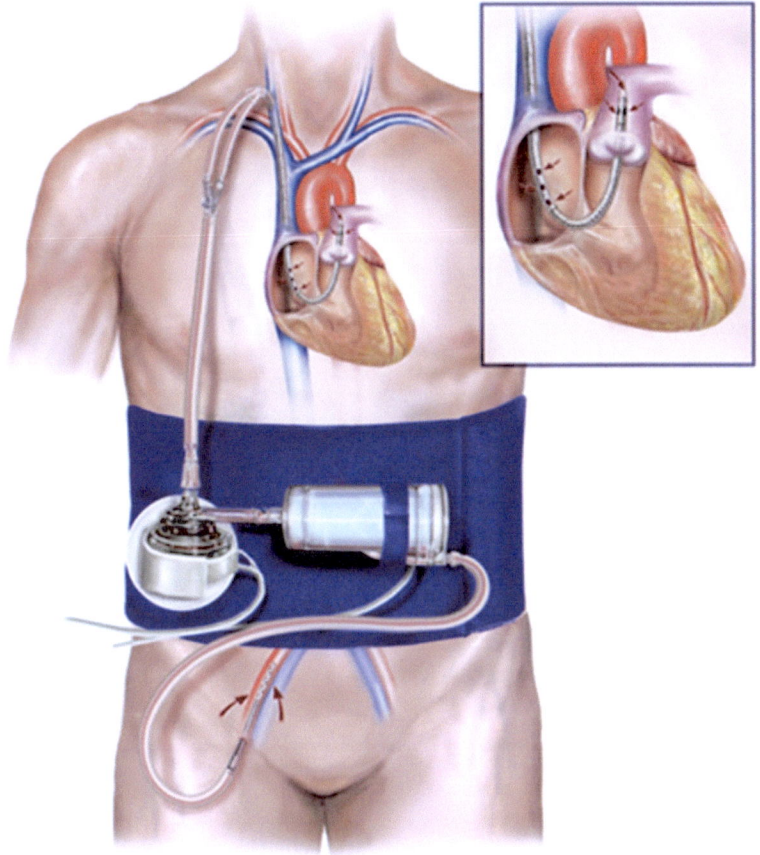

Abb. 7.8 VA-ECMO-Konfiguration mit Doppellumenansaugkanüle in der Pulmonalarterie und im rechten Vorhof. Von hier wird das Blut über einen Oxygenator in die Arteria femoralis gepumpt

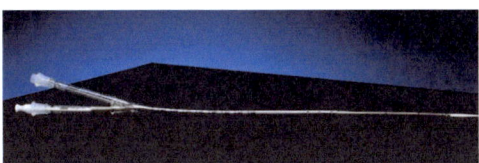

Abb. 7.9 ProtekDuo-Doppellumenkanüle 29F (46 cm)

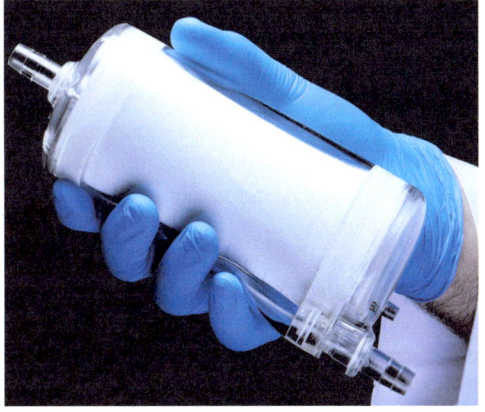

Abb. 7.10 Oxygenator

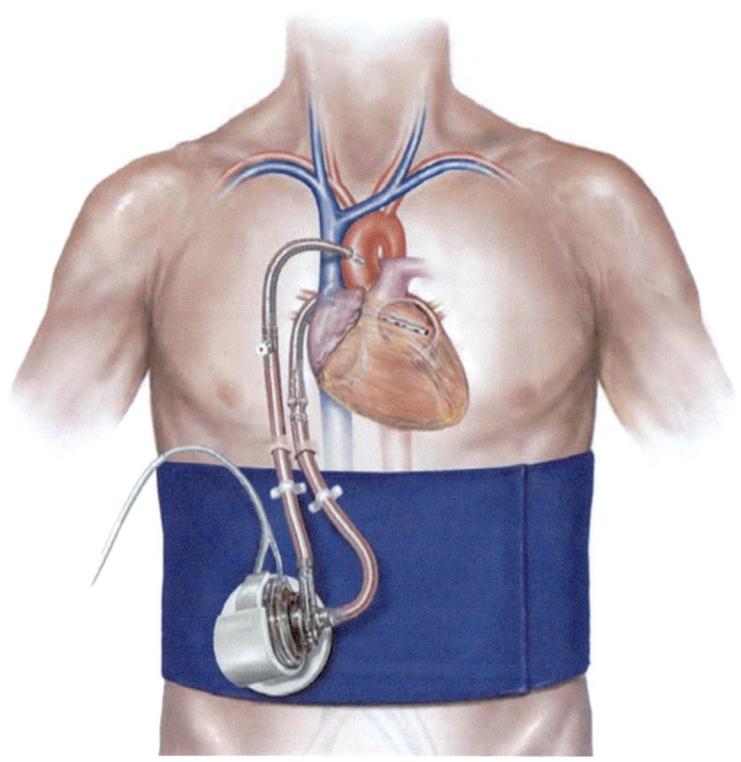

7.7 Hämodynamik während TandemHeart-Unterstützung

Während einer TandemHeart Unterstützung kommt es zu einer Erhöhung des arteriellen Blutdruckes und zu einer effektiven Abnahme des linksventrikulären end-diastolischen Volumens, des linksventrikulären enddiastolischen Druckes und zu einer Abnahme des Schlagvolumens. Dies führt zu einer verringerten Wandspannung, zu einer Reduktion der myokardialen Schlagarbeit und somit zu einer deutlichen Abnahme des myokardialen Sauerstoffbedarfs. In einem Tiermodell zum akuten Myokardinfarkt zeigte sich unter TandemHeart-Unterstützung eine signifikant niedrigere myokardiale Schlagarbeit als mit der aktuell größten interventionell perkutan implantierbaren Impella-Mikroaxialpumpe (Impella CP) (Kapur et al. 2015).

Neben dem myokardialen Sauerstoffverbrauch nehmen auch der pulmonalkapilläre Verschlussdruck (PCWP) und der pulmonalarterielle Druck ab.

7.8 Klinische Daten

Fallserien und Einzelfallberichte zum erfolgreichen Einsatz des TandemHeart liegen für den Einsatz bei Hochrisikokoronarinterventionen (Aragon et al. 2005; Thomas et al. 2010) sowie zur Überbrückung bis zur Herztransplantation bzw. bis zur Implantation eines permanenten LVAD-Systems (Bruckner et al. 2008; Gregoric et al. 2008; La Francesca et al. 2006) vor.

Ebenso konnte bei Patienten mit akuter fulminanter Myokarditis mit dem TandemHeart eine Erholung des Herzmuskels erreicht werden (Chandra et al. 2007; Khalife et al. 2007).

Auch zur Kreislaufunterstützung bei komplexen Katheterablationen stellt der Einsatz des TandemHeart eine erfolgreiche Option dar (Bunch et al. 2012).

Randomisierte Studien mit dem TandemHeart liegen nur für den Einsatz im kardiogenen Schock vor (Burkhoff et al. 2006; Thiele et al. 2005). In diesen beiden Studien wurde das TandemHeart mit der intraaortalen Ballonpumpe (IABP) (s. h. ▶ Kap. 4) verglichen. In der Studie von Thiele et al. wurden 41 Patienten untersucht (1 Zentrum, 20 mit der IABP, 21 mit dem TandemHeart), in der Studie von Burkhoff wurden 42 Patienten aus 12 Zentren untersucht (9 „Roll-in"-Patienten, 14 IABP, 19 TandemHeart).

In beiden Studien zeigte sich eine signifikante Überlegenheit des TandemHeart-pLVAD gegenüber der IABP bei den primären Endpunkten der beiden Studien („cardiac power index" in der Thiele-Studie, hämodynamische Verbesserung in der Burkhoff-Studie). Eine Abnahme der Gesamtmortalität konnte durch den Einsatz des TandemHeart jedoch nicht nachgewiesen werden. Device- oder Prozedur-assoziierte Komplikationen waren in der Studie von Thiele in der TandemHeart-Gruppe höher als in der IABP-Gruppe, insbesondere Ischämien der Extremität mit der arteriellen Kanüle (7 Patienten [33 %], 3 durch chirurgische Therapie behoben, 4 durch interventionelle Therapie). Auch die Notwendigkeit von Bluttransfusion war in der Thiele-Studie in der TandemHeart-Gruppe höher als in der IABP-Gruppe: 19 von 21 Patienten vs. 8 von 20 Patienten. Auch die Gabe von Plasma- und Thrombozytenkonzentrate war in der TandemHeart-Gruppe häufiger notwendig (15 vs. 4 Patienten). Ebenso zeigten sich häufiger Zeichen einer disseminierten intravasalen Gerinnung und Blutungen an der Punktionsstelle der arteriellen Kanüle.

In der Studie von Burkhoff zeigten sich bei den Komplikationen beider Therapien keine Unterschiede. Eine Hämolyse trat in beiden Gruppen äußerst selten auf (jeweils 1 Patient).

Interessanterweise starb unter der Linksherzunterstützung mit dem TandemHeart in der Thiele-Studie kein Patient an Linksherzversagen (allerdings 4 an Multiorganversagen), während in der IABP-Gruppe unter der Unterstützung 3 Patienten an Linksherzversagen und ein Patient an Multiorganversagen verstarben. In beiden Studien konnte somit gezeigt werden, dass sich mit dem TandemHeart-pLVAD eine sehr effektive Kreislaufunterstützung im schweren, medikamentös therapierefraktären kardiogenen Schock erreichen lässt. Dass dies auch zu einem besseren Überleben der Patienten im schweren kardiogenen Schock führt, konnte allerdings bisher nicht nachgewiesen werden (Thiele et al. 2017; Ouweneel et al. 2017).

Literatur

Aragon J, Lee M, Kar S, Makkar RR (2005) Percutaneous left ventricular assist device: "TandemHeart" for high-risk coronary intervention. Catheter Cardiovasc Interv 65:346–352

Bernhardt AM, Hillebrand M, Yildirim Y, Hakmi S, Wagner FM, Blankenberg S, Reichenspurner H, Lubos E (2018) Percutaneous left atrial unloading to prevent pulmonary oedema and to facilitate ventricular recovery under extracorporeal membrane oxygenation therapy. Interact CardioVasc Thorac Surg 26:4–7

Bruckner BA, Jacob LP, Gregoric ID, Loyalka P, Kar B, Cohn WE, La Francesca S, Radovancevic B, Frazier OH (2008) Clinical experience with the TandemHeart percutaneous ventricular assist device as a bridge to cardiac transplantation. Texas Hear Inst J 35:447–450

Bunch TJ, Darby A, May HT, Ragosta M, Lim DS, Taylor AM, DiMarco JP, Ailawadi G, Revenaugh JR, Weiss JP, Mahapatra S (2012) Efficacy and safety of ventricular tachycardia ablation with mechanical circulatory support compared with substrate-based ablation techniques. Europace 14:709–714

Burkhoff D, Cohen H, Brunckhorst C, O'neill WW (2006) A randomized multicenter clinical study to evaluate the safety and efficacy of the TandemHeart percutaneous ventricular assist device versus conventional therapy with intraaortic balloon pumping for treatment of cardiogenic shock. Am Heart J 152:469.e1–469.e8

Chandra D, Kar B, Idelchik G, Simpson L, Loyalka P, Gregoric ID, Delgado RM 3rd, Frazier OH (2007) Usefulness of percutaneous left ventricular assist device as a bridge to recovery from myocarditis. Am J Cardiol 99:1755–1756

Gregoric ID, Jacob LP, La Francesca S, Bruckner BA, Cohn WE, Loyalka P, Kar B, Frazier OH (2008)

The TandemHeart as a bridge to a long-term axial-flow left ventricular assist device (bridge to bridge). Texas Hear Inst J 35:125–129

Kapur NK, Paruchuri V, Pham DT, Reyelt L, Murphy B, Beale C, Bogins C, Wiener D, Nilson J, Esposito M, Perkins S, Perides G, Karas RH (2015) Hemodynamic effects of left atrial or left ventricular cannulation for acute circulatory support in a bovine model of left heart injury. ASAIO J 61:301–306

Khalife W, Kar B (2007) The TandemHeart® pVAD™ in the treatment of acute fulminant myocarditis. Texas Hear Inst J 34:209–213

La Francesca S, Palanichamy N, Kar B, Gregoric ID (2006) First use of the TandemHeart percutaneous left ventricular assist device as a short-term bridge to cardiac transplantation. Texas Hear Inst J. 33:490–491

Ouweneel DM, Eriksen E, Sjauw KD, van Dongen IM, Hirsch A, Packer EJ, Vis MM, Wykrzykowska JJ, Koch KT, Baan J, de Winter RJ, Piek JJ, Lagrand WK, de Mol BA, Tijssen JG, Henriques JP (2017) Percutaneous mechanical circulatory support versus intra-aortic balloon pump in cardiogenic shock after acute myocardial infarction. J Am Coll Cardiol 69:278–287

Thiele H, Sick P, Boudriot E, Diederich KW, Hambrecht R, Niebauer J, Schuler G (2005) Randomized comparison of intraaortic balloon support versus a percutaneous left ventricular assist device in patients with revascularized acute myocardial infarction complicated by cardiogenic shock. Eur Heart J 26:1276–1283

Thiele H, Jobs A, Ouweneel DM, Henriques JPS, Seyfarth M, Desch S, Eitel I, Pöss J, Fuernau G, de Waha S (2017) Percutaneous short-term active mechanical support devices in cardiogenic shock: a systematic review and collaborative meta-analysis of randomized trials. Eur Heart J 38:3523–3531

Thomas JL, Al-Ameri H, Economides C, Shareghi S, Abad DG, Mayeda G, Burstein S, Shavelle DM (2010) Use of a percutaneous left ventricular assist device for high-risk cardiac interventions and cardiogenic shock. J Invasive Cardiol 22:360–364

Tschöpe C, Van Linthout S, Klein O, Mairinger T, Krackhardt F, Potapov EV, Schmidt G, Burkhoff D, Pieske B, Spillmann F (2018) Mechanical unloading by fulminant myocarditis: LV-IMPELLA, ECMELLA, BI-PELLA, and PROPELLA concepts. J Cardiovasc Transl Res. ▸ https://doi.org/10.1007/s12265-018-9820-2

TandemHeart: perkutanes rechtsventrikuläres Assist Device

Anja Oßwald, Arjang Ruhparwar und Bastian Schmack

8.1 Pathophysiologie der Rechtsherzinsuffizienz – 96
Rechtsherzinsuffizienz nach LVAD-Implantation – 96

8.2 Indikationen – 96

8.3 Scores – 97

8.4 Kontraindikationen – 98

8.5 Möglichkeiten der temporaren Rechtsherzunterstützung – 98

8.6 Systembeschreibung und Wirkprinzip – 99

8.7 Implantationstechnik – 100

8.8 Management, Weaning und Explantation – 102
Mobilisation – 102
Weaning-Protokoll – 102
Explantation – 103

8.9 Komplikationen – 105

8.10 Studienlage – 105

8.11 Zusammenfassung – 107

Literatur – 107

© Springer-Verlag GmbH Deutschland, ein Teil von Springer Nature 2020
U. Boeken et al. (Hrsg.), *Mechanische Unterstützung im akuten Kreislaufversagen*,
https://doi.org/10.1007/978-3-662-59901-3_8

8.1 Pathophysiologie der Rechtsherzinsuffizienz

Die Rechtsherzinsuffizienz ist ein klinisches Symptom unterschiedlicher Ätiologie, das durch eine unzureichende Auswurfleistung des rechten Ventrikels gekennzeichnet ist.

Die Rechtsherzinsuffizienz kann isoliert auftreten, beispielsweise bei akuter Rechtsherzbelastung (Lungenembolie, Rechtsherzinfarkt), oder bei Exazerbation einer Lungenerkrankung. Häufig ist auch die Kombination mit einer Linksherzinsuffizienz. Hier führt die linksventrikuläre Dysfunktion infolge eines Rückwärtsversagens mit Kongestion zu einer Erhöhung des pulmonalarteriellen Widerstands und des rechtsventrikulären Afterloads und damit zur sekundären Rechtsherzinsuffizienz (Konstam et al. 2018). Als terminal wird eine Herzinsuffizienz bezeichnet, die nicht auf die leitliniengerechte pharmakologische, interventionelle und elektrophysiologische Therapie anspricht und die intravenöse Gabe von Inotropika erforderlich macht. Die konservative Therapie umfasst die pharmakologische Steigerung der rechtsventrikulären Inotropie (Dobutamin, Suprarenin, Milrinon und Levosimendan) und die Nachlastsenkung (z. B. inhalative Nitroxid-(NO-)Beatmung, Inhalation von Prostaglandinderivaten). Bei ausbleibendem Erfolg der medikamentösen Therapie sollte die Option einer mechanischen Kreislaufunterstützung erwogen werden (Ponikowski et al. 2016). Die Implantation eines temporären rechtsventrikulären Assist Device (t-RVAD) ermöglicht eine rasche Stabilisierung der Kreislaufsituation im akuten Rechtsherzversagen.

Rechtsherzinsuffizienz nach LVAD-Implantation

Die Rechtsherzinsuffizienz nach Implantation eines linksventrikulären Assist Device (LVAD) ist eine gefürchtete Komplikation, die mit einer hohen Mortalität, Morbidität und der signifikanten Verlängerung des Intensivstationsaufenthalts einhergeht (Bellavia et al. 2017; Lin et al. 2018). Grund hierfür ist eine unzureichende Anpassung des eingeschränkten rechten Ventrikels an die veränderten hämodynamischen Verhältnisse, bedingt durch die Etablierung eines suffizienten linksventrikulären Herzzeitvolumens. Die Entlastung des linken Ventrikels nach der LVAD-Implantation kann zu einem ventrikulären Septumshift und damit zu einer Dilatation des rechten Ventrikels führen (Shehab et al. 2017). Diese Dilatation wird durch den gesteigerten venösen Rückfluss zum rechten Herzen verstärkt. Zusätzlich verursacht die Operation mit der Herz-Lungen-Maschine und die perioperative Intensivmedizin durch eine konsekutive Volumenbelastung eine direkte Rechtsherzbelastung (Konstam et al. 2018). Die Rechtsherzinsuffizienz kann akut intraoperativ oder subakut wenige Tage nach der Operation auftreten. Insgesamt ist eine begleitende sekundäre Rechtsherzinsuffizienz nach LVAD-Implantation für den Verlauf prognostisch ungünstig (Kormos et al. 2010, Dandel et al. 2015). Aus diesem Grund ist eine frühzeitige Entscheidung bezüglich der Notwendigkeit einer t-RVAD-Unterstützung unabdingbar, um eine Rechtsherzinsuffizienz von vornherein zu vermeiden oder frühzeitig therapieren zu können.

8.2 Indikationen

Die (akute) Rechtsherzinsuffizienz kann durch eine Erhöhung der Nachlast (Linksherzinsuffizienz), Erhöhung der Vorlast durch Volumenüberladung oder eine Kontraktilitätsstörung des Myokards bedingt sein. Dies resultiert in einer verringerten Auswurfleistung des rechten Herzens. Sollte das primäre Ziel einer Behandlung der jeweiligen Ursache oder die Optimierung mittels konservativer oder (koronar-)interventioneller Methoden nicht möglich sein, kann durch ein t-RVAD die unmittelbare Entlastung des rechten Ventrikels erreicht werden. Die temporäre mechanische Kreislaufunterstützung hat daher einen hohen Stellenwert in der Therapie des akuten schweren kardiogenen Schocks (INTERMACS 1–2) (Stevenson et al. 2009).

Häufig wird die Indikation zur t-RVAD-Implantation in Kombination mit einer LVAD-Versorgung gestellt. Die Inzidenz eines Rechtsherzversagens bei LVAD-Patienten variiert von 10–40 % (Lampert und Teuteberg 2015). Die langbestehende Linksherzinsuffizienz resultiert in einer sekundären pulmonalarteriellen Hypertonie und einer Erhöhung der Nachlast, was in der Folge zu einer Reduktion der rechtsventrikulären Auswurfleistung führt. Besteht zudem eine Trikuspidalklappeninsuffizienz, kommt es zu einem relevanten Rückstau venösen Blutes, was wiederum eine Reduktion der Perfusion der (viszeralen) Organsysteme zur Folge haben kann.

Weitere Ursachen, die zum akuten Rechtsherzversagen führen, sind der Rechtsherzinfarkt, ein (akuter) Ventrikelseptumdefekt, häufig infolge eines Myokardinfarkts, eine Lungenarterienembolie, die mit einer hochakuten Erhöhung der rechtsventrikulären Nachlast einhergeht, oder eine perioperative Ischämie, insbesondere bei zuvor grenzgradig kompensierter rechtsventrikulärer (RV-)Funktion. Auch nach einer Herztransplantation ist in 2–6 % der Fälle mit einem Rechtsherzversagen, das die Implantation eines mechanischen Unterstützungssystems notwendig macht, zu rechnen (Klima et al. 2005; Mihaljevic et al. 2012). Außerdem können gravierende Volumenumsätze, beispielsweise im Rahmen großer viszeralchirurgischer Eingriffe, bei vorbestehender Herzinsuffizienz zu einer akuten Rechtsherzinsuffizienz führen.

Bei einem durch einen Rechtsherzinfarkt bedingten Kontraktilitätsverlust des Myokards kann trotz primärer Revaskularisation die intra- oder postoperative Implantation eines t-RVAD notwendig werden („bridge to recovery"). Eine Myokarditis kann zur Ausbildung einer inflammatorisch bedingten dilatativen Kardiomyopathie führen und damit ebenfalls Indikation für ein t-RVAD sein.

Bei einem akuten Rechtsherzversagen aufgrund einer Oxygenierungsstörung bedingt durch ein „acute respiratory distress syndrome" (ARDS) kann durch die Erweiterung des TandemHeart-Kreislaufs durch einen Oxygenator sowohl eine Unterstützung des rechten Ventrikels als auch eine Stabilisierung der respiratorischen Situation erreicht werden.

> **Übersicht**
> Indikationen:
> - Rechtsherzversagen
> - Biventrikuläre Herzinsuffizienz
> - Während/nach LVAD-Implantation
> - Akuter Rechtsherzinfarkt
> - Lungenarterienembolie
> - Akuter, schwerer kardiogener Schock (INTERMACS 1–2)

8.3 Scores

Für die Entscheidung, ob eine zeitgleiche t-RVAD-Implantation bei LVAD-Patienten sinnvoll ist, ist eine Vielzahl von Scores vorhanden. In einer Studie von Kalogeropoulos et al. wurden die sechs am häufigsten verwendeten Scores im Hinblick auf ihre Zuverlässigkeit bezüglich der Vorhersage eines Rechtsherzversagens evaluiert und validiert. Am besten gelang dies mit dem Michigan- und dem Critt-Score. Insgesamt war die Vorhersagekraft mit einem Wert von 0,54–0,62 in den C-Statistiken jedoch erkennbar eingeschränkt (Kalogeropoulos et al. 2015).

Bei dem Michigan-Score werden für die folgenden vier präoperativen Variablen Punkte vergeben: Vasopressorengabe (4 Punkte), Aspartat-Aminotransferaseanstieg (2 Punkte), Bilirubin ≥2,0 mg/dl (2,5 Punkte) und Kreatinin ≥2,3 mg/dl (3 Punkte). Je höher die Punktzahl ist, desto wahrscheinlicher ist ein postoperatives RV-Versagen (Matthews et al. 2008).

Der CRITT-Score evaluiert, ob eine direkte biventrikuläre Unterstützung angestrebt werden sollte. Als Kriterien sind erhöhter zentraler Venendruck (ZVD)

>15 mmHg („C"), hochgradige RV-Dysfunktion („R"), präoperative Intubation („I"), hochgradige Trikuspidalklappeninsuffizienz („T") und Tachykardie („T") beschrieben. Für jede vorhandene Variable wird ein Punkt vergeben, bei einem Punktewert von 0–1 wird eine alleinige LVAD-Implantation empfohlen und bei 4–5 Punkten eine simultane Links- und Rechtsherzunterstützung (Atluri et al. 2013).

Es ist festzustellen, dass vor allem die klinische Situation zur Entscheidungsfindung herangezogen werden sollte. Klinische Parameter zur Evaluation sind hierbei ein kontinuierlich ZVD (>15 mmHg) in Kombination mit niedrigen Pulmonalarteriendrücken, ein mittlerer arterieller Blutdruck <55 mmHg und ein „cardiac index" <2,0 l/min/m^2 trotz relevanter inotroper Unterstützung. Echokardiografische Hinweise für die Zunahme der RV-Insuffizienz nach LVAD-Implantation sind eine Ballonierung des rechten Ventrikels, ein linksventrikulärer Septumshift, wiederholte Ansaugphänomene des LVAD trotz korrekter Lageausrichtung infolge des Rechts-Links-Versagens und die Ausbildung oder Zunahme einer Trikuspidalklappeninsuffizienz.

8.4 Kontraindikationen

Die allgemeinen Kontraindikationen für ein Assist Device, die auch für ein t-RVAD gelten, beinhalten ein irreversibles Multiorganversagen oder eine schwere Sepsis mit ausgeprägter Vasoplegie (relative Kontraindikation für ein t-RVAD). Hierzu gehören auch schwere Lungen- oder Lebererkrankungen (FEV1<1, eingeschränkte Lebersyntheseleistung mit Ausnahme des akuten Leberversagens infolge einer Rechtsherzinsuffizienz), bei denen die allgemeine Operabilität nicht gewährleistet ist. Bei Patienten, die im Umfeld einer malignen Grunderkrankung eine Lebenserwartung von unter einem Jahr aufweisen, sollte kritisch und individuell abgewogen werden. Alle Situationen, die eine Kontraindikation für eine therapeutische Antikoagulation aufweisen, wie zum Beispiel eine akute intrakranielle oder gastrointestinale Blutung oder eine nicht behandelbare Koagulopathie, sind (relative) Ausschlusskriterien für eine t-RVAD-Therapie. Bei einem akuten Schlagfall, der mit einer unklaren Prognose und einem hohen Risiko einer sekundären Einblutung einhergeht, muss genau abwogen werden, ob eine mechanische Kreislaufunterstützung im Sinne einer Risiko-Nutzen-Abwägung indiziert ist. Zudem kommen speziell für die Verwendung der ProtekDuo-Kanüle technikbedingt ein (flottierender) Thrombus im Vorhof oder Vorhofsohr als Kontraindikationen hinzu (Gilotra und Stevens 2014).

Insgesamt wird die Breite der Kontraindikationen durch die minimal-invasive Implantationstechnik deutlich reduziert.

8.5 Möglichkeiten der temporaren Rechtsherzunterstützung

Da der rechte Ventrikel prinzipiell ein hohes Erholungspotenzial innerhalb kurzer Zeit aufweist, respektive sich eine partielle Passivierung einstellen kann, ist die akute Rechtsherzinsuffizienz für die temporäre mechanische Kreislaufunterstützung prädestiniert (Kapur et al. 2017). Bei temporärer mechanischer Kreislaufunterstützung ist zwischen den Konzepten „bridge to recovery", „bridge to transplant" und „bridge to decision" zu unterscheiden.

Extrakorporale Zentrifugalpumpen, wie das TandemHeart (Cardiac Assist, Inc., Pittsburgh, PA), bei dem in Verbindung mit einer Einflusskanüle Blut über den rechten Vorhof drainiert und über eine Ausflusskanüle in die Pulmonalarterie abgegeben wird (via zweier einlumiger Kanülen oder einer Doppellumenkanüle), erlauben die Übernahme einer vollständigen rechtsventrikulären Auswurfleistung (Saffarzadeh und Bonde 2015).

Ein weiteres t-RVAD-Konzept ist das Modell Impella RP (Abiomed, Inc., Danvers, MA). Hierbei handelt es sich, im Gegensatz zum parakorporalen Antrieb des TandemHeart, um eine transvenöse, intrakardiale Mikroaxialblutpumpe, bei der ein transfemoraler Zugang notwendig ist. Sie fördert Blut aus der Vena cava inferior in die Pulmonalarterie. Allerdings ist dieses System nur für eine Liegedauer von maximal 14 Tagen zugelassen und erlaubt infolge der Mikroaxialpumpe kein Hinzufügen eines Oxygenators zum Gasaustausch (Anderson et al. 2018).

Im Falle einer akuten RV-Insuffizienz nach einem herzchirurgischen Eingriff mit Herz-Lungen-Maschine oder aufgrund einer verminderten Koronardurchblutung werden häufig intraaortale Ballonpumpen (IABP) verwendet (Boeken et al. 2009). Diese verbessern den mittleren arteriellen Druck und damit die Koronarperfusion in der Diastole, jedoch findet keine aktive Unterstützung des rechten Ventrikels statt.

Eine weitere Möglichkeit ist eine über die Leistengefäße implantierte arteriovenöse extrakorporale Membranoxygenierung (ECMO). Im Unterschied zu dem TandemHeart- oder ImpellaRP-System wird das Blut aus dem rechten Vorhof in die Arteria femoralis abgeben und umgeht somit den rechten Ventrikel indirekt (Riebandt et al. 2018). Wesentlicher Nachteil dieses nicht auf den Lungenkreislauf reduzierten Verfahrens ist, dass neben einer retrograden Perfusion der Aorta eine Flusskompetition des ECMO-(besser ECLS, extrakorporales Life-Support-)Systems und der physiologischen, antegraden Perfusion des nicht funktionseingeschränkten linken Ventrikels und eine konsekutiv sehr hohe Nachlast aufgebaut wird. Zudem erfordert dieses System infolge der (teilweisen) Umgehung des Lungenkreislaufs immer die Hinzunahme eines Membranoxygenators in den Kreislauf, was in einer erheblichen thrombogenen Fremdoberfläche mit hoher inflammatorischer Antwort mündet.

8.6 Systembeschreibung und Wirkprinzip

Das TandemHeart ist ein temporäres Assist Device, das zur links-, rechts- und biventrikulären mechanischen Kreislaufunterstützung zugelassen ist. Es handelt sich um eine perkutane extrakorporale Zentrifugalpumpe, die einen kontinuierlichen Fluss generiert. Im Falle der Rechtsherzunterstützung erfolgt der Zugang veno-pulmonalarteriell via Duallumenkanüle. Das Blut wird über eine im rechten Vorhof platzierte Kanüle drainiert und in die Pulmonalarterie abgeben (◘ Abb. 8.1). Somit wird der rechte Ventrikel mittels direktem Bypass umgangen. Mit einer maximalen Drehzahl von 7500 rpm, kann ein Pumpenfluss von ca. 3,8 l/min generiert werden. Der Fluss des TandemHeart-Systems ist proportional zu der Umdrehungszahl und wird indirekt durch den Volumenstatus und den Druckgradienten zwischen rechtem Vorhof und Pulmonalarterie, sowie durch das Lumen der Kanüle limitiert. Ist der Unterschied zwischen den Drücken im rechten Vorhof und der Pulmonalarterie niedrig (insbesondere eine niedrige Nachlast), ist der Pumpenfluss in Relation zur Umdrehungszahl hoch. Bei einer pulmonalen Hypertonie und damit hohen Druckunterschieden ist der Pumpenfluss bei gleichen Umdrehungszahlen niedriger (Kapur et al. 2017).

Aktuell ist das TandemHeart, in Verbindung mit der Protekduokanüle, das einzige perkutane rechtsventrikuläre Assist Device (p-RVAD), das infolge des parakorporalen Blutflusses die Möglichkeit bietet, einen Oxygenator zu integrieren (◘ Abb. 8.2). Hierdurch lässt sich auch beim Auftreten respiratorischen Komplikationen, wie einer Pneumonie oder einem ARDS, die klinische Situation des Patienten zuverlässig verbessern. Ein weiterer Vorteil des TandemHearts in Verbindung mit der ProtekDuo-Kanüle ist die Option eines minimalinvasiven Zugangs, der je nach gewählter Kanülierungstechnik keine Thorakotomie erfordert.

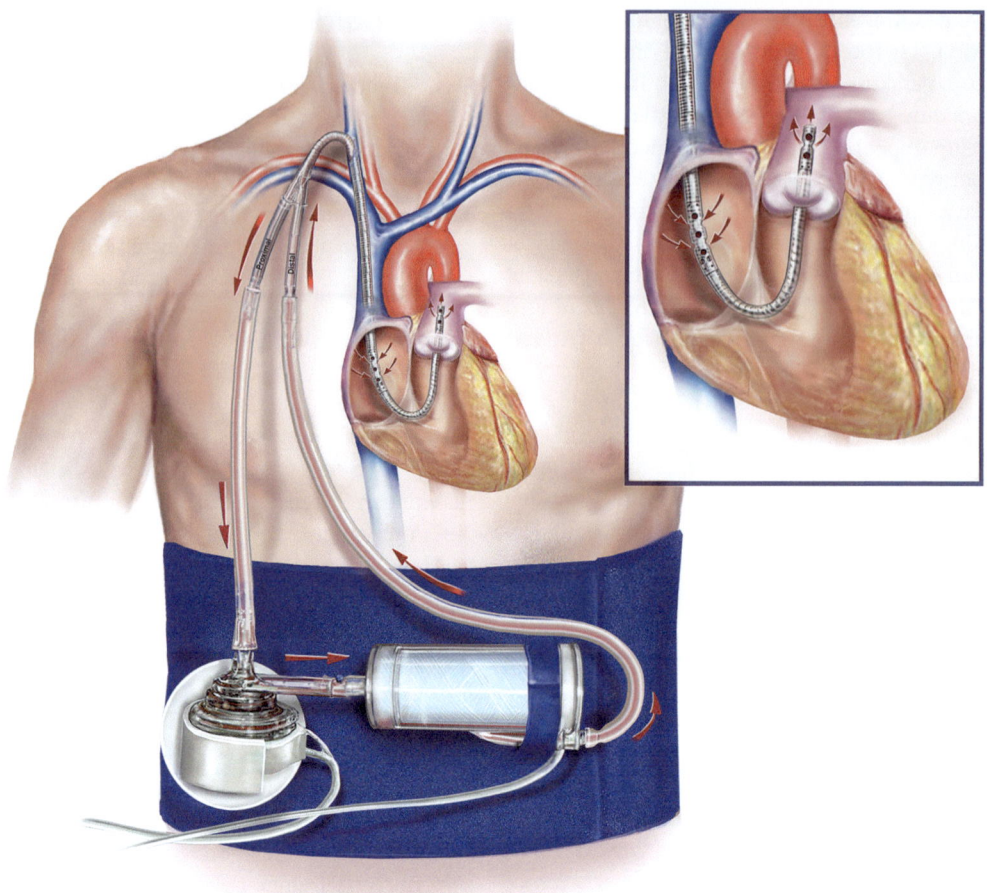

Abb. 8.1 Schematische Darstellung des TandemHearts in Kombination mit der ProtekDuo-Kanüle. Das Blut wird durch das Duallumenprinzip über die seitliche Fenestrierung der Kanüle aus dem Vorhof drainiert und in die Pulmonalarterie abgegeben. (Mit freundlicher Genehmigung von LivaNova)

8.7 Implantationstechnik

Die Zugangsoptionen eines RVAD sind prinzipiell eine direkte Anlage einer Kanüle in den rechten Vorhof und die Pulmonalarterie und/oder ein transvenöser Zugang über die Vena femoralis. Der direkte Zugang erfordert allerdings eine erneute Thorakotomie zur Explantation. Eine weitere Implantationstechnik, deren Ziel die Vermeidung einer Rethorakotomie ist, ist die Anastomosierung eines ringverstärkten Kunststoff-Grafts mit der Pulmonalarterie über eine Thorakotomie und dessen Ausleitung aus dem Brustkorb. Die venöse Multistage-Kanüle wird über die Vena femoralis in den rechten Vorhof platziert (Schopka et al. 2012). Obwohl die periphere Kanülierung über die Vena femoralis sehr gut möglich ist, ist die Mobilisation des Patienten deutlich eingeschränkt, respektive kontraindiziert, ein Aufstehen oder jedwedes Anwinkeln des Beins verbietet sich grundsätzlich.

Die Kombination aus dem TandemHeart und der doppellumigen ProtekDuo-Kanüle

TandemHeart: perkutanes rechtsventrikuläres Assist Device

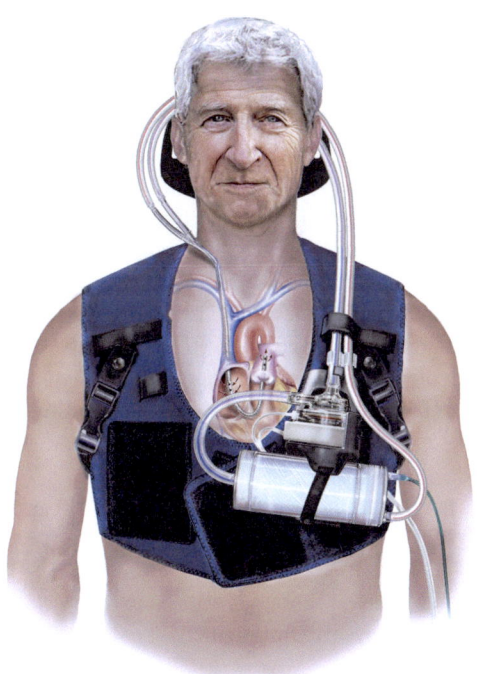

◘ **Abb. 8.2** Schematische Darstellung des TandemHearts mit integriertem Oxygenator. (Mit freundlicher Genehmigung von LivaNova)

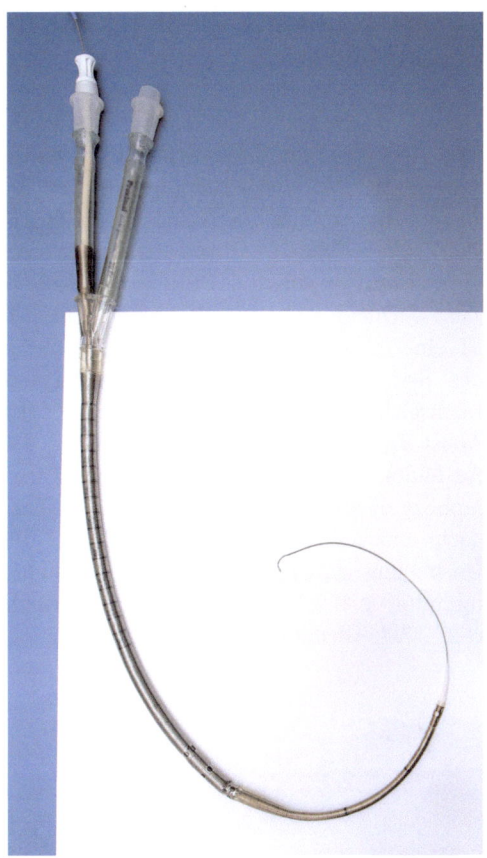

◘ **Abb. 8.3** Doppellumige ProtekDuo-Kanüle

mit 29 oder 31 French (CardiacAssist, Inc., Pittsburgh, PA 15238, USA) ermöglicht über einen einzigen venösen Zugang über die rechte Vena jugularis das Drainieren des Blutes aus dem rechten Vorhof und die Abgabe in die Pulmonalarterie (Schmack et al. 2016), (◘ Abb. 8.3). Das äußere Lumen der Kanüle, das im rechten Vorhof zu liegen kommt, hat seitlich Einflussöffnungen, das innere, drahtverstärkte 16-French-Lumen in der Pulmonalarterie ist zur Abgabe des Blutes am distalen Ende multifenestriert. Dieser minimalinvasive Zugang erlaubt die Im- und Explanation vollständig ohne Thorakotomie. Das Platzieren der Kanüle erfolgt in Seldinger-Technik in den Truncus pulmonalis. Zur Lagekontrolle wird intraoperativ eine transösophageale Echokardiographie und eine Fluoroskopie durchgeführt. Intensivmedizinisch erfolgt während des Behandlungszeitraums die Lagekontrolle über wiederholte Röntgenaufnahmen des Thorax. Beim Konnektieren der Schläuche muss auf eine Luftfreiheit geachtet werden. Sobald die Kanülen konnektiert sind, kann die RVAD-Unterstützung gestartet und kontinuierlich bis zu einem maximalen Fluss von ca. 3,8 l/min gesteigert werden.

Wird die TandemHeart-Implantation an der Herz-Lungen-Maschine durchgeführt (z. B. im Rahmen einer LVAD-Implantation, nach Myokardrevaskularisation oder nach pulmonaler Thrombektomie) ist zunächst eine Reduktion der Herz-Lungen-Maschine notwendig, um eine ausreichende Füllung des Herzens zu erlauben, wodurch das Einbringen des Führungskatheters gelingt.

8.8 Management, Weaning und Explantation

Unter laufender TandemHeart-Behandlung ist eine kontinuierliche, intravenöse Antikoagulation mit Heparin notwendig. Angestrebt wird eine „activated clotting time" (ACT) von 180–220 s und eine aktivierte Thromboplastinzeit (aPTT) von 60–80 s. Zur Vermeidung einer Pumpenthrombose ist eine zusätzliche kontinuierliche Spülung des Systems mit einer Heparinlösung auf Kochsalzbasis notwendig. Da Patienten mit Assist Devices ein erhöhtes Risiko für die Ausbildung einer Heparin-induzierten Thromobozytopenie II haben, sollten bei Verdacht eine sofortige Labordiagnostik und die Umstellung auf einen direkten Thrombininhibitor, z. B. Agatroban, erfolgen (Webb et al. 2008; Allender et al. 2017).

Mobilisation

Die Möglichkeiten der Mobilisation hängen im Wesentlichen vom Ort der Kanülierung ab. Wird ein transfemoraler Zugang gewählt, muss auf eine Bettruhe unter strikter Vermeidung einer Bewegung des Beins in der Hüfte geachtet werden. Bei einer rein jugulären Implantation ist hingegen eine Mobilisation unmittelbar möglich und anzustreben (◘ Abb. 8.4). In jedem Fall ist auf eine suffiziente Fixierung der Kanüle(n) zu achten, um eine Dislokation zu verhindern. Dies gilt umso mehr im Falle einer zentralen Kanülierung.

Weaning-Protokoll

Neben einer Therapie mit Inotropika sollten Patienten mit einer postoperativen

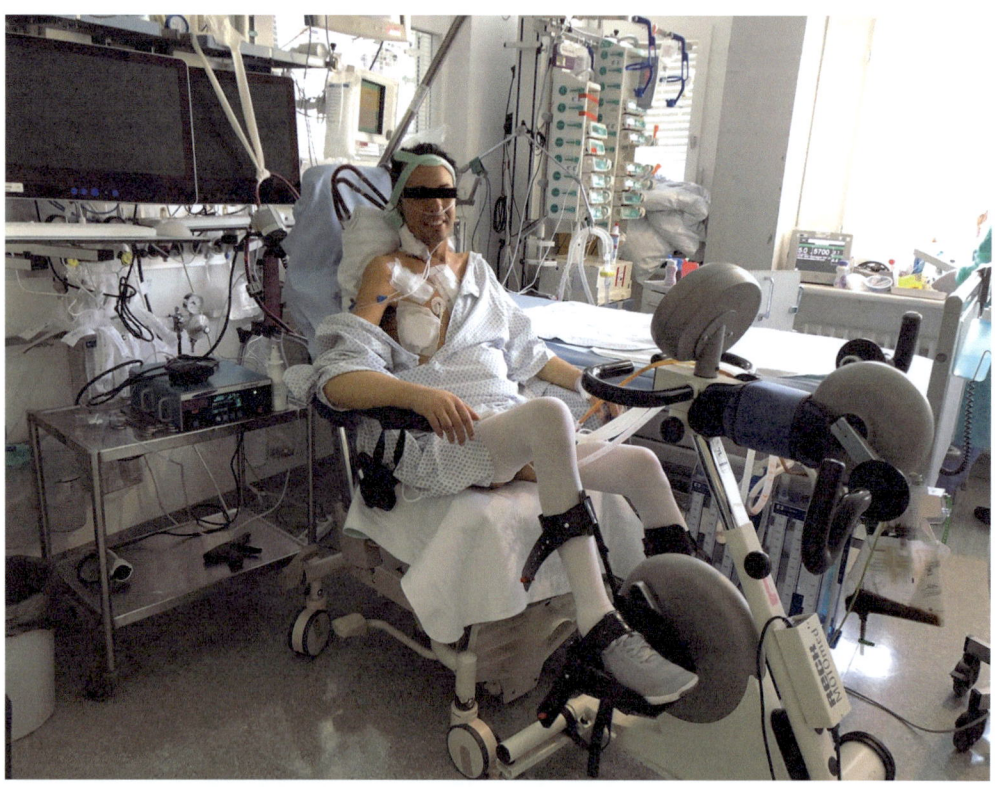

◘ Abb. 8.4 Mobilisation während der t-RVAD-Behandlung

Rechtsherzinsuffizienz zur direkten, pulmonalen Nachlastsenkung eine NO-Beatmung und/oder eine Therapie mit inhalativen Prostaglandinen erhalten. Durch die Rechtsherzunterstützung mittels t-RVAD ist eine frühere Reduktion des NO und damit ein früheres Weaning von der invasiven Beatmung möglich.

In der Frühphase nach Implantation steht die Stabilisierung des Patienten im Vordergrund, sodass eine maximale t-RVAD-Unterstützung angestrebt wird. Sobald es die hämodynamischen Verhältnisse und die Organfunktionen des Patienten zulassen, sollten zunächst die Katecholamine reduziert werden, um das Auftreten von spezifischen unerwünschten Nebenwirkungen zu minimieren. Gelingt dies sicher, sollte vor Beginn der Reduktion der TandemHeart-Flussraten eine Echokardiografie durchgeführt werden. Hier müssen der Füllungszustand und die Funktion des rechten Ventrikels, die Lage des Septums und das Vorhandensein bzw. der Grad einer Trikuspidalklappeninsuffizienz bestimmt sowie ein Perikarderguss ausgeschlossen werden.

Hämodynamische und klinische Parameter, die zum Weaning herangezogen werden:
- Mittlerer arterieller Blutdruck (MAP) >65 mmHg
- Zentralvenöse Sättigung (ZV SaO$_2$) >65 %
- Zentraler Venendruck (ZVD) 2–12 cmH$_2$O
- Diurese >0,5 ml/kg KG/h
- Katecholaminbedarf
- NO-Beatmung
- Endorganfunktionen (Leber, Niere)
- Befunde täglicher Echokardiografieuntersuchungen

Sobald alle Parameter bzw. die an den Patienten individuell adaptieren Voraussetzungen erfüllt sind, erfolgen eine schrittweise Reduktion des TandemHearts in 500-rpm-Schritten (nicht mehr als 0,5 l/min je Reduktionsschritt) sowie die Evaluation, ob diese Reduktion toleriert wird (Dandel und Hetzer 2018). Bei den folgenden Umständen sollte die Flussreduktion rückgängig gemacht werden, da eine suffiziente Eigenauswurfleistung des rechten Ventrikels (noch) nicht erreicht worden ist:
- ZVD >15 cm H$_2$O
- Dauerhafter MAP-Abfall auf <55 mmHg
- Erhöhter Katecholaminbedarf
- ZV SaO$_2$ <60 %
- Rückläufige Diurese
- Echokardiografische Parameter: Zunahme oder Ausbildung einer Trikuspidalklappeninsuffizienz, Volumenüberlastung des rechten Ventrikels, linksventrikulärer Septumshift
- LVAD-Flussabfall >25 % des Ausgangswerts

Um eine möglichst kurze Verweildauer zu gewährleisten, sollte die Evaluation einer Reduktionsmöglichkeit des t-RVAD täglich durchgeführt werden. Die Dauer der t-RVAD-Unterstützung ist bei Verwendung des TandemHearts mit ProtekDuo-Kanüle aktuell auf 30 Tage beschränkt. Ist nach dieser Zeitspanne kein vollständiges Weaning möglich, muss die Evaluation hinsichtlich einer dauerhaften Lösung erfolgen (Abb. 8.5).

Explantation

Erfahrungen zeigen, dass eine zu geringe Flussrate des TandemHearts in Verbindung mit der Protekduo-Kanüle zu zwei relevanten unerwünschten Umständen führt. Zum einem entwickelt sich infolge der einliegenden Kanüle ein erhebliches Deshaping des rechten Ventrikels, was insbesondere dessen longitudinale Kontraktion reduziert. Außerdem resultiert aufgrund der einliegenden Kanüle in der Pulmonalarterie eine gewisse (stenosierende) Nachlasterhöhung, die ihrerseits die Auswurfleistung einschränken kann. Aus diesem Grund wird eine Reduktion auf eine Flussrate von weniger als 2,0 l/min nicht empfohlen. Vor der Explanation wird eine erneute echokardiographische Untersuchung durchgeführt. Zeigen sich hier konstante Parameter

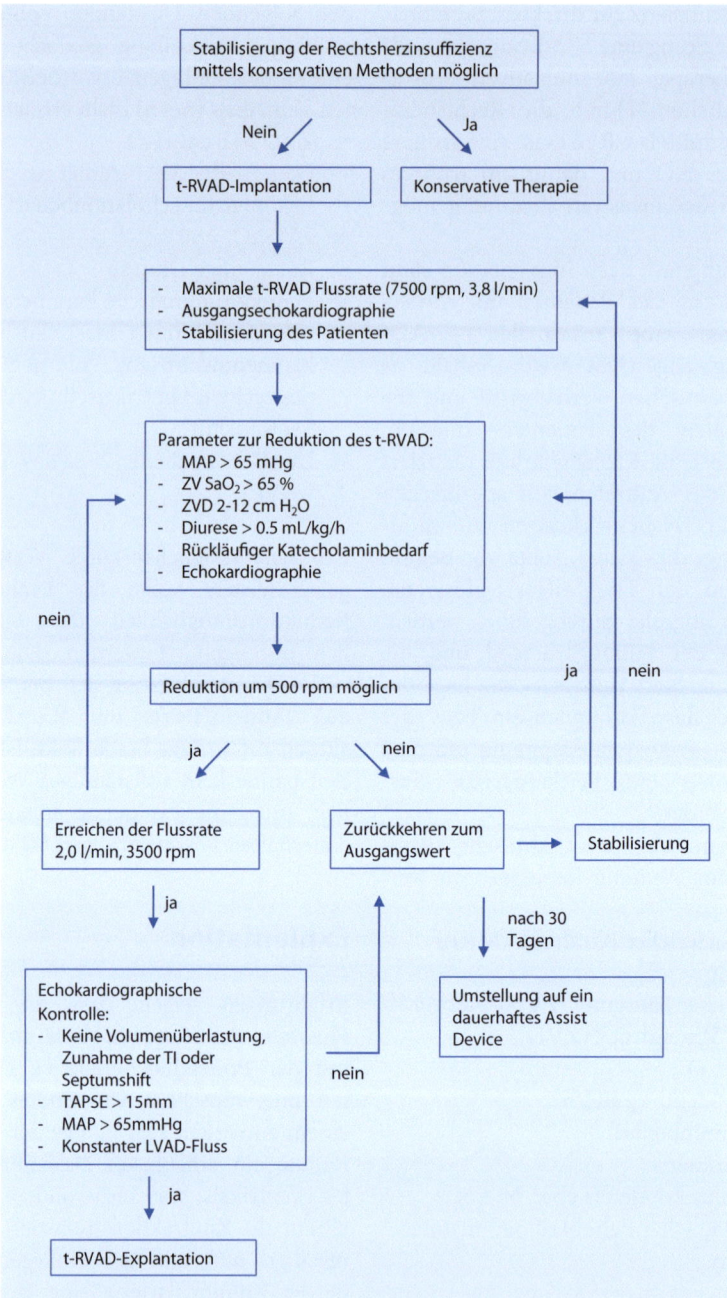

Abb. 8.5 Management der Rechtherzinsuffizienz (t-RVAD, temporäres Rechtsventrikuläres Assist Device; MAP, mittlerer arterieller Blutdruck; ZV SaO$_2$, zentralvenöse Sättigung; ZVD, zentraler Venendruck; TAPSE, tricuspid annular plane systolic excursion; TI, Trikuspidalklappeninsuffizienz)

(Volumenüberlastung, Trikuspidalklappeninsuffizienz, Septumshift, TAPSE [„tricuspid annular plane systolic excursion"] >15 mm oder im Falle einer LVAD-Therapie ein Abfall des LVAD-Flusses), kann eine Explantation erfolgen. Die Explantation wird je nach gewähltem Zugang im Operationssaal (direkter Zugang zur Pulmonalarterie) oder auf der Intensivstation (minimalinvasiver Zugang über Jugular- und Femoralgefäße) durchgeführt. Bei Verwenden der ProtekDuo-Kanüle wird nach Gabe einer Lokalanästhesie die Kanülen analog zu einem zentralen Venenkatheter entfernt, gegebenenfalls wird eine Übernaht an der Eintrittsstelle benötigt (Schmack et al. 2016). Nach der Explantation kann für eine kurze Dauer die Erhöhung der inotropen Unterstützung oder die Gabe von Phosphodiesterase-5-Inhibitoren notwendig werden (Saeed et al. 2015).

> **Übersicht**
> **Vorteile der Rechtsherzunterstützung mittels TandemHeart in Kombination mit der ProtekDuo-Kanüle**
> - Minimalinvasiver Zugang über die Vena jugularis interna
> - Vermeidung des Leistengefäßzuganges
> - Minimalinvasive Implantation und Explantation ohne Thorakotomie
> - Vollständige Mobilisation möglich
> - Schonende Explantation am Patientenbett ohne erneute Operation

8.9 Komplikationen

Zu den intraoperativen Komplikationen gehören bei der Punktion und beim Einführen des Seldinger-Drahts eine Verletzung der Gefäße sowie beim Einbringen der Kanülen die Gefahr einer Perforation. Zur Vermeidung einer Luftembolie ist auf eine komplette Luftfreiheit der Kanülen im Umfeld der Konnektion an den extrakorporalen Kreislauf zu achten.

In der initialen postoperativen Phase, insbesondere bei simultanem LVAD-Eingriff, besteht das Risiko einer Nachblutung. Dies ist bedingt durch den erhöhten Verbrauch von Gerinnungsfaktoren und Thrombozyten sowie die gesteigerte Fibrinolyse (Allender et al. 2017). Im zeitlichen Verlauf sinkt das Blutungsrisiko, jedoch steigt das Risiko für thrombembolische Ereignisse. Eine insuffiziente Antikoagulation während der Unterstützung kann zur Ausbildung von Appositionsthromben an den Kanülen führen. Diese sind täglich zu kontrollieren, und erforderlichenfalls ist eine Erhöhung der Ziel-aPTT anzustreben. Eine Progredienz der Ablagerungen an den Kanülen kann zu einer kompletten Thrombosierung führen, die eine sofortige Explanation notwendig macht. Ebenso können diese Thromben bei der Explantation zu Embolien führen. Daher ist vor Entfernung der Kanülen echokardiografisch auf Thrombenfreiheit zu achten, je nach Befund ist offen chirurgisch zu explantieren. Bei einem Femoraliszugang stehen vor allem die vaskulären Komplikationen wie eine Beinischämie, Fistelbildungen, Lymphgefäßläsionen, sowie eine Infektion an der Kanüleneintrittsstelle im Vordergrund.

Auf der Intensivstation ist auf die Vermeidung einer Dislokation der Kanülen zu achten. Bei Verdacht kann die Lage der Kanülen mittels Echokardiografie oder mithilfe von radiologischen Methoden (konventionelles Röntgen oder CT) kontrolliert werden (◘ Abb. 8.6a, b). Eine Fehllage der Kanülen kann eine Perforation oder Verletzung eines Trikuspidalklappensegels verursachen (Gomez-Abraham et al. 2018).

8.10 Studienlage

Das akute Rechtsherzversagen ist mit einem prolongierten Aufenthalt auf der Intensivstation, einer hohen Mortalität und insbesondere im Rahmen einer LVAD-Implantation mit einer ungünstigen Prognose vergesellschaftet. Eine retrospektive Analyse verglich Patienten mit geplanter Implantation

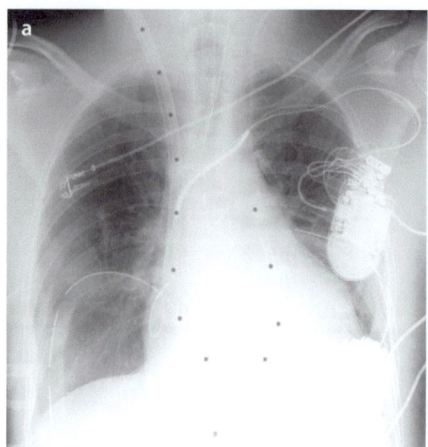 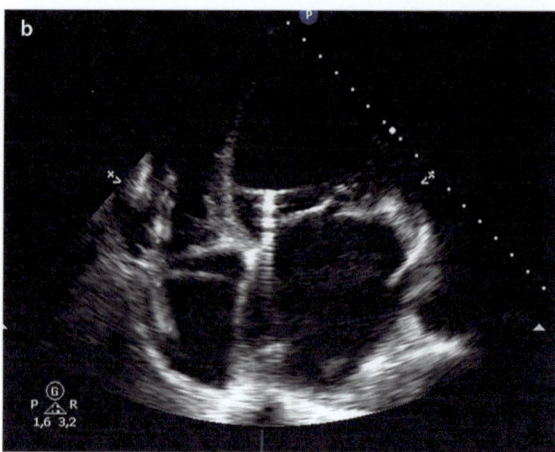

◘ **Abb. 8.6** Lagekontrolle der Kanülen mittels Röntgenthoraxaufnahme (a) und Echokardiografie (b)

eines biventrikulären Assist Device (BiVAD) vs. verzögerter Implantation (bis zu 48 h nach der initialen LVAD-Operation) (Fitzpatrick et al. 2009). Insgesamt war das Outcome in allen Patienten, die mittels BiVAD versorgt wurden, im Vergleich zu der LVAD-Kontrollgruppe schlechter. Des Weiteren konnte gezeigt werden, dass bei erhöhtem Risiko eines RV-Versagens eine unmittelbar geplante BiVAD-Implantation mit einer höheren Überlebenschance, sowohl kurzzeitig als auch im 1-Jahres-Überleben (48 % geplant vs. 25 % verzögert), verbunden war. Aus diesem Grund sollte die Entscheidung für ein t-RVAD früh und niederschwellig getroffen werden.

Aufgrund des Erholungspotenzials des rechten Ventrikels ist im Umfeld einer LVAD-Versorgung häufig eine t-RVAD-Unterstützung ausreichend. Eine Studie zur Beurteilung der Kurz- und Langzeiteffekte einer LVAD-Implantation auf den rechten Ventrikel zeigte bereits einen Monat später eine verbesserte RV-Pumpfunktion (40,4 ± 6,2 vs. 33,1 ± 4,9 %) (Morgan et al. 2013). Wesentlicher Grund hierfür ist die Reduktion der RV-Nachlast. Nach 6 Monaten war eine Reduktion des mittleren pulmonalarteriellen Drucks von 35 ± 10,7 auf 22,8 ± 7,6 mmHg (p < 0,001) zu verzeichnen. Eine t-RVAD-Unterstützung erlaubt demnach in der initialen postoperativen Phase nach LVAD-Implantation, in der sich der rechte Ventrikel an die neuen hämodynamischen Gegebenheiten anpasst, dessen vorübergehende, jedoch direkte Entlastung. Häufig kann innerhalb 30 Tagen eine ersatzlose Explanation erfolgen, ohne dass die Implantation eines dauerhaften RV-Unterstützungssystems notwendig wird.

Trotz der zunehmenden Inzidenz des Rechtsherzversagens, insbesondere aufgrund der kontinuierlich steigenden Zahl der LVAD-Implantationen, gibt es keine randomisierten Studien bezüglich des Einsatzes von t-RVAD. Die Verwendung des TandemHearts als t-RVAD wurde erstmal 2006 im Fall eines therapierefraktären rechtsventrikulären Myokardinfarkts beschrieben (Giesler et al. 2006). In einer Fallserie von 9 Patienten konnte eine Steigerung des MAP (57 auf 75 mmHg), des Herzindex (1,5 auf 2,3 l/min/m^2), der zentralvenösen Sättigung (40 auf 58 %) sowie des rechtsventrikulären Schlagvolumens nach Implantation eines t-RVAD innerhalb der ersten 24 h gezeigt werden (Kapur et al. 2011). Die durchschnittliche komplikationslose Liegedauer des Device war 3,1 ± 1,8 Tage. In der multizentrischen Thrive-Studie mit 46 Patienten konnten ähnliche Ergebnisse verzeichnet werden (Kapur et al. 2013). Die Indikationen waren chronische

Herzinsuffizienz, Myokarditiden, Herzinfarkte oder nach chirurgischen Interventionen (Herztransplantation, LVAD-Implantation, Herzklappenoperation). Die Sterblichkeit lag bei 57 %, in allen Fällen durch ein Multiorganversagen bedingt. Hinsichtlich des Überlebens gab es keinen Unterschied zwischen den perkutan und offen chirurgisch implantierten t-RVAD. Allerdings wurden durchschnittlich höhere Pumpenflüsse bei den offen chirurgisch implantierten t-RVAD erreicht (3,1–7,4 vs. 2,7–4,2 l/min). Als Grund wurden hierfür die größeren Lumina und kürzeren Kanülen angegeben.

In einer weiteren Studie erhielten 11 Patienten mit biventrikulärer Herzinsuffizienz, die mittels LVAD versorgt wurden, ein t-RVAD (Schmack et al. 2018). Bei allen Patienten wurde der Zugang über die Vena jugularis mittels ProtekDuo-Kanüle gewählt, was eine vollständige Mobilisation ermöglichte. Der durchschnittliche Intensivaufenthalt lag bei 23,8 ± 16,5 Tagen, die 1-Monat-Überlebensrate bei 72,7 % und das gesamtes Überleben nach einem Follow-up von 214,7 ± 283 Tagen bei 63,6 %. Es ergaben sich keine t-RVAD-assoziierten Komplikationen. Diese Studie beschreibt erstmals die einzeitige, präemptive Implantation des TandemHearts in Kombination mit ProtekDuo-Kanüle im Rahmen einer LVAD-Implantation und präoperativ eingeschränkter RV-Funktion (mittelgradig n = 4, hochgradig n = 7). Die Ergebnisse zeigen, dass mit diesem Konzept, trotz präoperativ bestehender RV-Insuffizienz, gute Erfolge erzielt werden können.

8.11 Zusammenfassung

Das t-RVAD erlaubt eine mechanische Kreislaufunterstützung bei Patienten, die aufgrund unterschiedlicher Ursachen ein Rechtsherzversagen entwickeln, das auf konservative Therapien unzureichend anspricht. Eine frühzeitige Implantation ist mit einer besseren Prognose als ein zuwartendes Verhalten assoziiert und führt insgesamt zur Verringerung der Mortalität, des Intensivaufenthalts und der Notwendigkeit eines dauerhaften biventrikulären Assist-Device-Systems im Verlauf. Die Verwendung des TandemHeart in Kombination mit der ProtekDuo-Kanüle geht mit einer sehr niedrigen Komplikationsrate und der Möglichkeit einer vollständigen Mobilisation einher.

Durch die steigende Inzidenz der Herzinsuffizienz und dem Spenderherzmangel ist zu erwarten, dass sowohl die Anzahl an LVAD-Implantationen als auch der Bedarf an Rechtsherzunterstützungssystemen in den kommenden Jahren weiter zunehmen wird. Bestehende Scores zur Risikostratifizierung von postoperativem RV-Versagen bleiben unzureichend prädiktiv, weshalb eine individuelle Therapie mit niedriger Interventionsschwelle gefordert werden sollte.

Literatur

Allender JE, Reed BN, Foster JL, Moretz JD, Oliphant CS, Jennings DL, Didomenico RJ, Coons JC (2017) Pharmacologic considerations in the management of patients receiving left ventricular percutaneous mechanical circulatory support. Pharmacotherapy 37:1272–1283

Anderson M, Morris DL, Tang D, Batsides G, Kirtane A, Hanson I, Meraj P, Kapur NK, O'Neill W (2018) Outcomes of patients with right ventricular failure requiring short-term hemodynamic support with the Impella RP device. J Heart Lung Transplant 37:1448–1458

Atluri P, Goldstone AB, Fairman AS, Macarthur JW, Shudo Y, Cohen JE, Acker AL, Hiesinger W, Howard JL, Acker MA, Woo YJ (2013) Predicting right ventricular failure in the modern, continuous flow left ventricular assist device era. Ann Thorac Surg 96:857–863; discussion 863–864.

Bellavia D, Iacovoni A, Scardulla C, Moja L, Pilato M, Kushwaha SS, Senni M, Clemenza F, Agnese V, Falletta C, Romano G, Maalouf J, Dandel M (2017) Prediction of right ventricular failure after ventricular assist device implant: systematic review and meta-analysis of observational studies. Eur J Heart Fail 19:926–946

Boeken U, Feindt P, Litmathe J, Kurt M, Gams E (2009) Intraortic balloon pumping in patients with right ventricular insufficiency after cardiac surgery:

parameters to predict failure of IABP Support. Thorac Cardiovasc Surg 57:324–328

Dandel M, Hetzer R (2018) Temporary assist device support for the right ventricle: pre-implant and post-implant challenges. Heart Fail Rev 23:157–171

Dandel M, Krabatsch T, Falk V (2015) Left ventricular vs. biventricular mechanical support: decision making and strategies for avoidance of right heart failure after left ventricular assist device implantation. Int J Cardiol 198:241–250

Fitzpatrick JR, 3rd, Frederick JR, Hiesinger W, Hsu VM, Mccormick RC, Kozin ED, Laporte CM, O'hara ML, Howell E, Dougherty D, Cohen JE, Southerland KW, Howard JL, Paulson EC, Acker MA, Morris RJ, Woo YJ (2009) Early planned institution of biventricular mechanical circulatory support results in improved outcomes compared with delayed conversion of a left ventricular assist device to a biventricular assist device. J Thorac Cardiovasc Surg 137:971–977

Giesler GM, Gomez JS, Letsou G, Vooletich M, Smalling RW (2006) Initial report of percutaneous right ventricular assist for right ventricular shock secondary to right ventricular infarction. Catheter Cardiovasc Interv 68:263–266

Gilotra NA, Stevens GR (2014) Temporary mechanical circulatory support: a review of the options, indications, and outcomes. Clin Med Insights Cardiol 8:75–85

Gomez-Abraham J, Brann S, Aggarwal V, O'Neill B, Alvarez R, Hamad E, Toyoda Y (2018) Use of Protek Duo Cannula (RVAD) for percutaneous support in various clinical settings. A safe and effective option. The J Heart Lung Transplant 37:102

Gomez-Abraham J, Brann S, Aggarwal V, O'neill B, Alvarez R, Hamad E, Toyoda Y (2018b) Use of Protek Duo Cannula (RVAD) for percutaneous support in various clinical settings. A safe and effective option. J Heart Lung Transplant 37:102

Kalogeropoulos AP, Kelkar A, Weinberger JF, Morris AA, Georgiopoulou VV, Markham DW, Butler J, Vega JD, Smith AL (2015) Validation of clinical scores for right ventricular failure prediction after implantation of continuous-flow left ventricular assist devices. J Heart Lung Transplant 34:1595–1603

Kapur NK, Esposito ML, Bader Y, Morine KJ, Kiernan MS, Pham DT, Burkhoff D (2017) Mechanical circulatory support devices for acute right ventricular failure. Circulation 136:314–326

Kapur NK, Paruchuri V, Jagannathan A, Steinberg D, Chakrabarti AK, Pinto D, Aghili N, Najjar S, Finley J, Orr NM, Tempelhof M, Mudd JO, Kiernan MS, Pham DT, Denofrio D (2013) Mechanical circulatory support for right ventricular failure. JACC Heart Fail 1:127–134

Kapur NK, Paruchuri V, Korabathina R, Al-Mohammdi R, Mudd JO, Prutkin J, Esposito M, Shah A, Kiernan MS, Sech C, Pham DT, Konstam MA, Denofrio D (2011) Effects of a percutaneous mechanical circulatory support device for medically refractory right ventricular failure. J Heart Lung Transplant 30:1360–1367

Klima U, Ringes-Lichtenberg S, Warnecke G, Lichtenberg A, Struber M, Haverich A (2005) Severe right heart failure after heart transplantation. A single-center experience. Transpl Int 18:326–332

Konstam MA, Kiernan MS, Bernstein D, Bozkurt B, Jacob M, Kapur NK, Kociol RD, Lewis EF, Mehra MR, Pagani FD, Raval AN, Ward C, American Heart Association Council On Clinical C, Council On Cardiovascular Disease In The Y, Council On Cardiovascular S, Anesthesia (2018) Evaluation and management of right-sided heart failure: a scientific statement from the American heart association. Circulation 137:e578-e622

Kormos RL, Teuteberg JJ, Pagani FD, Russell SD, John R, Miller LW, Massey T, Milano CA, Moazami N, Sundareswaran KS, Farrar DJ, Heartmate IICI (2010) Right ventricular failure in patients with the HeartMate II continuous-flow left ventricular assist device: incidence, risk factors, and effect on outcomes. J Thorac Cardiovasc Surg 139:1316–1324

Lampert BC, Teuteberg JJ (2015) Right ventricular failure after left ventricular assist devices. J Heart Lung Transplant 34:1123–1130

Lin W, Poh AL, Tang WHW (2018) Novel insights and treatment strategies for right heart failure. Curr Heart Fail Rep 15:141–155

Matthews JC, Koelling TM, Pagani FD, Aaronson KD (2008) The right ventricular failure risk score a pre-operative tool for assessing the risk of right ventricular failure in left ventricular assist device candidates. J Am Coll Cardiol 51:2163–2172

Mihaljevic T, Jarrett CM, Gonzalez-Stawinski G, Smedira NG, Nowicki ER, Thuita L, Mountis M, Blackstone EH (2012) Mechanical circulatory support after heart transplantation. Eur J Cardiothorac Surg 41:200–216; discussion 206.

Morgan JA, Paone G, Nemeh HW, Murthy R, Williams CT, Lanfear DE, Tita C, Brewer RJ (2013) Impact of continuous-flow left ventricular assist device support on right ventricular function. J Heart Lung Transplant 32:398–403

Ponikowski P, Voors AA, Anker SD, Bueno H, Cleland JGF, Coats AJS, Falk V, Gonzalez-Juanatey JR, Harjola VP, Jankowska EA, Jessup M, Linde C, Nihoyannopoulos P, Parissis JT, Pieske B, Riley JP, Rosano GMC, Ruilope LM, Ruschitzka F, Rutten FH, van der Meer P, Group, ESCSD (2016) ESC Guidelines for the diagnosis and treatment of acute and chronic heart failure: The Task Force for the diagnosis and treatment of acute and chronic heart failure of the European Society of Cardiology (ESC) Developed with the special contribution of the

Heart Failure Association (HFA) of the ESC. Eur Heart J 37:2129–2200

Riebandt J, Haberl T, Wiedemann D, Moayedifar R, Schloeglhofer T, Mahr S, Dimitrov K, Angleitner P, Laufer G, Zimpfer D (2018) Extracorporeal membrane oxygenation support for right ventricular failure after left ventricular assist device implantation. Eur J Cardiothorac Surg 53:590–595

Saeed D, Maxhera B, Kamiya H, Lichtenberg A, Albert A (2015) Alternative right ventricular assist device implantation technique for patients with perioperative right ventricular failure. J Thorac Cardiovasc Surg 149:927–932

Saffarzadeh A, Bonde P (2015) Options for temporary mechanical circulatory support. J Thorac Dis 7:2102–2111

Schmack B, Farag M, Kremer J, Grossekettler L, Brcic A, Raake PW, Kreusser MM, Goldwasser R, Popov AF, Mansur A, Karck M, Ruhparwar A (2019) Results of concomitant groin-free percutaneus temporary RVAD support using a centrifugal pump with a double-lumen jugular venous cannula in LVAD patients. J Thorac Dis 11(6):S913–S920. ▶ https://doi.org/10.21037/jtd.2018.11.121

Schmack B, Weymann A, Popov AF, Patil NP, Sabashnikov A, Kremer J, Farag M, Brcic A, Lichtenstern C, Karck M, Ruhparwar A (2016) Concurrent Left Ventricular Assist Device (LVAD) Implantation and Percutaneous Temporary RVAD Support via CardiacAssist Protek-Duo TandemHeart to Preempt Right Heart Failure. Med Sci Monit Basic Res 22:53–57

Schopka S, Haneya A, Rupprecht L, Camboni D, Schmid C, Hilker M (2012) Temporary right heart assist: a minimally invasive approach. Artif Organs 36:700–704

Shehab S, Allida SM, Davidson PM, Newton PJ, Robson D, Jansz PC, Hayward CS (2017) Right Ventricular Failure Post LVAD Implantation Corrected with Biventricular Support: An In Vitro Model. ASAIO J 63:41–47

Stevenson LW, Pagani FD, Young JB, Jessup M, Miller L, Kormos RL, Naftel DC, Ulisney K, Desvigne-Nickens P, Kirklin JK (2009) INTERMACS profiles of advanced heart failure: the current picture. J Heart Lung Transplant 28:535–541

Webb DP, Warhoover MT, Eagle SS, Greelish JP, Zhao DX, Byrne JG (2008) Argatroban in short-term percutaneous ventricular assist subsequent to heparin-induced thrombocytopenia. J Extra Corpor Technol 40:130–134

Extrakorporale Rotationspumpen

Inhaltsverzeichnis

Kapitel 9   Kardiale Unterstützung durch extrakorporale
            Rotationspumpen – 113
            Christof Schmid

Kardiale Unterstützung durch extrakorporale Rotationspumpen

Christof Schmid

9.1 Pumpsysteme – 114
9.1.1 CentriMag – 114
9.1.2 Rotaflow – 115
9.1.3 Revolution – 115
9.1.4 Deltastream – 116
9.1.5 TandemHeart – 116

9.2 Unterstützungsarten – 116
9.2.1 LVAD – 116
9.2.2 RVAD mit und ohne Oxygenator – 117
9.2.3 BiVAD – 119

9.3 Zusammenfassung – 120

Literatur – 120

© Springer-Verlag GmbH Deutschland, ein Teil von Springer Nature 2020
U. Boeken et al. (Hrsg.), *Mechanische Unterstützung im akuten Kreislaufversagen*,
https://doi.org/10.1007/978-3-662-59901-3_9

Die chirurgische Versorgung von Patienten mit einer terminalen Herzinsuffizienz wird zur zunehmenden Herausforderung für die kardiochirurgischen Zentren. Während die Patienten bei chronischer Verschlechterung und nicht allzu ausgeprägter Komorbidität zeitgerecht wenigstens ein implantierbares Unterstützungssystem erhalten können, ist dies bei Patienten im kardiogenen Schock (INTERMACS Level I) gemäß den nationalen und internationalen Leitlinien nicht empfohlen (Miller und Guglin 2013; Miller und Lietz 2006). Die Gründe hierfür liegen in der zumeist schon bestehenden Endorganschädigung und/oder einer zusätzlichen schlechten Rechtsherzfunktion. Beides ist mit einem zu hohen perioperativen Risiko vergesellschaftet. Die Herztransplantation als beste Behandlungsoption steht ad hoc nicht zur Verfügung, sondern beinhaltet eine mehr oder weniger lange Wartezeit.

Will man diesen kritisch kranken Patienten im kardiogenen Schock dennoch eine Überlebenschance bieten, benötigt man ein Unterstützungssystem, das uni- und biventrikulär eingesetzt werden kann, um die Patienten hämodynamisch schnell stabilisieren zu können, und zudem möglichst günstig und effizient ist. Es sollte dementsprechend hohe Flüsse generieren können, um ein Multiorganversagen überwinden zu können. Alle diese Voraussetzungen werden von mehreren extrakorporalen Zentrifugalpumpen erfüllt, obwohl diese überwiegend nicht für einen solchen Einsatz entwickelt wurden. Sie werden zumeist Bestandteil einer extrakorporalen Membranoxygenierung (ECMO) angesehen und einfach einer „anderen Anwendung" zugeführt. Die Patienten werden am System extubiert und können mit den Zentrifugalpumpen gering mobilisiert werden. Der wichtigste Nachteil ist die fehlende Option einer Entlassung mit ambulanter Betreuung. Daher bleibt das Behandlungsziel für den hospitalisierten Patienten eine spätere VAD-Implantation oder eine Herztransplantation, sofern ein Entwöhnen vom Unterstützungssystem nicht möglich ist.

Die Implantation einer venoarteriellen (VA-)ECMO bei Patienten im kardiogenen Schock ist per se eine Alternative und wird auch in den Leitlinien empfohlen (Ponikowski et al. 2016). Sie ist aber nur für eine kurzzeitige Unterstützung konzipiert, d. h., sie gilt als klassisches Bridging-Verfahren mit den Optionen Entwöhnen oder LVAD-Implantation, auch wenn es Einzelfallberichte über einen mehrwöchigen und sogar mehrmonatigen Einsatz gibt. Bei längerer Anwendung treten deutliche Komplikationsraten zutage, bedingt durch Thrombenbildung in der Pumpe, Faserbrüche im Oxygenator, Blutungen und Infektion an den Kanülierungsstellen sowie Gerinnungsstörungen. Für weitere Details wird auf das entsprechende Kapitel verwiesen.

9.1 Pumpsysteme

Die folgenden Pumpsysteme sind in Deutschland erhältlich und haben eine CE-Zulassung (◘ Tab. 9.1; ◘ Abb. 9.1):

9.1.1 CentriMag

Das CentriMag-System (Abbott, Abbott Park, USA) ist das einzige, das primär zur mechanischen Kreislaufunterstützung entwickelt wurde. Der Impeller ist elektromagnetisch gelagert und zentriert, d. h., es besteht kein mechanisches Lager. Hierdurch können Hämolyse, Wärmeentwicklung und Thrombenbildung gering gehalten werden. Ein- und Ausflusskanülen werden chirurgisch eingebracht. Das Pumpengehäuse hat ein Füllvolumen von 31 ml, der Rotor kann mit 5500 U/min einen Fluss bis zu 9,9 l/min entwickeln. Zahlenmäßig hat das CentriMag-System über den amerikanischen Markt die größte Verbreitung gefunden. Die CE-Zulassung erlaubt eine Anwendung für 30 Tage.

Kardiale Unterstützung durch extrakorporale Rotationspumpen

Tab. 9.1 Vergleich der gängisten Pumpen

	Max. Pumpfluss (l/min)	Max. Drehzahl (U/min)	Funktionsprinzip	Lagerung	CE-Zulassung (Tage)
CentriMag (Abbott)	9,9	5500	Zentrifugalpumpe	Magnetisch	30
Rotaflow (Maquet)	9,9	5000	Zentrifugalpumpe	Mechanisch	14
Revolution (Sorin)	8,0	3500	Zentrifugalpumpe	Mechanisch	5
Deltastream DP 3 (Medos)	8,0	10.000	Diagonalpumpe	Mechanisch	7
TandemHeart (CardiacAssist)	5,0	7500	Zentrifugalpumpe	Hydrodynamisch	6 Stunden

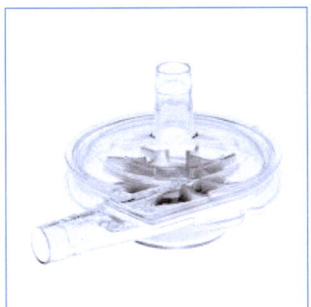 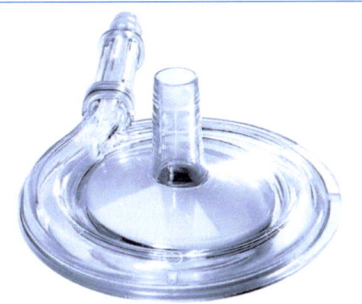 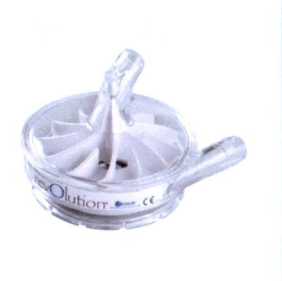

Abb. 9.1 CentriMag- (links), Rotaflow- (Mitte) und Revolution-Pumpe (rechts)

9.1.2 Rotaflow

Die Rotaflow (Maquet, Rastatt) ist eine der kleinsten verfügbaren Zentrifugalpumpen mit einem Füllvolumen von nur 32 ml und gilt als die günstigere Alternative zum CentriMag-System. Die Pumpe ist, wie bei den anderen Systemen auch, ein Einmalartikel, und wie ein Kreisel mit einem punkförmigen Saphirlager ausgestattet, wodurch der Verschleiß gering gehalten wird. Sie wird als Bestandteil einer Mini-EKZ (extrakorporale Zirkulation) (MECC-System, Maquet) seit Jahren in großer Zahl routinemäßig überwiegend bei aortokoronarer Bypassoperation und seltener auch beim Aortenklappenersatz eingesetzt (Puehler et al. 2011). Auch als Bestandteil von mobilen ECMO-Systemen wird die Rotaflow in größerer Zahl in einigen Zentren verwendet, wo sie sich zum Weaning wie auch zum Bridging bewährt haben (Rupprecht et al. 2019). Bei der maximalen Drehzahl von 5000 U/min liegt das maximale Flussvolumen bei 9,9 l/min. Die CE-Zulassung erlaubt einen Einsatz für 14 Tage.

9.1.3 Revolution

Die Revolution-Pumpe (Sorin, Mailand, Italien) ist eine Zentrifugalpumpe, bei der der Rotor eine (widerstandsarme) mechanische

Lagerung hat, aber im Pumpbetrieb durch das durchströmende Blut angehoben wird und somit regelrecht auf dem Blut schwimmt. Sie wird überwiegend als Bestandteil der LifeBox eingesetzt, die als transportables ECMO-System konzipiert ist. Das Füllvolumen liegt bei 57 ml, die maximale Drehzahl von 3500 U/min kann theoretisch einen Fluss bis zu 5 l/min erzeugen. Die Revolution-Pumpe ist für 5 Tage zugelassen.

9.1.4 Deltastream

Die Deltastream DP3 (Medos Cardiopulmonary Solutions, Stolberg) ist eine Diagonalpumpe, die nur in wenigen Zentren eingesetzt wird. Der Pumpenkopf wird ebenfalls durch eine magnetische Kopplung miteinander verbunden und hat ein Füllvolumen von 16 ml. Der Rotor weist eine 1-Punkt-Lagerung auf und kann bei 10.000 U/min bis zu 8 l/min Fluss generieren. Auch ein pulsatiler Betrieb mit 40–90 bpm ist möglich (Tiedge und Optenhöfel 2011). Die DP3 kann solo als LVAD und als Bestandteil einer ECMO verwendet werden. Haupteinsatzbereich ist die Kinderherzchirurgie (Stiller et al. 2018). Im eigenen Zentrum wird sie als 1:1-Alternative zur Rotaflow gesehen und auch so angewendet (Lunz et al. 2013). Bis auf eine leicht erhöhte Hämolyse finden sich überwiegend keine Unterschiede (Malfertheiner et al. 2016). Die CE-Zulassung besteht für eine Anwendungsdauer von 7 Tagen.

9.1.5 TandemHeart

Die TandemHeart-Pumpe (CardiacAssist, Inc., Pittsburgh, USA) ist eine weitere Zentrifugalpumpe, die auf einem Flüssigkeitsfilm rotiert. Eine kontinuierliche Infusion einer Heparinlösung in das Pumpgehäuse unterhält den Flüssigkeitsfilm und sorgt für eine ausreichende Kühlung und Antikoagulation. Das System kann bei 7500 U/min bis zu 5 l/min generieren. Die Implantation erfolgt zumeist in einem Herzkatheterlabor, da die Drainagekanüle über eine Femoralvene transseptal in den linken Vorhof eingebracht werden muss. Die Reinfusion erfolgt über eine Femoralarterie, die Pumpe wird am Oberschenkel fixiert. Die klinische Erfahrung mit der Pumpe ist in Europa sehr begrenzt, da das System nur wenig verwendet wird (Kar et al. 2006).

9.2 Unterstützungsarten

9.2.1 LVAD

Der einfachste Ersatz für ein implantierbares LVAD-System ist ein extra- oder parakorporales LVAD-System. Parakorporale Unterstützungssysteme sind weitgehend verlassen worden, da sie eine schlechtere Lebensqualität als implantierbare Systeme bieten und eine Langzeitunterstützung aufgrund von rezidivierenden Infektionen an den Austrittsstellen der Kanülen problematisch ist. Für Patienten mit akutem Schockgeschehen, bei denen das Risiko für ein implantierbares LVAD-System als zu hoch angesehen wird, gibt es jedoch die Kompromisslösung der Versorgung mit einer extrakorporalen Rotationspumpe. Funktionell unterstützt sie ebenfalls nur den linken Ventrikel, jedoch sind die Kosten wesentlich geringer, sodass die Hemmschwelle für einen Hochrisikoeinsatz mit fraglicher Prognose niedriger liegt.

Technisch gibt es verschiedene Konzepte der Realisierung. Das mutmaßlich in Deutschland am häufigsten verwandte Vorgehen beinhaltet die Implantation von Kanülen für parakorporale Unterstützungssysteme, an die nachfolgend die extrakorporale Rotationspumpe angeschlossen wird. Zurzeit sind hierfür nur noch Excor-Kanülen der Firma BerlinHeart verfügbar. Über eine mediane Sternotomie wird zunächst eine Standard-Herz-Lungen-Maschine konnektiert. Am schlagenden Herzen wird die Einlasskanüle am linksventrikulären Apex und die Auslasskanüle an der Aorta ascendens angeschlossen. Alternativ zur Herzspitze kann auch der linke Vorhof kanüliert werden. Die Vorhofkanülierung führt jedoch zu einer schlechteren Entlastung des linken Ventrikels, und zudem können sich an der Kanülenspitze Thromben bilden. Beide Kanülen werden subkostal ausgeleitet und an eine Kreiselpumpe angeschlossen. Prinzipiell kann jede Pumpe Verwendung finden, wie sie auch für ECMO benutzt werden. Am gängigsten sind Rotaflow (Maquet) und CentriMag (Thoratec), selten werden Revolution (Sorin) und Deltastrem (Xenios-Medos) genutzt. Wenn sich der Patient hinreichend stabilisiert hat, ist es am einfachsten, die Zentrifugalpumpe gegen eine pneumatische Pumpkammer (z. B. Excor 60 ml) auszutauschen, was innerhalb weniger Minuten bettseitig (also ohne erneute Sternotomie) problemlos geht. Da das Excor-System für mittlere Unterstützungsintervalle (6–12 Monate) konzipiert wurde und sich als Langzeitunterstützungssystem nur bedingt eignet, sollte der Patient anschließend für eine Herztransplantation gelistet werden. Die Textilbeschichtung der Kanülen im Bereich der Austrittsstelle erlaubt jedoch auch längere Unterstützungsintervalle, da die Kanülen zumeist sehr gut einheilen und dadurch eine Mediastinitis verhindert wird.

Die Kanülen des CentriMag-Systems können einfacher eingebracht werden. Nach Sternotomie wird die apikale Kanüle fixiert, indem Fäden um einen Nahtring gewickelt und das Gefüge am umliegenden Gewebe befestigt wird. Auch eine Fixierung über Filz-armierte Tabaksbeutelnähte ist möglich. Die Kanülierung der Aorta ascendens erfolgt über eine dort anastomosierte Dacron-Rohrprothese. Nach Ausleiten der Kanülen inter- oder subkostal wird das Schlauchsystem entsprechend angeschlossen. Der gravierendste Nachteil dieses Systems besteht darin, dass nach hämodynamischer Stabilisierung des Patienten eine Resternotomie mit Implantation eines länger verwendbaren VAD-Systems notwendig wird, da es nicht in ein parakorporales Unterstützung umgewandelt werden kann. Alternativ kann auch eine frühe Herztransplantation erwogen werden, was aber aufgrund des Spendermangels heutzutage nicht mehr möglich ist.

Bei Verwendung (wenig geeigneter) ECMO-Kanülen ist eine längerfristige Unterstützung ebenfalls nicht möglich. Welche Pumpe daran angeschlossen wird, ist dann wenig bedeutsam (Kashiwa et al. 2012).

Beim TandemHeart ist keine Sternotomie notwendig, da die Kanülen peripher perkutan eingebracht werden. Die drainierende Kanüle wird über eine Femoralvene eingeführt und transseptal in den linken Vorhof vorgeschoben. Die Reinfusion erfolgt über eine Femoralarterie. Der transseptale Zugang macht eine Durchleuchtung bzw. ein Herzkatheterlabor und das entsprechende interventionelle Know-how erforderlich. Darüber hinaus können sich im linken Ventrikel aufgrund von Stase Thromben bilden. Der Hauptkritikpunkt liegt aber im transseptalen Zugang selbst. Dieser erlaubt nur eine kurzzeitige Unterstützung und verbietet eine Mobilisation der Patienten. Nichtsdestotrotz belegen Studien die Funktionalität des System bei einer mittleren Unterstützungsdauer von 5,8±4,7 Tagen mit akzeptablen Ergebnissen (Gregoric et al. 2014; Kar et al. 2011).

9.2.2 RVAD mit und ohne Oxygenator

Den häufigsten Einsatz extrakorporaler kardialer Zentrifugalpumpen gibt es – abgesehen von der ECMO-Anwendung – beim isolierten Rechtsherzversagen. Die Gründe hierfür sind mannigfaltig und beinhalten einen akuten Myokardinfarkt mit rechtsventrikulärem Versagen bei Verschluss der rechten Koronararterie (RCA), eine Typ-A-Aortendissektion mit Destruktion des RCA-Ostiums, eine fulminante Lungenembolie (insbesondere nach Reanimation) sowie ein Rechtsherzversagen nach LVAD-Implantation oder Herztransplantation. In all diesen Fällen ist die VA-ECMO mehr oder weniger die einzige Alternative, die jedoch den Systemdruck

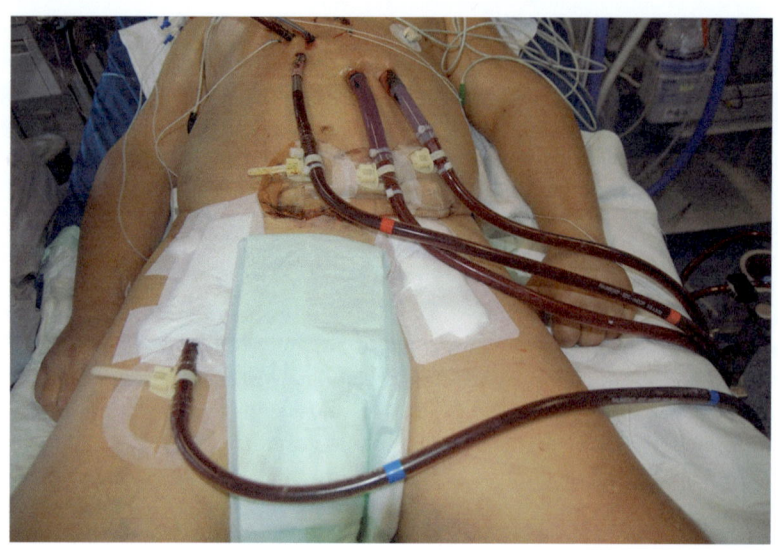

Abb. 9.2 LVAD mit Zentrifugalpumpe an Excor-Kanülen und temporärer Rechtsassist mit Zentrifugalpumpe

niedriger hält, was insbesondere bei Patienten mit einer koronaren Herzerkrankung nachteilig ist, und mehr Gerinnungskomplikationen mit sich bringt, da der Oxygenator auch nach Regeneration der Lungenfunktion nicht explantierbar ist.

Technisch gibt es 2 Möglichkeiten für die isolierte Rechtsherzunterstützung. Die häufigste Vorgehensweise besteht darin, dass die venöse Drainage über eine lange Femoralkanüle erfolgt, die bis in den rechten Vorhof vorgeschoben wird. Mit dem Pulmonalarterienhauptstamm wird eine 8-mm-Dacron-Rohrprothese end-zu-seit anastomosiert. Diese wird subkostal ausgeleitet und von außen mit einer arteriellen Kanüle versehen, an die die arterielle Linie angeschlossen wird. Der Thorax kann verschlossen werden und muss bei einer späteren Explantation nicht wiedereröffnet werden. Mit diesem temporären RVAD-System können Patienten mehrere Wochen unterstützt werden, wobei jederzeit auch ein Oxygenator in das System integriert und wieder entfernt werden kann. Nach Entwöhnung des Systems wird die venöse Kanüle einfach durch Zug oder über ein Verschlusssystem entfernt, während die arterielle Kanüle von der Prothese gelöst und in Lokalanästhesie gekürzt unter die Haut versenkt wird (◘ Abb. 9.2).

Eleganter ist die Verwendung einer Kanüle, die über die rechte Vena jugularis einbracht und bis in den Pulmonalarterienhauptstamm vorgeschoben wird. Hierdurch wird das temporäre RVAD-System komplett perkutan. Bei Verwendung einer femoralen Drainagekanüle genügt eine flexible, kostengünstige, lange Kanüle zur Reinfusion (Siddique et al. 2016). Noch besser ist die Verwendung einer doppellumingen Kanüle, die über den rechten Vorhof das Blut drainiert und es dann in die Pulmonalarterie zurückgibt. Sie erlaubt eine relativ einfache Mobilisierung der Patienten, da keine Kanülen femoral liegen. Diese Doppellumenkanülen, wie z. B. die ProtekDuo von TandemHeart (LivaNova), sind allerding sehr teuer und finden daher kaum Verwendung (Nicolais et al. 2018). Außerdem erlaubend diese Kanülen zumeist keine hohen Flüsse.

Publikationen zur temporären Rechtsherzunterstützung mit größeren Patientengruppen gibt es nur wenige. Bharma et al. berichten über 80 Patienten, die (überwiegend) mit einem CentriMag-System versorgt wurden. Die mittlere Unterstützungsdauer lag bei 6

Kardiale Unterstützung durch extrakorporale Rotationspumpen

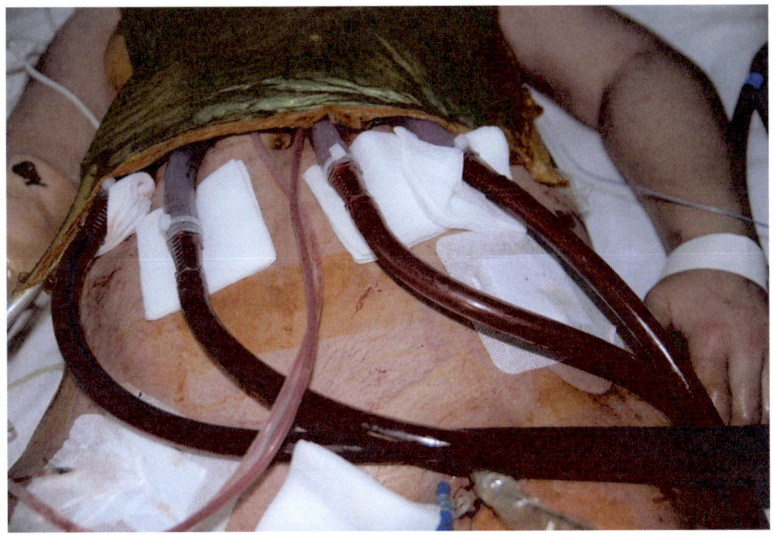

Abb. 9.3 BiVAD mit Zentrifugalpumpen an Excor-Kanülen

Tagen. Ein erfolgreiches Entwöhnen vom System gelang bei Postkardiotomiepatienten nur bei 46 %, während dies bei Transplantationspatienten in 84 % und bei LVAD-Patienten bei 83 % der Fälle gelang (Bhama et al. 2018).

9.2.3 BiVAD

Den größten Vorteil bieten Zentrifugalpumpen beim biventrikulären Herzversagen. Während für das Linksherzversagen alternativ zur extrakorporalen Kreislaufunterstützung auch die implantierbaren LVAD verwendet werden können und damit trotz entsprechendem Risiko akzeptable Ergebnisse zu erreichen sind, ist eine biventrikuläre Unterstützung mit implantierbaren Systemen bislang noch immer „off-label", d. h. ein experimenteller Ansatz (Hetzer et al. 2010). Da die Kosten hierfür beträchtlich und die Ergebnisse eher unbefriedigend sind, bieten sich die extrakorporalen Zirkulationspumpen als wesentlich günstigere Lösung bei Hochrisikofällen und auch als Übergangslösung bei Patienten mit schwerem Schock und unklarer Prognose an.

In der Regel wird der Patient zunächst mit einer ECMO unterstützt. Zeigt sich, dass eine Erholung der myokardialen Pumpfunktion in kurzer Zeit nicht zu erwarten ist und liegt ein hohes Risiko aufgrund der Komorbidität vor, bietet sich die Implantation der Excor-Kanülen (BerlinHeart) an LV, Aorta, RA und Pulmonalarterie an. Diese können mit 2 Zentrifugalpumpen verbunden werden und so hohe Flüsse generieren. Die hohen Flüsse (bis >6 l/min) erleichtern die Überwindung eines Multiorganversagens und können auch beim Wechsel auf pneumatische Pumpkammern aufrechterhalten werden (Abb. 9.3). Die größte Erfahrung in der Verwendung von Excor-Kanülen mit Kurzzeitrotationspumpen besteht beim Team des Berliner Herzzentrums. 30 Patienten mit Multiorganversagen wurden biventrikulär mit Excor-Kanülen versorgt und nachfolgend an CentriMag-Pumpen angeschlossen. Die Letalität lag bei Patienten mit Postkardiotomieversagen bei 62,5 %, bei nicht herzchirurgischen Patienten nur bei 35,7 %. Nach einer mittleren Unterstützungsdauer am CentriMag-System von 7,4 ± 3,8 Tagen (1–16 Tage) wurde die CentriMag-Pumpe gegen Excor-Pumpen ausgetauscht (Loforte et al. 2009).

Bei Verwendung der CentriMag- oder einer anderen Pumpe mit den CentriMag-Kanülen ist eine mittel- bis längerfristige Unterstützung nicht möglich bzw. sinnvoll, d. h., es muss nach hämodynamischer Stabilisierung des Patienten ein Systemwechsel erfolgen (siehe oben). Dies bedingt eine Resternotomie mit (erneutem) Einsatz der extrakorporalen Zirkulation und damit auch ein höheres Potenzial an Komplikationen. Dennoch zeigen amerikanischen Daten, das trotz Resternotomie und Systemwechsel des mechanischen Herzunterstützungssystems akzeptable Ergebnisse erzielt werden können. Eine Metaanalyse von Borisenko et al. von 2014 umfasst 53 Publikationen mit 999 Patienten mit medikamentös therapierefraktärem Schock oder schwerer kardiopulmonaler Insuffizienz. Hierbei wurde die CentriMag in 41 Publikationen (75 %) als VAD verwendet. Als LVAD wurde es bei 93 Patienten, als RVAD bei 198 Patienten und als BiVAD bei 179 Patienten eingesetzt. Die Unterstützungsdauer lag beim nicht chirurgischen Patienten durchschnittlich bei 25 Tagen, für Postkardiotomiepatienten bei 10,9 Tagen, für Transplantationspatienten mit Transplantatversagen bei 8,8 Tagen und für Patienten mit Rechtsherzversagen nach LVAD bei 16,0 Tagen. Von den nicht chirurgischen Patienten überlebten 82 %, von den Patienten mit Postkardiotomieversagen 63 %, von den Patienten mit Posttransplantationsversagen 62 % und von den Patienten mit Post-LVAD-Rechtsherzversagen 83 % (Borisenko et al. 2014).

Komplikationen sind bei BiVAD nicht selten. Die Gefahr durch aszendierende Infektionen ist natürlich bei 4 perkutanen Kanülen größer als bei zweien. Auch das Bluttrauma ist stärker, und daraus resultierende Gerinnungsprobleme sind nicht selten. Letztendlich ist das Überleben unter BiVAD- schlechter als unter LVAD-Unterstützung. Allerdings muss berücksichtigt werden, dass BiVAD-Patienten in der Regel kränker als LVAD-Patienten sind (Aissaoui et al. 2014; Nitta et al. 2018). Macht die Genese der kardialen Dekompensation eine Erholung des rechten Ventrikels wahrscheinlich, kann es daher sinnvoll sein, statt eines permanenten Rechtsherzunterstützungssystems ein temporäres zu implantieren (siehe oben), um das BIVAD später in ein LVAD umwandeln zu können.

9.3 Zusammenfassung

Bei Patienten im kardiogenen Schock können extrakardiale Rotationspumpen als kostengünstige Kurzzeitunterstützungssysteme eingesetzt werden. Im Gegensatz zur VA-ECMO können sie isoliert einen oder beide Ventrikel unterstützen, und auch eine temporäre Implementierung eines Oxygenators ist möglich. Bei Verwendung geeigneter Kanülen ist ein Wechsel auf ein parakorporales System ohne Resternotomie möglich. Insgesamt werden die extrakardialen Rotationspumpen in ihren Möglichkeiten sicherlich unterschätzt und vielerorts stattdessen auf ECMO-Systeme zurückgegriffen.

Literatur

Aissaoui N, Morshuis M, Paluszkiewicz L et al (2014) Comparison of biventricular and left ventricular assist devices for the management of severe right ventricular dysfunction in patients with end-stage heart failure. ASAIO J 60:400–406

Bhama JK, Bansal U, Winger DG et al (2018) Clinical experience with temporary right ventricular mechanical circulatory support. J Thorac Cardiovasc Surg 156:1885–1891

Borisenko O, Wylie G, Payne J et al (2014) Thoratec CentriMag for temporary treatment of refractory cardiogenic shock or severe cardiopulmonary insufficiency: a systematic literature review and meta-analysis of observational studies. ASAIO J 60:487–497

Gregoric ID, Kar B, Mesar T et al (2014) Perioperative use of TandemHeart percutaneous ventricular assist device in surgical repair of postinfarction ventricular septal defect. ASAIO J 60:529–532

Hetzer R, Krabatsch T, Stepanenko A, Hennig E, Potapov EV (2010) Long-term biventricular support with the heartware implantable continuous flow pump. J Heart Lung Transplant 29:822–824

Kar B, Adkins LE, Civitello AB et al (2006) Clinical experience with the TandemHeart percutaneous ventricular assist device. Tex Heart Inst J 33:111–115

Kar B, Gregoric ID, Basra SS, Idelchik GM, Loyalka P (2011) The percutaneous ventricular assist device in severe refractory cardiogenic shock. J Am Coll Cardiol 57:688–696

Kashiwa K, Nishimura T, Saito A et al (2012) Left heart bypass support with the Rotaflow Centrifugal Pump(R) as a bridge to decision and recovery in an adult. J Artif Organs 15:207–210

Loforte A, Potapov E, Krabatsch T et al (2009) Levitronix CentriMag to Berlin Heart Excor: a "bridge to bridge" solution in refractory cardiogenic shock. ASAIO J 55:465–468

Lunz D, Philipp A, Judemann K et al (2013) First experience with the deltastream(R) DP3 in venovenous extracorporeal membrane oxygenation and air-supported inter-hospital transport. Interact CardioVasc Thorac Surg 17:773–777

Malfertheiner MV, Philipp A, Lubnow M et al (2016) Hemostatic changes during extracorporeal membrane oxygenation: a prospective randomized clinical trial comparing three different extracorporeal membrane oxygenation systems. Crit Care Med 44:747–754

Miller LW, Guglin M (2013) Patient selection for ventricular assist devices: a moving target. J Am Coll Cardiol 61:1209–1221

Miller LW, Lietz K (2006) Candidate selection for long-term left ventricular assist device therapy for refractory heart failure. J Heart Lung Transplant 25:756–764

Nicolais CD, Suryapalam M, O'Murchu B et al (2018) Use of Protek Duo Tandem Heart for percutaneous right ventricular support in various clinical settings: a case series. J Am Coll Cardiol 71:1314

Nitta D, Kinugawa K, Imamura T et al (2018) A useful scoring system for predicting right ventricular assist device requirement among patients with a paracorporeal left ventricular assist device. Int Heart J 59:983–990

Ponikowski P, Voors AA, Anker SD et al (2016) 2016 ESC Guidelines for the diagnosis and treatment of acute and chronic heart failure: The Task Force for the diagnosis and treatment of acute and chronic heart failure of the European Society of Cardiology (ESC) Developed with the special contribution of the Heart Failure Association (HFA) of the ESC. Eur Heart J 37:2129–2200

Puehler T, Haneya A, Philipp A et al (2011) Minimized extracorporeal circulation system in coronary artery bypass surgery: a 10-year single-center experience with 2243 patients. Eur J Cardiothorac Surg 39:459–464

Rupprecht L, Camboni D, Philipp A et al (2019) Further options and survival results after failure following extracorporeal life support implantation. J Cardiovasc Surg (Torino) 60:128–135

Siddique A, Baus JE, Merritt H et al (2016) Totally Percutaneous RVAD/ECMO configuration provides versatile support for RV failure. J Heart Lung Transplant 35:S163–S163

Stiller B, Houmes RJ, Ruffer A et al (2018) Multicenter experience with mechanical circulatory support using a new diagonal pump in 233 Children. Artif Organs 42:377–385

Tiedge S, Optenhöfel J (2011) Erste Einsätze einer neuen Diagonalpumpe in extrakorporalen Unterstützungssystemen bei Kindern und Säuglingen. Kardiotechnik 3:72–76

va-ECMO/ECLS

Inhaltsverzeichnis

Kapitel 10   Venoaarterielle Kreislaufunterstützung – 125
Bernhard Flörchinger

Kapitel 11   Komplikationen der venoarteriellen ECMO-Therapie – 135
Daniele Camboni und Christof Schmid

Kapitel 12   eCPR – 149
Andreas Beckmann und Andreas Markewitz

Kapitel 13   Kinder-ECMO/ECLS – 161
Sebastian Michel, Frank Born, Jürgen Hörer und Christian Hagl

Venoaarterielle Kreislaufunterstützung

Bernhard Flörchinger

10.1 Historisches – 126

10.2 Nomenklatur – 126

10.3 Komponenten – 127
10.3.1 Kanülen – 127
10.3.2 Schlauchsysteme – 128
10.3.3 Blutpumpe – 128
10.3.4 Oxygenator – 129
10.3.5 Wärmeaustauscher – 129
10.3.6 Überwachung – 130

10.4 Systemeinstellung – 130

10.5 Zugangswege und Kanülierung – 131
10.5.1 Systemmanagement – 131

Literatur – 133

© Springer-Verlag GmbH Deutschland, ein Teil von Springer Nature 2020
U. Boeken et al. (Hrsg.), *Mechanische Unterstützung im akuten Kreislaufversagen*,
https://doi.org/10.1007/978-3-662-59901-3_10

10.1 Historisches

Nach dem ersten erfolgreichen Einsatz einer Herz-Lungen-Maschine 1953 durch John Gibbon bei einer operativen Korrektur eines Atrium-Septum-Defekts und nach Weiterentwicklung dieses Systems durch John Kirklin wurde die extrakorporale Zirkulation im Rahmen herzchirurgischer Eingriffe mit den beiden Hauptkomponenten, einer Blutpumpe sowie einer „künstlichen Lunge" zur Oxygenierung und Decarboxylierung des Blutes, seit 1955 genutzt (Kirklin et al. 1955). Die klinische Durchführbarkeit einer längeren Nutzung dieses Systems bei unzureichendem pulmonalen Gasaustausch abseits chirurgischer Eingriffe hat J. Donald Hill bei 6 pädiatrischen Patienten 1971 demonstriert: Der hier beschriebene Aufbau entsprach einem extrakorporalen Kreislauf mit venöser Drainage- und Reinfusionskanüle mit zwischengeschalteter Pumpe und Oxygenator. Die Indikation zur Unterstützung basierte auf pulmonalen Infekten oder posttraumatischem Lungenversagen und wurde bis zu 72 h durchgeführt. Trotz einer Sterblichkeit von 100 % gelang es den Autoren 4 von 6 Kinder von der extrakorporalen Unterstützung zu entwöhnen (Hill et al. 1971). Die Verwendung als venoarterielles System hat Robert Bartlett 1976 erstmals berichtet in einem Kollektiv von 12 Patienten nach Herzoperationen, mit pulmonalen Infekten und nach Beinahe-Ertrinken. Bei einer Unterstützungsdauer von bis zu 12 Tagen haben 4 von 12 Patienten diese Prozedur überlebt (Bartlett et al. 1976). Nach kontinuierlicher Weiterentwicklung und ursprünglich vorwiegenden Einsatz im herzchirurgischen und im pädiatrischen Bereich erfahren venovenöse und venoarterielle Unterstützungssysteme in der klinischen Routine und auch im präklinischen Bereich zunehmende und frühzeitigere Nutzung. Das Register der Extracorporeal Life Support Organisation (ELSO) hat seit Beginn der Datenerhebung 1989 bis ins Jahr 2016 78.397 Prozeduren extrakorporaler Unterstützung in 310 Zentren weltweit gezählt. Diese Prozeduren verteilen sich einerseits hinsichtlich des Patientenguts auf Kinder und Erwachsene, andererseits auf respiratorische und kardiale Indikationen. Die erhobenen Daten zeigen eine generell höhere Überlebensrate bei Patienten mit respiratorischer Indikation: Diese liegt bei neonatologischen Patienten bei 63 % und bei älteren Kindern und Erwachsenen bei 58 %. Im Vergleich dazu gelingt eine Entlassung aus stationärer Behandlung nach extrakorporaler Therapie eines kardialen Krankheitsbildes in 41 % (Erwachsene, >16 Jahre) bis 51 % (Kinder) (Nasr et al. 2018).

10.2 Nomenklatur

Die Nomenklatur der extrakorporalen Kreislaufunterstützungssysteme wird nicht einheitlich gehandhabt. Die beiden Bezeichnungen extrakorporale Membranoxygenierung (ECMO) und „extracorporeal life support" (ECLS) werden teilweise synonym genutzt. Im angloamerikanischen Raum hat sich der Begriff ECLS durchgesetzt, während im deutschsprachigen Raum die Bezeichnung ECMO gebräuchlicher ist. Ein aktuelles Positionspapier der ELSO definiert den Begriff ECLS als zusammenfassenden Oberbegriff ohne Einbeziehung des kardiopulmonalen Bypasses im Rahmen herz- und gefäßchirurgischer Eingriffe, während ECMO die passagere extrakorporale Unterstützung („temporary support") bezeichnet (Broman et al. 2019). Die weitere Nomenklatur des verwendeten Systems richtet sich nach der Nutzung und Indikation: venovenöser (respiratorische Unterstützung), venoarterieller(kardiale Unterstützung) und venoarteriell-venöser (kombiniert respiratorisch kardiale Unterstützung) extrakorporaler Kreislauf (Broman et al. 2019). Auf die Eigenheiten der venovenösen Unterstützung soll an anderer Stelle eingegangen werden (◘ Abb. 10.1).

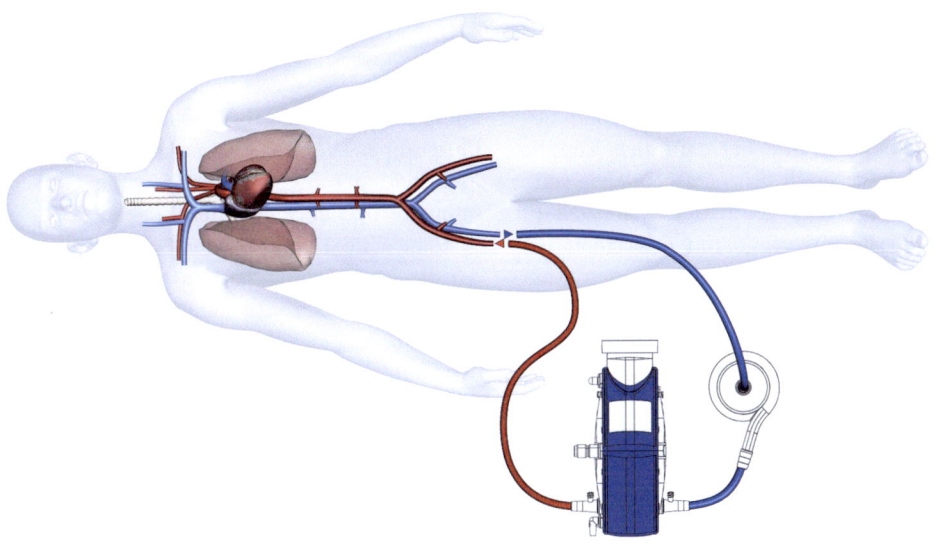

Abb. 10.1 Schematischer Aufbau eines venoarteriellen ECMO-Systems: einseitige femorale Kanülierung arteriell (rot) und venös (blau), Schlauchsystem, Membranoxygenator, Zentrifugalpumpe. (Mit freundlicher Genehmigung von Maquet Cardiopulmonary AG)

10.3 Komponenten

Sämtliche Systeme zur venoarteriellen Kreislaufunterstützung enthalten die folgenden Komponenten:
1. Drainage- und Perfusionskanüle
2. Schlauchsystem
3. Blutpumpe
4. Membranoxygenator
5. Wärmeaustauschereinheit
6. Steuereinheit

10.3.1 Kanülen

Arterielle Perfusionskanülen und venöse Drainagekanülen sind in der Regel aus Polyurethan gefertigt und weisen eine Drahtringverstärkung zum Schutz vor Knickbildung auf. Mit Ausnahme der verbleibenden Kanülen nach primär herzchirurgischem Eingriff ist das Lumen von für längeren Einsatz vorgesehenen Kanülen über kovalente Bindungen Heparin-beschichtet. Intraoperativ verbleibende Kanülen werden in der Regel nach wenigen Tagen im Rahmen des Thoraxverschlusses entfernt oder durch eine Kanülierung anderer Gefäße ersetzt. Da der durch die Kanüle verursachte Druckabfall eine wesentliche Limitation für den Betrieb eines ECMO-Systems hinsichtlich benötigter Kreislaufunterstützung und Schädigung von korpuskulären Blutbestandteilen darstellt, ist die Auswahl einer möglichst großen Kanüle sinnvoll, jedoch bringt die Verwendung großer Kanülen immer auch die Gefahr einer Verletzung des genutzten Gefäßes und einer Ischämie nachgeschalteter Gefäßabschnitte mit sich, sodass immer eine individuelle Abwägung des voraussichtlichen Unterstützungsvolumens, der Größe des Gefäßzugangs und der Implantationsbedingungen notwendig ist (siehe auch Abschn. 3.9). Arterielle Kanülen sind kleiner und kürzer als venöse Kanülen: Der Außendurchmesser liegt zwischen 13–23 French bei einer Länge von 15–23 cm – venöse Kanülen weisen Außendurchmesser zwischen 19–29 French bei ein Länge von 38–55 cm auf. Arterielle Kanülen der Größe 21–23 French sowie venöse Kanülen über 23 French werden gewöhnlich nur bei zentraler Kanülierung (d. h. arteriell Aorta ascendens, venös rechtes Vorhofohr) genutzt. Die speziell für ECMO-Systeme verfügbaren arteriellen und venösen Kanülen können über einen Mandrin in Seldinger-Technik in das Zielgefäß eingebracht werden, was bei Kanülen für die offen chirurgische Platzierung nicht möglich.

10.3.2 Schlauchsysteme

Die zu- und abführenden Schlauchsysteme bestehen aus endoluminal Heparin-beschichtetem Polyvinylchlorid (PVC). Eine gängige Größe ist 3/8 Zoll. Der Flusswiderstand des Schlauchsystems steigt mit der Länge des Systems und mit sinkendem Schlauchduchmesser – bei einem 3/8-Zoll-Schlauch mit einer Länge von 1 m und einem Druckgradienten von 100 mmHg beträgt der Fluss ca. 5 l/min (Reed et al. 1985). Die Länge des Schlauchsystems unterliegt individueller Abwägung – kürzere Schläuche erleichtern die Handhabung insbesondere bei Maßnahmen, die ein Umlagern der Patienten erfordern. Erfahrungsgemäß erhöht das Beibehalten einer Schlauchlänge von 1–1,5 m an den Kanülen jedoch die Flexibilität zur Lagerung und Positionierung weiterer Komponenten. Unterschreiten einer „Puffer"-Länge erhöht die Gefahr einer Kanülendislokation und Schlauchdiskonnektion, was insbesondere bei venoarterieller Unterstützung eine erhebliche Gefährdung des Betroffenen durch Massenblutung und Thrombembolie darstellt. Die Füllung (Priming) des gesamten Systems (zu-/abführende Schläuche, Pumpe, Oxygenator) erfolgt mit isotoner Ringer-Laktatlösung, das Füllvolumen beträgt zwischen 250–400 ml.

10.3.3 Blutpumpe

Eine der wesentlichen Funktionskomponenten eines ECMO-Systems ist die Blutpumpe. Während im Jahre 2005 die Mehrheit der ECMO-Systeme mit Rollerpumpen betrieben wurden, haben aktuelle Systeme eine Rotationspumpe implementiert – die Verwendung von Rollerpumpen bleibt nur noch Ausnahmekonstellationen (z. B. in der Pädiatrie/Neonatologie) vorbehalten. Der wesentliche Unterschied beider Pumpenarten ist das Prinzip der Volumenverschiebung: Rollerpumpen verschieben Volumen der zu pumpenden Flüssigkeit ohne Berücksichtigung der Vor- und Nachlast, während die nicht okklusive (d. h. die bluttransportierenden Schläuche werden nicht komplett verschlossen) Förderleistung von Rotationspumpen von dem zur Verfügung gestellten Volumen und dem der Pumpe nachgeschalteten Gegendruck (=Vor- und Nachlast) abhängig ist. Da mittlerweile fast nur noch Rotationspumpen für ECMO-Systeme eingesetzt werden, wird im Folgenden nur auf diese eingegangen. Rotationspumpen (überwiegend Zentrifugal- und Axialpumpen) nutzen das Prinzip der Zentrifugalkraft generiert durch einen rotierenden Pumpenkopf, die das Blut durch die Einlasskanüle saugt. Die Zentrifugalkraft erzeugt einen positiven Blutdruck, der das Blut durch die Ausflusskanüle befördert. Der entstehende Pumpenfluss ist nicht pulsatil (=laminar). Angesichts des nicht okklusiven Verhaltens dieser Pumpen ist grundsätzlich auch eine Flussumkehr über die Pumpe möglich. Die Fördermenge der verwendeten Pumpe ist nicht nur abhängig von Vorlast, Nachlast und Zahl der Umdrehungen des Rotors, sondern auch von der Bauweise und der Viskosität des Blutes, somit auch vom Hämatokrit und vom Hämoglobingehalt. Der Pumpenfluss der meisten Systeme variiert je nach Situation zwischen

Tab. 10.1 Eine Übersicht von verschiedener Pumpen-Systeme

System	Hersteller	Maximaler Fluss (l/min)	Zulassung (Tage)
Revolution	Livanova PLC, Großbritannien	5	5
Cardiohelp HLS 5.0 HLS 7.0	Maquet AG, Deutschland	5 7	30
Rotaflow	Maquet AG, Deutschland	10	14
CentriMag	St. Jude Medical, Inc., USA	10	30
Deltastream	Medos AG, Deutschland	7	7

1,0–5,0 l/min bei einer Umdrehungszahl zwischen 3000–5000/min. Der von der Pumpe generierte Blutdruck wird schließlich auch durch den Druckgradienten der arteriellen Ausflusskanüle mit begrenzt (◘ Tab. 10.1).

10.3.4 Oxygenator

Oxygenatoren dienen dem Gasaustausch im Blut, d. h. der Oxygenierung und der Decarboxylierung. Dies wird durch verschiedene Mechanismen erreicht: zum einen durch die Verwendung eines Hohlfaserdesigns, das Oxygenatoren zugrunde liegt. Hierbei umfließt Blut die mit Gas durchströmten Fasern, währenddessen der Gasaustausch stattfindet. Die Hohlfasern bestehen aus einer Polymethylpenten-Diffusionsmembran, aus mikroporösem Polypropylen oder aus Silikon. Polypropylen-Oxygenatoren finden vor allem bei herzchirurgischen Eingriffen Anwendung oder im kurzzeitigen Einsatz bis zu einer Dauer von 8 h, da bei längerer Verwendung mit der Entwicklung einer relevanten Plasmaleckage zu rechnen ist. Oxygenatoren aus Silikon haben zwar den Vorteil, plasmadicht zu sein, benötigen jedoch eine größere Membranaustauschfläche wegen geringerer Diffusionskapazität. Polymethylpenten-Oxygenatoren bieten hingegen den Vorteil einer langlebigen Plasmadichtigkeit bei hoher Permeabilität für Sauerstoff und Kohlendioxid und empfehlen sich für den längeren Einsatz. Die Blut-Gas-Kontaktfläche (= Membranaustauschfläche) variiert bei Oxygenatoren für den Einsatz bei erwachsenen Patienten zwischen ca. 1,2–1,9 m². Der applizierbare Blutfluss durch den Oxygenator hängt vom Druckgradienten über dem Hohlfasersystem ab und beträgt zwischen ca. 0,5–7,0 l/min. Da der Gasaustausch ebenso einem (jedoch transmembranösen) Druckgradienten folgt, bietet die Modifikation des Sauerstoff-Raumluft-Verhältnisses am Gasblender neben der Einstellung des Blutflusses eine weitere Möglichkeit, den Gasaustausch den Erfordernissen zu steuern (◘ Tab. 10.2).

10.3.5 Wärmeaustauscher

Das Etablieren eines extrakorporalen Kreislaufs führt zu einem Temperaturverlust des Blutes während der Passage des Systems. Daher ist im Regelfall zur Aufrechterhaltung der Normothermie des Patienten die Implementierung eines Wärmeaustauschers in das ECMO-System vonnöten. Wärmeaustauscher bestehen aus einem Wasserbad, in dem die blutführenden Schläuche – je nach Bedarf – gewärmt oder gekühlt werden können (Wassertemperatur 36–38,5 °C). Individuell ist eine Kühlung des Blutes, z. B. im Falle eines septischen Krankheitsbildes nach einer Reanimation, möglich. Wärmeaustauscher sind entweder in den Oxygenator integriert

Tab. 10.2 Übersicht verschiedener Oxygenatorsysteme

System	Hersteller	Maximaler Fluss (l/min)	Zulassung	Membranoberfläche (m²)
Quadrox ID Adult	Maquet AG, Deutschland	7	30 Tage	1,8
Hi Lite 7 LT	Medos AG, Deutschland	7	6 h	1,9
EOS ECMO	Livanova PLC, Großbritannien	5	5 Tage	1,2
Novalung iLA	Xenios AG, Deutschland	4,5	29 Tage	1,3

oder separat implementierbar. Nachdem Infektionen mit langsam wachsenden Mykobakterien (Mycobacterium chimeaera) und Wärmeaustauscher als Infektionsquelle während des Einsatzes extrakorporaler Zirkulation bei herzchirurgischen Eingriffen beschrieben worden sind, erfordert die Aufrechterhaltung der Sterilität des Wasserbades regelmäßige Reinigung und mikrobiologische Untersuchung der Systeme (Non-tuberculous Mycobacterium [NTM] Infections und Heater-Cooler Devices Interim Practical Guidance 2017). Akzidenteller Kontakt zwischen Wasserbad und Blut stellt ein seltenes, aber potenziell lebensbedrohliches Ereignis für den Patienten dar.

10.3.6 Überwachung

Die Leistung einer Blutpumpe wird nicht direkt gemessen, sondern ergibt sich aus der Umdrehungszahl und dem damit verbundenen Blutfluss, der über Infrarot- und Ultraschallsensoren an der arteriellen Linie erfasst wird. Die Möglichkeit der Blutdruckmessung vor und nach dem Oxygenator erlaubt eine Überwachung des Druckgradienten, eine Blutgasbestimmung – ebenfalls vor und nach dem Oxygenator – ermöglicht die Beurteilung der Gasaustauschfunktion des Geräts.

10.4 Systemeinstellung

Die Förderleistung des ECMO-Systems hängt von den individuellen Erfordernissen ab. Ein während einer Reanimation oder aufgrund eines kardiogenen Schocks implantiertes System wird zunächst mit höchstmöglicher Unterstützungsleistung (zur möglichst vollständigen Entlastung des Myokards) betrieben werden, während ein im Rahmen eines herzchirurgisches Eingriffs implantiertes System durchaus nur mit partiell unterstützender Zielsetzung (bei weiter blutauswerfendem Herz) verwendet werden kann. Wesentliche Kenngrößen sind hierbei die üblichen Parameter eines erweiterten hämodynamischen Monitorings: invasive Messung des systemischen Blutdrucks, die arterielle und venöse Blutgasanalyse und die Echokardiografie. Die Verwendung eines Pulmonalarterienkatheters liefert bei Überbrückung des Herzens durch das ECMO-System keine validen Ergebnisse und erscheint nur im Rahmen spezieller Fragestellungen, zum Beispiel beim Weaning von der extrakorporalen Zirkulation, sinnvoll. Insbesondere die Verlaufsmessung des Serum-Laktates und der zentralvenösen Sauerstoff-Sättigung reflektieren die suffiziente systemische Perfusion des Patienten mit oxygeniertem Blut. Die Echokardiographie dient zur Beurteilung der Füllung des linken Ventrikels und gegebenenfalls zur Entscheidung für weitere Maßnahmen linksventrikulärer Entlastung. Nach Etablierung der extrakorporalen Unterstützung ist zunächst die deutliche Reduktion von inotroper Medikation anzustreben, die Reduktion von Vasopressoren muss in Zusammenschau mit dem zugrunde liegenden Krankheitsbild und den oben genannten Surrogatmarkern einer ausreichenden Perfusion erfolgen.

10.5 Zugangswege und Kanülierung

Für die Platzierung eines systemisch venoarteriellen ECMO-Systems kommen verschiedene Gefäßzugänge in Betracht. Auch hierfür sind die Umstände der ECMO-Etablierung von Bedeutung: Bei notfallmäßiger Implantation stehen meist lediglich die Femoralgefäße zur Verfügung. Die Implantation kann offen chirurgisch oder perkutan mit Seldinger-Technik durchgeführt werden. Im Rahmen einer herzchirurgischen Prozedur ist auch die Anlage einer zentralen Kanülierung (venös rechtes Atrium, arteriell Aorta ascendens) eine Option. Diese zentrale Kanülierung steht auch bei nicht am Herzen voroperierten Patienten zur Verfügung, insbesondere bei eingeschränkten Verhältnissen an den peripheren arteriellen Gefäßen (Arteria femoralis, Arteria subclavia), bei schlechtem Fluss über periphere Kanülierungen oder bei einer Ischämieproblematik an der Extremität der arteriellen Kanüle, wenn die Etablierung einer zusätzlichen distalen Perfusionskanüle keine verbesserte Perfusion bringt. Angesichts der Schwere des chirurgischen Eingriffs und der begleitenden Risiken der Thoraxeröffnung wird diese Kanülierung nur mit Zurückhaltung eingesetzt und bleibt überwiegend Sonderfällen, wie einer passageren Rechtsherzunterstützung (venöse Drainage über die Vena femoralis, arterielle Kanülierung der Arteria pulmonalis über Gefäßprothese) vorbehalten. Schließlich steht die Arteria subclavia/axillaris für eine arterielle (und auch

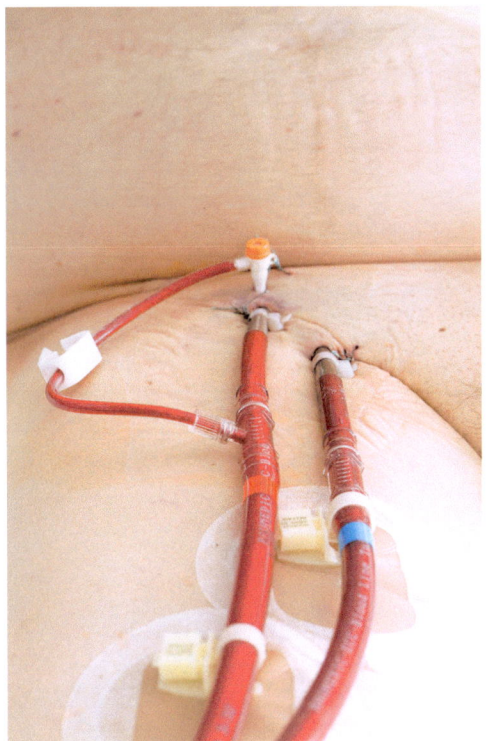

Abb. 10.2 Femorofemorale perkutane Kanülierung (arteriell und venös), mit arterieller Zusatzkanüle für die distale Perfusion

venöse) Kanülierung zur Verfügung. In diesem Fall kann die venöse Drainagekanüle über die Vena jugularis interna oder die Vena femoralis platziert werden. **Abb. 10.2, 10.3 und 10.4** zeigen die verschiedenen Kanülierungsoptionen.

10.5.1 Systemmanagement

Der Betrieb eines extrakorporalen Kreislaufs erfordert angesichts des Blut-Fremdoberflächen-Kontakts auch trotz Heparinbeschichtung der meisten Systeme und Komponenten eine kontinuierliche Überwachung der Blutgerinnung und der Antikoagulationstherapie. Deren Intensität ist individuell festzulegen: Die Antikoagulation kann über kontinuierliche Infusion

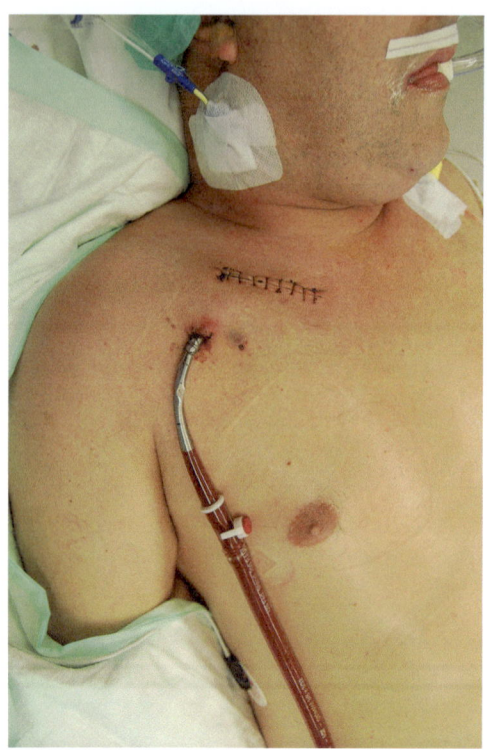

◘ **Abb. 10.3** Offen chirurgische Arteria-subclavia-Kanülierung (arteriell)

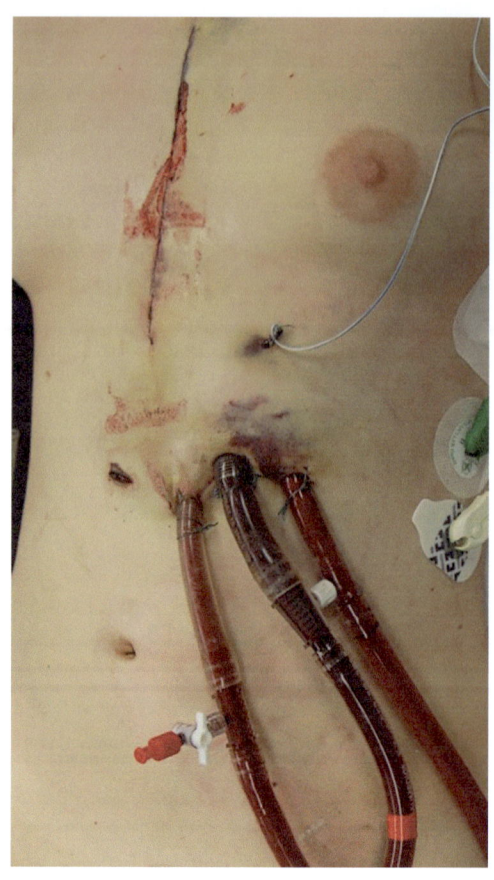

◘ **Abb. 10.4** Zentrale Kanülierung über mediane Sternotomie (arteriell und venös) mit zusätzlicher linksventrikulärer Drainage-(Vent-)kanüle über die rechte obere Pulmonalvene

hochmolekularen Heparins durchgeführt und über den intrinsischen Blutgerinnungsparameter der partiellen Thromboplastinzeit (PTT, Normwert <40 s) überwacht werden. Der Zielwert der PTT bei venoarterieller Unterstützung liegt bei 50–60 s. Eine weitere Option für das Monitoring ist die Bestimmung der „activated clotting time" (ACT). Die Bestimmung der ACT wird mit Vollblut durchgeführt und ist somit einfach und schnell verfügbar. Bei therapeutischer Antikoagulation beträgt die ACT zwischen 180–220 s. Zum Erreichen dieses Werts sind Heparindosen zwischen 20–50 I.E./kg KG/h notwendig (Non-tuberculous Mycobacterium [NTM] Infections and Heater-Cooler Devices Interim Practical Guidance 2017). Da die therapeutische Wirkung von Heparin mit dem Plasmaspiegel von Antithrombin interferiert, ist zur Beurteilung die Bestimmung des Plasmaantithrombins und gegebenenfalls dessen Substitution notwendig.

Nach intraoperativer Etablierung eines ECMO-Systems, relevanter Blutungsneigung des Patienten oder bereits derangierter Blutgerinnung ist jedoch auch eine passagere Unterstützung unter Verzicht auf eine Antikoagulationstherapie möglich, jedoch mit engmaschiger Überwachung des Gerinnungsstatus. Da eine unzureichende Antikoagulation zur Bildung von Thrombusformationen führt, insbesondere im Bereich der venösen Drainagekanüle, des Oxygenators und auch im Pumpenkopf, ist die Bestimmung des freien Hämoglobins neben der Thromboplastinzeit notwendig. Freies Hämoglobin im Blutserum sollte den Grenzwert von 10 mg/dl nicht überschreiten. Bei Werten über 50 mg/dl sollte die Ursache dafür dringend abgeklärt werden, da dies ein Hinweis auf Thrombusbildung im Kreislauf, Ansaugen der venösen Kanüle (z. B. bei starker Hypovolämie oder ungünstiger Kanülenlage) oder auf einen Defekt des Wärmeaustauschers mit Eindringen von Wasser in blutführende Leitungen sein kann (ELSO Anticoagulation 2014).

Die Bildung einer Thrombusformation im Pumpenkopf kann zum Versagen der Pumpe führen mit entsprechendem Risiko für den Patienten je nach Abhängigkeit vom extrakorporalen Kreislauf. Analog dazu führen Thrombosen im Oxygenator zur Funktionsbeeinträchtigung mit Verschlechterung der Oxygenierung des Patienten. Thrombusbildung stellt mit ca. 10 % Häufigkeit bei venoarteriellen ECMO-Kreisläufen ein gängiges Phänomen dar, kann jedoch frühzeitig durch Bestimmung verschiedener Parameter (Druckgradient vor und nach dem Oxygenator, freies Hämoglobin, D-Dimere) festgestellt werden (ELSO General Guideline 1.4 2017). Sowohl Pumpe als auch Oxygenator werden im Falle einer Thrombusformation ausgetauscht.

Literatur

Bartlett RH, Gazzaniga AB, Jefferies MR, Huxtable RF, Haiduc NJ, Fong SW (1976) Extracorporeal membrane oxygenation (ECMO) cardiopulmonary support in infancy. Trans Am Soc Artif Intern Organ 22:80–93

Broman LM, Taccone FS, Lorusso R, Malfertheiner MV, Pappalardo F, Di Nardo M, Belliato M, Bembea MM, Barbaro RP, Diaz R, Grazioli L, Pellegrino V, Mendonca MH, Brodie D, Fan E, Bartlett RH, McMullan MM, Conrad SA (2019) The ELSO Maastricht Treaty for ECLS Nomenclature: abbreviations for cannulation configuration in extracorporeal life support – a position paper of the Extracorporeal Life Support Organization. Crit Care 23(1):36

ELSO Anticoagulation Guideline 2014, S 4–5

ELSO General Guideline 1.4, August 2017, S 6

ELSO registry report 2015, Ann Arbor

Hill JD, Fallat R, Cohn K, Dontigny L, Bramson ML, Osborn JJ, Gerbode F (1971) Clinical cardiopulmonary dynamics during prolonged extracorporeal circulation for acute respiratory insufficiency. Trans Am Soc Artif Intern Organ 17:355–361

Kirklin JW, DuShane JW, Patrick RT, Donald DE, Hetzel PS, Harshbarger HG, Wood EH (1955) Intracardiac surgery with the aid of a mechanical pump-oxygenator system (Gibbon type): report of eight cases. Proc Staff meetings Mayo Clin 30:201–206

Nasr VG, Raman L, Barbaro RP, Guner Y, Tonna J, Ramanathan K, Federico P, Thiagarajan RR, Alexander PMA, ELSO Registry Scientific Oversight Committee (2018) Highlights from the Extracorporeal Life Support Organization Registry: 2006–2017. ASAIO J 65(6):537–544

Non-tuberculous Mycobacterium (NTM) Infections and Heater-Cooler Devices Interim Practical Guidance (2017) CDC's Division of Healthcare Quality Promotion – Updated 27 October 2017

Reed CC, Stafford TB (1985) Circuits. In: Reed CC, Stafford TB (Hrsg) Cardiopulmonary Bypass, 2. Aufl. Texas Medical Press, Houston, S 263–271

Komplikationen der venoarteriellen ECMO-Therapie

Daniele Camboni und Christof Schmid

11.1 Einleitung – 136

11.2 Mechanische Komplikationen – 136
11.2.1 Thromben – 136
11.2.2 Komplikationen der Kanülen – 137
11.2.3 Luftembolien – 137

11.3 Patientenbezogene Komplikationen – 138
11.3.1 Blutungen – 138
11.3.2 Pulmonologische und neurologische Komplikationen – 139
11.3.3 Renale Komplikationen – 141
11.3.4 Beinischämie – 141
11.3.5 Linksventrikuläre Distension und Lungenödem – 142

Literatur – 145

© Springer-Verlag GmbH Deutschland, ein Teil von Springer Nature 2020
U. Boeken et al. (Hrsg.), *Mechanische Unterstützung im akuten Kreislaufversagen*,
https://doi.org/10.1007/978-3-662-59901-3_11

11.1 Einleitung

Das Outcome der venoarteriellen extrakorporalen Membranoxygenierung (VA-ECMO) hängt im hohen Maße von der frühzeitigen Erkennung und Behandlung von Komplikationen ab. Es liegt in der Natur der extrakorporalen Kreislaufunterstützung, dass zahlreiche Komplikationen plötzlich und unerwartet mit potenziell katastrophalen Folgen auftreten. Ferner sind Komplikationen an der ECMO keine Ausnahme, sondern die Regel. Im weltweit größten Register wird eine Komplikationsrate von 2 Komplikationen pro ECMO-Fall angegeben (ELSO Registry Data). Daher ist es von immenser Wichtigkeit, die Physiologie der ECMO-Therapie, die Apparatur ECMO mit seinen potenziellen Fallstricken sowie eine gewisse Sicherheit im Management von Komplikationen zu beherrschen. Diese Sicherheit kann in erster Linie durch Erfahrung und spezialisiertes und geschultes Personal erlangt werden. Ferner werden didaktische Simulationskurse von vielen Organisationen angeboten (z. B. Adult ECMO Training Course am Regensburger Uniklinikum). Hier werden Komplikationen simuliert sowie die frühzeitige Erkennung und das entsprechende Management geschult. Komplikationen können generell in 2 Kategorien klassifiziert werden. Es gibt mechanische Komplikationen (z. B. Oxygenatorthrombose) und patientenbezogene Komplikationen (z. B. Beinischämie). Da die ECMO-Therapie aus mechanischen Komponenten besteht, kann natürlich auch jede mechanische Komponente versagen. Daher ist ein kontinuierliches und systematisches Monitoring aller mechanischen Komponenten (z. B. 2x täglich) von großer Bedeutung. Patientenbezogene Komplikationen bestehen aus dem gesamten Spektrum eines kritisch kranken Intensivpatienten. Allerdings besteht die Mehrzahl der patientenbezogenen Komplikationen aus Blutungen (z. B. an der Kanülierungsstelle) und Ischämien (z. B. zerebrale oder Extremitätenischämie).

11.2 Mechanische Komplikationen

Mechanische Komplikationen bestehen in der Hauptsache aus Thrombosen oder Thromben in den mechanischen Teilen der ECMO-Apparatur, Kanülenproblemen und Luftembolien. Eine leicht zu behebende und recht häufig bei Unachtsamkeit und während des Transports auftretende Komplikation ist die Diskonnektion der Sauerstoffzufuhr zum Oxygenator. Das führt zu einer Perfusion von venösem Blut in das arterielle Gefäßsystem und wird spätestens mit Abfall der Sauerstoffsättigung erkannt.

11.2.1 Thromben

Aufgrund der Fremdoberflächen des ECMO-Systems zählen Thromben im ECMO-System zu den häufigsten Komplikationen (ELSO Registry). Seit den Anfängen der ECMO-Therapie existiert das Dilemma der notwendigen Antikoagulation und der damit zusammenhängenden Blutungsgefahr in kritisch kranken Patienten. Zur optimalen Steuerung der Antikoagulation wird eine intravenöse Heparingabe mit einer Ziel-PTT (partielle Thromboplastinzeit) des 1,5- bis 2-Fachen über Norm (ca. 60–80 s) empfohlen. Im Falle einer relevanten Blutung kann auch auf eine Antikoagulation für 48 h und länger verzichtet werden (Koster et al. 2019). Allerdings geht eine länger andauernde fehlende Antikoagulation mit einem erhöhten Risiko an Thromben im ECMO-System mit daraus resultierenden potenziellen systemischen Embolien einher (Abb. 11.1). Im Falle einer Heparin-induzierten Thrombozytopenie wird eine Antikoagulation mit Argatoban aufgrund der vorteilhaften Möglichkeit einer PTT-Steuerung empfohlen. Eine Thrombenbildung im Pumpenkopf ist häufig durch einen deutlichen Anstieg der Hämolyseparameter erkennbar, wohingegen eine Oxygenatorthrombose neben dem Druckabfall über

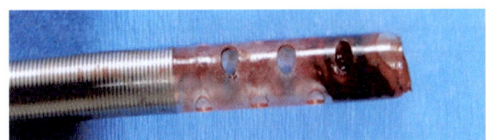

Abb. 11.1 Resthromben an einer venösen Kanüle. (Foto: Universitätsklinikum Regensburg; Fotograf: Alois Philipp)

den Oxygenator häufig durch einen Anstieg der D-Dimere und einen Abfall der Thrombozyten erkennbar ist. Beide Komplikationen werden durch zügigen Austausch der Komponenten behandelt. Typisch ist ferner, insbesondere bei längerer Unterstützungszeit, eine Thrombenbildung um die venöse Kanüle, die im schlimmsten Fall auch zu problematischen Lungenembolien führen kann (Fisser et al. 2019).

11.2.2 Komplikationen der Kanülen

Zu den häufigsten Problemen der Kanülen zählen Verletzungen der Gefäße während der Implantation. Bei der venösen Kanülierung sind die großlumigen Venen und auch der rechte Ventrikel durch Führungsdrähte in Gefahr. Bei der arteriellen Kanülierung ist eine arterielle Verletzung ebenso häufig mit den damit zusammenhängenden Problemen wie massive Blutungen und Ischämien zu nennen. Die Kanülierung unter mechanischer Reanimation ist besonders mit Komplikationen behaftet. Fehlpunktionen sind unter Reanimationsbedingungen kaum zu vermeiden. Kommt es zu einer Fehlpunktion, wird ein Belassen der Kanüle empfohlen, um sie dann ggf. später chirurgisch unter kontrollierten Bedingungen zu entfernen.

Die Anwendung von bildgebenden Verfahren, wie die ultraschallgesteuerte Punktion der Gefäße oder die Fluoroskopie, kann diese Komplikationen minimieren. Diese Verfahren sind aber nicht immer und überall anzuwenden. Darüber hinaus sollten bei der Implantation eine gewisse Vorsicht und keine Gewalt angewendet werden.

Besondere Aufmerksamkeit erfordert auch die sichere Fixierung der Kanülen im Patienten, um eine fatale, hämorrhagische Dislokation zu vermeiden. Hier sind verschiedene Fixationsplatten auf dem Markt erhältlich, wobei einfache Kabelbinder und Nähte ebenso wirksam sind. In diesem Zusammenhang kann es auch zu einer relevanten Knickung der Kanüle mit daraus resultierendem verminderten Fluss kommen. Daher ist auf einen möglichst kontrollierten, knickfreien Verlauf der Schlauchsysteme zu achten.

Eine weitere häufige Komplikation im Zusammenhang mit Kanülen ist die Beinischämie bei peripherer femoraler Kanülierung, was eher eine patientenbezogene Komplikation darstellt. Diese Komplikation führt nicht selten zu einem relevanten Muskellogensyndrom und gefäßchirurgischer Intervention bei einem kritisch kranken Patienten (Lamb und Hirose 2017).

Diese Komplikation kann durch Verwendung von kleineren arteriellen Kanülen (15–17 French) und einer distalen Perfusion reduziert werden (Lamb et al. 2017). Voraussichtlich in Kürze wird auch eine arterielle Kanüle auf dem Markt erhältlich sein, die eine integrierte retrograde Beinperfusion ermöglicht (Biderectional Cannula, Liva Nova Sorin Group USA, Arvada, CO, USA).

Neben den Beinischämien sind auch parakanüläre Blutungen recht häufig. Hier können in einigen Fällen tiefgreifende Nähte ggf. das Problem lösen. Bei relevanten Blutungen existiert nur eine chirurgische Lösung.

11.2.3 Luftembolien

Die ECMO ist dafür entworfen, Blut sicher und effizient zu pumpen. Allerdings birgt die ECMO Eintrittsmöglichkeiten für problematische Luft, die an zahlreichen Stellen in den ECMO-Kreislauf gelangen und zu einer unbedeutenden bis fatalen Luftembolie führen kann. Insbesondere in den venösen Schenkel kann Luft durch den Unterdruck der Zentrifugalpumpe des Systems angesogen werden. Die wahrscheinlich gravierendste Form der Luftembolie ist ein Air-Block durch massiven Lufteinschluss im venösen System durch eine Leckage, einen offenen 3-Wege-Hahn oder durch eine Dislokation der venösen Kanüle. Dieses kann zu einem plötzlichen Pumpen- und Unterstützungsstopp führen (Kumar et al. 2019).

Kleine Mengen an Luft können an den höchsten Punkten oder in Luftfallen aspiriert werden. Bei größeren Mengen muss häufig das System ausgetauscht werden, was unter Umständen bei völliger Abhängigkeit des Herz-Kreislauf-Systems fatal sein kann. Insgesamt sind problematische Luftembolien jedoch glücklicherweise selten.

11.3 Patientenbezogene Komplikationen

Patientenbezogene Komplikationen sind häufiger als mechanische Komplikationen, da ein Patient an der ECMO prinzipiell jede Komplikation eines schwer kranken Intensivpatienten unter Beteiligung aller Organsysteme erfahren kann. Man darf nicht vergessen, dass die ECMO immer noch häufig als Ultima Ratio bei Intensivpatienten eingesetzt wird. Zu den häufigsten Komplikationen zählen Blutungen, Ischämien, Nieren- und Leberversagen wie auch Infektionen.

11.3.1 Blutungen

Blutungen sind die häufigsten patientenbezogenen Komplikationen an der VA-ECMO. Relevante Blutungen an der VA-ECMO werden mit einer Inzidenz von 30–50 % berichtet, und etwa jeder zweite Patient wird einer chirurgischen Blutstillung unterzogen (Cheng et al. 2014). Gründe dafür sind die erforderliche Antikoagulation und eine induzierte systemische Inflammationssituation mit einer Dysbalance des Gerinnungssystems in einem kritisch kranken Patienten. Problematisch sind intrakranielle Blutungen, da dadurch die neurologische Prognose ungünstig beeinflusst wird. Allerdings sind auch intrakranielle Blutungen mit einem guten neurologischen Outcome möglich und nicht per se ein Grund zur Therapieeinstellung. Intraabdominelle oder gastrointestinale Blutungen können fatal sein, da sie häufig erst spät diagnostiziert werden. Insbesondere Patienten nach großen operativen Eingriffen (z. B. herzchirurgischen Eingriffen) haben eine erhöhte Blutungsgefahr. Transfusionsmengen von 1–2 Erythrozytenkonzentraten pro ECMO-Tag findet man in vielen Publikationen. Zur Behandlung von relevanten Blutungen bei Patienten nach chirurgischen Eingriffen ist eine frühzeitige Exploration des Operationsgebiets empfehlenswert. Darüber hinaus ist eine Normalisierung der Gerinnung durch Substitution von Gerinnungsfaktoren aller Art bis hin zum rekombinanten Faktor VIIa (Novoseven) an der ECMO möglich (Anselmi et al. 2016). Eine gezielte Gabe von Gerinnungsfaktoren nach Thrombelastometrie (z. B. Rotem, Matel-Medizintechnik, Österreich) ist einer ungezielten, gieskannenartigen Supplementierung vorzuziehen. Die Gabe des Plasminogenbinders und Fibrinolysehemmers Tranexamsäure kann im Falle einer therapierefraktären Blutung unterstützend wirken. Die Antikoagulation kann auch für 48 h oder länger pausiert werden (Galvagno et al. 2019). Im Falle einer Heparin-induzierten Thrombozytopenie (HIT) II ist eine Antikoagulation mit Argatoban eine etablierte Methode. Ein besonderes Augenmerk gilt bei entsprechender Substitution von Gerinnungsfaktoren dem Monitoring der Oxygenatorperformance und der Zentrifugalpumpe. Ein Austausch der Komponenten ist ggf. frühzeitig erforderlich.

11.3.2 Pulmonologische und neurologische Komplikationen

Typische Komplikationen der Lunge sind, wie bei jedem Intensivpatienten mit zunehmender Beatmungszeit, Infektionen (Ventilatorassoziierte Pneumonie). Daher ist eine frühe antibiotische Abdeckung schon bei Verdacht einer pulmonalen Infektion ggf. nach Entnahme einer brochoalveolären Lavage zur Indentifizierung des verursachenden Erregers indiziert. Eine prophylaktische antibiotische Gabe ist nur bei Aspiration oder therapierefraktärem Lungenödem sinnvoll. Die antibiotische Behandlung eines ECMO-Patienten ist die Regel. Nur in seltenen Ausnahmefällen ist keine antibiotische Gabe erforderlich.

Begünstigt und unterhalten wird eine Lungenentzündung bei ECMO-Patienten durch einen Lungenstau bis hin zu einem Lungenödem bei stark eingeschränkter linksventrikulärer Funktion ohne linksventrikulären Auswurf und erhaltener rechtsventrikulärer Funktion. Diese Komplikation wird weiter unten in einem gesonderten Absatz behandelt.

Weitere Komplikationen der Lunge sind Pneumothoraxe durch invasive Beatmungsformen, spontane intrathorakale Blutungen oder durch invasive Maßnahmen verursachte Hämorrhagien (Kanülierung, Pleurapunktionen, Anlage eines zentralen Venenkatheters etc.).

In diesem Abschnitt des Kapitels über Komplikationen sind bewusst pulmonologische und neurologische Komplikationen in einem Unterpunkt zusammengefasst, da eine schlechte Lungenfunktion eines Patienten an VA-ECMO zu einer neuronalen Hypoxämie führen kann. Die überwiegende Anzahl der VA-ECMO-Patienten verfügt über einen eigenen linksventrikulären Auswurf. Bei schlechter Lungenfunktion und eigenem Auswurf sowie femorofemoraler VA-ECMO wird das Gehirn überwiegend mit schlecht oxygeniertem Blut versorgt. Dieser Umstand wird Harlekin-Syndrom, North-South-Syndrom oder differenzielle Hypoxämie genannt (Falk et al. 2019). Die Wasserscheide zwischen dem gut oxygeniertem Blut der femoralen VA-ECMO und dem Auswurf des linken Ventrikels ist häufig im Bereich der Aorta descendens oder des Aortenbogens je nach kardialem Zyklus zu finden (Abb. 11.2).

Einen groben Anhalt über die zerebrale Oxygenierung kann auch eine an der Stirn angebrachte Nahinfrarotspektroskopie (NIRS) geben (Maldonado et al. 2014). Diese ist allerdings ungenau und nur als orientierendes Monitoring zu benutzen. Um einen ungefähren Anhalt über die tatsächliche Lungenfunktion zu erhalten, ist es von immenser Wichtigkeit, arterielle Blutgase von der rechten oberen Extremität zu gewinnen, da hier am ehesten eine Abschätzung der Lungenfunktion gemacht werden kann. Die linke obere Extremität wird häufig vom gut oxygenierten, retrograd perfundierten ECMO-Fluss versorgt und kann so eine gute Lungenfunktion vortäuschen. Die rechte Extremität wird hingegen über den ersten Ast des Aortenbogens, den Truncus brachiocephalicus, am ehesten über den Auswurf des linken Herzens versorgt. Bei zentraler Kanülierung der Aorta oder der Arteria subclavia spielt dieses eine untergeordnete Rolle.

Bei femorofemoraler VA-ECMO und nicht ausreichender Lungenfunktion existieren 2 Optionen, um diesen Umstand zu beheben. Unsere favorisierte Möglichkeit in diesem Fall ist die Umkanulierung der arteriellen Kanüle auf die rechte Arteria subclavia mithilfe einer End-zu-Seit-anastomosierten 8-mm-Gefäßprothese. Dadurch werden der Aortenbogen und die supraaortalen Äste mit oxygeniertem Blut versorgt.

Bei Patienten nach herzchirurgischen Eingriffen kann eine zentrale Kanülierung der Aorta in Erwägung gezogen werden. Eine Möglichkeit, den Brustkorb trotz zentraler Kanülierung definitiv wieder zu verschließen, bietet die End-zu-Seit-Anastomose einer Gefäßprothese (z. B. 8-mm-Rohrprothese) an die Aorta ascendens, die dann epigastral oder

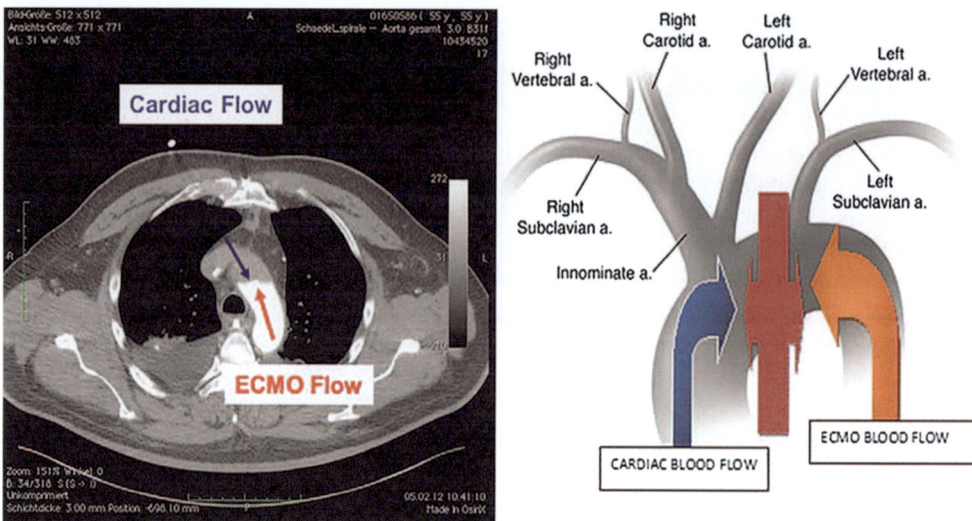

Abb. 11.2 Dargestellt ist die Wasserscheide zwischen dem retrograden ECMO-Fluss in der Aorta und dem antegraden Fluss aus dem linken Herzen. (Mit freundlicher Genehmigung von Wolters und Kluwer Health [Permission number 4598180419562], aus Rupprecht et al. 2013)

jugulär externalisiert werden kann, um die Gefäßprothese mit einer Kanüle zu versorgen. Im Falle eines erfolgreichen Weanings kann die Kanüle aus der Gefäßprothese entfernt und die Gefäßprothese im Körper nach Kürzung aseptisch versenkt werden.

Die zweite Möglichkeit neben der zentralen Umkannülierung besteht in der zusätzlichen Implantation einer rückführenden Kanüle in die zentralen großen Venen, um gut oxygeniertes Blut in den Lungenkreislauf zu perfundieren. Diese Methode wird als venoarteriell-venöse ECMO (VAV) in der Nomenklatur bezeichnet (Cove 2015). Hier bietet sich meistens die rechte Vena jugularis an. Bei dieser Methode geht allerdings der optimierte Gasaustausch mit einer eingeschränkten Möglichkeit zur Unterstützung des Kreislaufs einher. Eine signifikante Menge des Pumpenvolumens wird in das venöse System aufgrund des geringeren Widerstands im venösen Niederdrucksystem gepumpt. Daher sind signifikant kleinere Kanülen im venösen System zu benutzen. Ferner ist auch die Benutzung einer Drossel (Hoffmann-Clamp) auf der venösen Seite beschrieben, um den ECMO-Fluss zur Kreislaufunterstützung auf ausreichendem Niveau zu halten.

Die tatsächliche Inzidenz an neurologischen Komplikationen an VA-ECMO ist unklar und wird wahrscheinlich unterschätzt, da Patienten mit neurologischen Komplikationen ein erhöhtes Risiko haben zu versterben, ohne dass eine neurologische Komplikation evident wird oder eine entsprechende Bildgebung durchgeführt wurde. In einer älteren Autopsiestudie von Rastan et al. zeigte sich, dass lediglich in 50 % der verstorbenen ECMO-Patienten korrekt die Todesursache erkannt wurde (Rastan et al. 2006). In 8 % der Todesfälle wurde eine Hirnblutung erst in der Autopsie als Todesursache diagnostiziert. Die Rate an unerkannten thrombembolischen Hirninfarkten lag bei 30 %.

Die Inzidenz an neurologischen Komplikationen im ELSO-Registry liegt im einstelligen Bereich, allerdings existieren auch Publikationen, die eine Inzidenz von 50 % beschreiben (Mateen et al. 2011). Neurologische Komplikationen sind häufig der limitierende Faktor bei VA-ECMO-assistierter Wiederbelebung (ECPR). Da eine

Reanimation insbesondere mit zunehmender Dauer mit neurologischen Komplikationen einhergeht, sind zerebrale Komplikationen unter ECMO-assistierter Wiederbelebung häufig und kaum zu beeinflussen. Ein in letzter Zeit etablierter Laborparameter zur Einschätzung der neurologischen Prognose ist die neuronenspezifische Enolase (NSE). Ein Wert über 100 µg/l mit steigender Tendenz in den ersten 48 h nach Reanimation ist mit einer ungünstigen Prognose behaftet. Allerdings ist der Wert nicht als alleiniger Parameter ausreichend, um eine Therapie einzustellen, sondern eher ein Puzzleteil in einem Gesamtbild, das dazu beitragen kann, eine Therapie in eine Richtung zu lenken (Floerchinger et al. 2017).

Auch eine rapide Decarboxylierung und resultierenden niedrigen CO_2-Werten kann aufgrund der Autoregulation der zerebralen Gefäße zu einer problematischen Vasokonstriktion führen und eine zerebrale Ischämie aggravieren. Daher sind niedrig-normale arterielle CO_2-Werte akzeptabel, jedoch sollten niedrigere Werte und die rapide Decarboxylierung vermieden werden.

11.3.3 Renale Komplikationen

Das Nierenversagen oder eine akute Nierenschädigung („acute kidney injury"), nach gültiger Definition ein Anstieg des Kreatinins auf das 1,5-Fache innerhalb von 7 Tagen oder mehr als 0,3 mg/dl innerhalb von 48 h, kann annähernd bei jedem VA-ECMO-Patienten festgestellt werden (Cheng et al. 2014). Allerdings benötigt nur etwa jeder zweite Patient ein Nierenersatzverfahren. Warum die Prävalenz der akuten Nierenschädigung bei VA-ECMO-Patienten hoch anzusiedeln ist, liegt hauptsächlich nicht an der ECMO-Therapie selbst, sondern ist multifaktoriell (präexistierende Nierenerkrankungen, hypotensive Minderdurchblutungen der Nieren als Folge eines kardiogenen Schocks, inflammatorische Prozesse). Allerdings kann die ECMO-Therapie an sich auch durch ECMO-induzierte Hämolyse und resultierender Hämoglobinurie und durch Unterhaltung eines inflammatorischen Prozesses nierenschädigend sein (Lee et al. 2015).

Die Behandlung des Nierenversagens unter VA-ECMO entspricht der üblichen Behandlung eines Intensivpatienten. In einigen Zentren wird das Nierenersatzverfahren am ECMO-Kreislauf angeschlossen. Dieses ist prinzipiell möglich, allerdings ist die Inkludierung eines Nierenersatzverfahrens in den VA-ECMO-Kreislauf aufgrund von Luftembolien, Thrombenbildung sowie einer potenziellen zusätzlichen Eintrittspforte für Erreger und Infektionen gefährlich. Daher wird an unserem Zentrum ein Nierenersatzverfahren gesondert an den Patienten angeschlossen.

11.3.4 Beinischämie

Eine vor einigen Jahren veröffentliche Metaanalyse zeigte, dass eine relevante Beinischämie bei femoral kanülierter Arterie in 11–17 % der Fälle auftreten kann (Bisdas et al. 2011). Daher ist eine routinemäßige distale Perfusion anzustreben. Allerdings benötigt nicht jeder Patient mit femoraler Kanülierung eine distale Perfusion. Einen Anhalt für eine notwendige femorale distale Perfusion kann durch die Anwendung eines am Bein angebrachten NIRS-Geräts im Falle einer elektiven Kanülierung gewonnen werden. Verändert sich die distale Sättigung im negativen Sinne mit der Kanülierung der Femoralarterie, ist eine distale Perfusion unbedingt erforderlich. Dabei ist es bei elektiver Kanülierung sinnvoll, zunächst einen Führungsdraht nach distal einzubringen, um dann nach Implantation der großlumigen arteriellen Kanüle leichter eine distale Perfusion zu implementieren. Ferner ist bei den Risikofaktoren wie periphere arterielle Verschlusskrankheit, Dialyse oder konstitutionsbedinger Anatomie (z. B. kleine Frau) eine distale Perfusion liberal anzuwenden, aber nicht immer möglich. Bei Hochrisikopatienten ist in

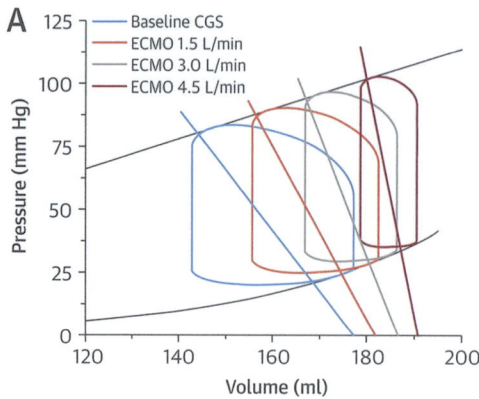

◘ Abb. 11.3 Druck-Volumen-Kurve mit peripherer femoraler ECMO und unterschiedlichen Pumpenflüssen aus tierexperimentellen Versuchen. Es ist erkennbar, dass mit zunehmendem ECMO-Fluss das enddiastolische Volumen und der Druck proportional zunehmen. (Aus Hemodynamics of mechanical support [Burkhoff et al. 2015] und freundlicher Genehmigung des Elsevier Verlags unter der Nummer 4598271014272)

elektiver Situation eine chirurgische Kanülenimplantation über eine Prothese sinnvoll. Auch mit einer distalen Perfusion ist ein engmaschiges Monitoring der Beinperfusion, z. B. mit NIRS, Doppler oder manueller Erfassung des Pulses, erforderlich. Eine distale Perfusion kann auf verschiedene Art und Weise etabliert werden. Die gängigste Methode ist die antegrade Perfusion über eine 8- bis 10-French-Kanüle in der Femoralarterie. Beschrieben ist auch eine retrograde arterielle Perfusion über die Arteria tibialis posterior.

11.3.5 Linksventrikuläre Distension und Lungenödem

Die Diskussion über die Rolle der linksventrikulären Distension und die anzuwendenden Methoden zur Behandlung dieser Komplikation ist ein Dauerbrenner. In Tierstudien wurden linksventrikuläre Druck-Volumen-Messungen an peripherer ECMO durchgeführt. Es konnte gezeigt werden, dass ein retrograder ECMO-Fluss in der Aorta zu einer linksventrikulären Distension und zu einer erhöhten myokardialen Wandspannung durch ein erhöhtes endsystolisches und diastolisches Volumen führt (◘ Abb. 11.3).

Eine ventrikuläre Distension ist bei pädiatrischen Patienten z. B. nach kongenitalen Korrekturen und der Notwendigkeit einer maschinellen Unterstützung zu vermeiden. Aber gilt dieses auch für das erwachsene Herz? Eine ventrikuläre Distension verschiedenen Ausmaßes ist annähernd bei jedem Patienten an der VA-ECMO vorhanden. Die Definition einer linksventrikulären Distension ist nicht trivial. Echokardiografisch liegt eine Distension bei einem vergrößerten enddiastolischen Diameter von 55 mm vor. Eine eher funktionelle Methode zur Evaluation einer linksventrikulären Distension ist die Schätzung des linksventrikulären enddiastolischen Drucks mittels Messung des pulmonalarteriellen Verschlussdrucks (>25 mmHg). Andere quantifizieren eine linksventrikuläre Distension mittels Messung des natriuretischen Peptids (Falkensammer et al. 2008). Eine problematische Distension liegt vor, wenn durch die ventrikuläre Stase ein Rückstau in die Lunge mit konsekutivem Lungenödem auftritt oder eine linksventrikuläre Thrombosierung eintritt. Unserer Erfahrung nach ist dieses Problem sehr selten und durch verschiedene konservative Maßnahmen in der Regel präventiv zu beeinflussen und auch therapierbar. Zu diesen Maßnahmen zählt eine permissive Hypotonie mit einem mittleren arteriellen Druck von 50–60 mmHg, ein ECMO-Fluss von 3–4 l/min, die Anwendung von Inotropika zur Aufrechterhaltung einer myokardialen Wandspannung und ventrikulären Ejektion sowie eine restriktive Flüssigkeitsbilanz. Hierdurch lassen sich in der Regel nach einer Wartezeit von 24–48 h ventrikuläre Ejektionen wieder etablieren. Die Generierung einer Blutdruckamplitude >10 mmHg an der VA-ECMO reicht für ein natives Venting des linken Ventrikels aus. Bei vorhandenen Risikofaktoren für eine Distension wie eine

Komplikationen der venoarteriellen ECMO-Therapie

Tab. 11.1 Venting-Methoden an VA ECMO

Chirurgische Methoden	Perkutane Methoden
Venting-Kanülenplatzierung	
a) Rechte obere Lungenvene	a) Transaortales Venting
b) Pulmonalarterie	b) Transseptal (Ballonseptostomie, transseptale Kanülen z. B. TandemHeart)
c) LV-Apex	c) Transpulmonales Venting
Zugänge:	d) ECPELLA (Impella)
Sternotomie, aterolaterale	e) IABP
Thorakotomie links	

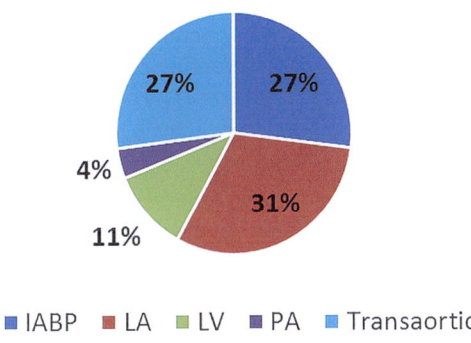

◻ **Abb. 11.4** Verteilung der Venting-Methoden. (Modifizierte Abbildung aus Meani et al.)

höhergradige Aortenklappeninsuffizienz und keinem linksventrikulären Auswurf reichen diese Maßnahmen nicht aus, und eine linksventrikuläre Entlastung (Venting) wird bei einer vermuteten Erholungstendenz erforderlich. Wird keine Erholung vermutet, ist eine frühzeitige Implantation eines linksventrikulären Unterstützungssystems nach Ausschluss von Kontraindikationen (z. B. schwere zerebrale Schädigung oder schweres biventrikuläres Versagen) indiziert. Eine weitere in Deutschland kostenintensive Alternative stellt die Implantation eines CentriMag-Systems (Levitronix LLC, USA) dar. Diese Technik entlastet den linken Ventrikel als temporäres LVAD mit einer Zulassung von 30 Tagen.

Zahlreiche Methoden zur linksventrikulären Entlastung sind in der Literatur beschrieben. Anhand der Vielzahl an Methoden zur Entlastung des linken Ventrikels kann man erkennen, dass kein Goldstandard existiert. Eine kürzlich erschienene Übersichtsarbeit erläutert die verschiedenen Methoden zur linksventrikulären Entlastung (Meani et al. 2017). Alle Methoden (◻ Tab. 11.1) in diesem Kapitel zu beschreiben, würde den Rahmen dieses Kapitels sprengen, daher werden nur 3 Methoden näher beleuchtet (◻ Abb. 11.4).

11.3.5.1 IABP und ECMO

Der Gebrauch der IABP in Verbindung mit der VA-ECMO ist noch weit verbreitet zur Prävention und Behandlung der linksventrikulären Distension. In der oben erwähnten, kürzlich erschienenen Metanalyse wird die IABP zu 27 % als Venting-Methode eingesetzt. Die IABP kann den enddiastolischen linksventrikulären Druck senken und durch diastolische Augmentation den koronaren Blutfluss erhöhen (Madershahian et al. 2011).

Der Nutzen der IABP in Verbindung mit einer VA-ECMO wird sehr kontrovers betrachtet.

So konnte in einer tierexperimentellen Studie gezeigt werden, dass die linksventrikuläre Funktion durch die kombinierte Unterstützung von IABP und VA-ECMO verbessert wird (Sauren et al. 2007). Auf der anderen Seite konnte in einer anderen tierexperimentellen Studie nachgewiesen werden, dass die Kombination beider Systeme zu einem reduziertem Koronarfluss bei femorofemoraler ECMO führt (Bělohlávek et al. 2012).

Beide Studienergebnisse sind einleuchtend richtig, da der linke Ventrikel durch Senkung der Nachlast vorstellbar besser funktionieren kann. Auf der anderen Seite ist es genauso einleuchtend, dass bei peripherer, femoraler ECMO der Blutfluss zu den Koronarien durch die IABP intermittierend reduziert wird.

Auch klinische Studien zeigen gemischte Ergebnisse. So ist in einer 2016 erschienen japanischen nationalen Registerstudie ein signifikanter Überlebensvorteil durch die Kombination der IABP mit der VA-ECMO in einer risikoadjustierten Studie dargestellt worden (Aso et al. 2016). In einer anderen Single-Center-Studie konnte kein Überlebensvorteil durch Kombination beider Systeme gezeigt werden (Ro et al. 2014). Auch die bisher größte Metanalyse mit über 1500 Patienten konnte kein verbessertes Outcome durch die Kombination beider Systeme darstellen (Cheng et al. 2015).

Daher wird an unserem Zentrum keine Kombination beider Systeme praktiziert.

11.3.5.2 Chirurgisches Venting

Aus dem herzchirurgischen Alltag sind verschiedene Möglichkeiten der linksventrikulären Entlastung bekannt. Kanülen können theoretisch in jede Kammer oder großem, herznahem Gefäß platziert werden, um den pulmonalen Fluss zum linken Herzen zu minimieren. In einem Postkardiotomie-Setting mit fehlendem Auswurf und linksventrikulärer Distension und beginnendem Lungenödem ist die Kanülierung der rechten oberen Lungenvene gängig und chirurgisch praktikabel. Dabei sollte die entlastende Kanüle in den linken Ventrikel vorgeschoben werden, was aber nicht immer möglich ist. Daher kann eine Stase im linken Ventrikel trotzdem auftreten. Ähnlich verhält es sich mit dem Pulmonalarterien-Venting. Die Stase im linken Ventrikel kann nur effektiv durch Kanülierung des linken Ventrikels erreicht werden. Dieses ist allerdings wiederum mit einer erhöhten Blutungsgefahr verbunden. Insgesamt ist ein Venting im Postkardiotomie-Setting bei zentraler VA-ECMO und elektiv offen belassenen Sternum unserer Erfahrung nach eher eine Seltenheit. Allerdings kann die Indikation dazu vielleicht in dieser Situation etwas liberaler gestellt werden. Ein chirurgisches Venting in einem nicht herzchirurgischen Patienten ist ebenfalls möglich, allerdings mit einer nachteiligen Invasivität verbunden.

11.3.5.3 Kombination einer VA-ECMO mit Impella (ECPELLA-Konzept)

Die Impella (Abiomed, USA) ist eine Mikroaxialpumpe, die über die Aortenklappe unter einer Bildgebung (z. B. Fluoroskopie) in den linken Ventrikel platziert wird. Sie pumpt Blut aus dem linken Ventrikel in die Aorta und entlastet somit den linken Ventrikel. Es existieren auch Systeme für das rechte Herz, das soll hier aber nicht Gegenstand des Kapitels sein. Die Impella ist ein eigenständiges System zur mechanischen Kreislaufunterstützung, verfügt allerdings nicht wie die ECMO über die Eigenschaft zur Unterstützung des Gasaustausches. Aufgrund der bereits oben erwähnten Eigenschaft der VA-ECMO, eine Nachlasterhöhung durch den retrograden aortalen Fluss mit dem Ergebnis einer potenziell nachteiligen Wirkung auf die myokardiale Regeneration zu erzeugen, ist das Prinzip der ECPELLA entstanden. Hier werden beide mechanischen Systeme synergistisch kombiniert. Theoretisch sollte die Kombination beider

Systeme zu einer erhöhten myokardialen Erholung und verbessertem Outcome führen. In einer 2017 im European Heart Failure erschienenen „Propensity-Matched"-Analyse zeigte sich tatsächlich ein signifikanter Überlebensvorteil durch die Kombination beider Systeme (Pappalardo et al. 2017). Allerdings fällt bei näherer Betrachtung der retrograden Multicenter-Studie auf, dass die Gruppe der VA-ECMO ein niedriges Überleben von 20 % aufwies. Im ELSO-Register werden Überlebensraten von 40–50 % beschrieben. Die ECPELLA-Gruppe der Studie zeigte ein Überleben des Indexkrankenhausaufenthalts von 53 %. Dieses bemerkenswerte Outcome liegt allerdings auch an einem signifikant höheren Anteil an Patienten die mit der ECPELLA zu weiteren Verfahren (z. B. LVAD) überbrückt wurden. In der retrospektiven Studie wird nicht die Frage beantwortet, warum eine Überbrückung mit der VA-ECMO allein nicht möglich war. In einer anderen, 2019 im American Journal of Artificial Organs erschienenen, ebenfalls retrospektiven Studie wurde in einer kleinen Patientengruppe von 64 Patienten auch ein Überlebensvorteil in der ECPELLA-Gruppe gezeigt (Patel et al. 2019). Allerdings war der Anteil an behandelten STEMI-Patienten in der ECPELLA-Gruppe signifikant höher. Diese Gruppe hat bei früher Rekanalisation und Beseitigung des dem Schock zugrunde liegenden Problems das größte Potenzial der Erholung. Somit wird das Ergebnis durch diese Tatsache verzerrt. Möglicherweise aufgrund dieser Tatsachen wurde in einer dritten ebenfalls retrospektiven Studie kein Unterschied zwischen Patienten mit linksventrikulärer Distenstion und einem Venting mittes Impella an VA-ECMO und ohne Venting gesehen (Truby et al. 2017). Eine prospektive Studie zur Analyse eines tatsächlichen Vorteils des ECPELLA-Konzepts fehlt. Neben der Tatsache, dass es sich bei dem Konzept um ein kostspieliges Therapieverfahren mit wenigstens vielversprechenden Hinweisen für einen Nutzen handelt, ist es auch mit Komplikationen behaftet. Das ECPELLA-Konzept ist mit einer starken Hämolyse und der damit zusammenhängenden Schädigung der Nieren und Transfusionspflichtigkeit verbunden. Außerdem ist ein zusätzliches großlumiges, arterielles Gefäß als Zugang erforderlich, was zu problematischen Ischämien der Extremitäten führen kann.

Literatur

Anselmi A, Guinet P, Ruggieri VG, Aymami M, Lelong B, Granry S et al (2016) Safety of recombinant factor VIIa in patients under extracorporeal membrane oxygenation. Eur J Cardiothoracic Surg Official J Eur Assoc Cardiothoracic Surg 49(1):78–84. ▸ https://doi.org/10.1093/ejcts/ezv140

Aso S, Matsui H, Fushimi K, Yasunaga H (2016) The effect of intraaortic balloon pumping under venoarterial extracorporeal membrane oxygenation on mortality of cardiogenic patients: an analysis using a nationwide inpatient database. Crit Care Med 44(11):1974–1979. ▸ https://doi.org/10.1097/ccm.0000000000001828

Bělohlávek J, Mlček M, Huptych M, Svoboda T, Havránek S, Ošťádal P et al (2012) Coronary versus carotid blood flow and coronary perfusion pressure in a pig model of prolonged cardiac arrest treated by different modes of venoarterial ECMO and intraaortic balloon counterpulsation. Crit Care (London, England) 16(2):R50. ▸ https://doi.org/10.1186/cc11254

Bisdas T, Beutel G, Warnecke G, Hoeper MM, Kuehn C, Haverich A, Teebken OE (2011) Vascular complications in patients undergoing femoral cannulation for extracorporeal membrane oxygenation support. The Annals of thoracic surgery 92(2):626–631. ▸ https://doi.org/10.1016/j.athoracsur.2011.02.018

Burkhoff D, Sayer G, Doshi D, Uriel N (2015) Hemodynamics of mechanical circulatory support. J Am Coll Cardiol 66(23):2663–2674. ▸ https://doi.org/10.1016/j.jacc.2015.10.017

Cheng R, Hachamovitch R, Kittleson M, Patel J, Arabia F, Moriguchi J et al (2014) Complications of extracorporeal membrane oxygenation for treatment of cardiogenic shock and cardiac arrest: a meta-analysis of 1,866 adult patients. Ann Thorac Surg 97(2):610–616. ▸ https://doi.org/10.1016/j.athoracsur.2013.09.008

Cheng R, Hachamovitch R, Makkar R, Ramzy D, Moriguchi JD, Arabia FA et al (2015) Lack of Survival benefit found with use of intraaortic balloon pump in extracorporeal membrane oxygenation: a pooled experience of 1517 patients. J Invasive Cardiol 27(10):453–458

Cove ME (2015) Disrupting differential hypoxia in peripheral veno-arterial extracorporeal membrane oxygenation. Crit Care (London, England) 19:280. ▶ https://doi.org/10.1186/s13054-015-0997-3

ELSO Registry Data: ▶ www.elso.org

Falk L, Sallisalmi M, Lindholm JA, Lindfors M, Frenckner B, Broomé M, Broman LM (2019) Differential hypoxemia during venoarterial extracorporeal membrane oxygenation. Perfusion 34(1_suppl):22–29. ▶ https://doi.org/10.1177/0267659119830513

Falkensammer CB, Heinle JS, Chang AC (2008) Serial plasma BNP levels in assessing inadequate left ventricular decompression on ECMO. Pediatr Cardiol 29(4):808–811. ▶ https://doi.org/10.1007/s00246-008-9222-3

Fisser C, Reichenbächer C, Müller T, Schneckenpointner R, Malfertheiner MV, Philipp A et al (2019) Incidence and risk factors for cannula-related venous thrombosis after venovenous extracorporeal membrane oxygenation in adult patients with acute respiratory failure. Crit Care Med 47(4):e332–e339. ▶ https://doi.org/10.1097/ccm.0000000000003650

Floerchinger B, Philipp A, Camboni D, Foltan M, Lunz D, Lubnow M et al (2017) NSE serum levels in extracorporeal life support patients-Relevance for neurological outcome? Resuscitation 121:166–171. ▶ https://doi.org/10.1016/j.resuscitation.2017.09.001

Galvagno SM, Shah NG, Cornachione CR, Deatrick KB, Mazzeffi MA, Menaker J (2019) Long term veno-venous extracorporeal life support without intravenous anticoagulation for diffuse alveolar hemorrhage. Perfusion, 267659119826828. ▶ https://doi.org/10.1177/0267659119826828

Koster A, Ljajikj E, Faraoni D (2019) Traditional and non-traditional anticoagulation management during extracorporeal membrane oxygenation. Annals of cardiothoracic surgery 8(1):129–136. ▶ https://doi.org/10.21037/acs.2018.07.03

Kumar A, Keshavamurthy S, Abraham JG, Toyoda Y (2019) Massive air embolism caused by a central venous catheter during extracorporeal membrane oxygenation. J Extra-Corporeal Technol 51(1):9–11

Lamb KM, DiMuzio PJ, Johnson A, Batista P, Moudgill N, McCullough M et al (2017) Arterial protocol including prophylactic distal perfusion catheter decreases limb ischemia complications in patients undergoing extracorporeal membrane oxygenation. J Vasc Surg 65(4):1074–1079. ▶ https://doi.org/10.1016/j.jvs.2016.10.059

Lamb KM, Hirose H (2017) Vascular complications in extracoporeal membrane oxygenation. Crit Care Clin 33(4):813–824. ▶ https://doi.org/10.1016/j.ccc.2017.06.004

Lee SW, Yu MY, Lee H, Ahn SY, Kim S, Chin HJ, Na KY (2015) Risk factors for acute kidney injury and in-hospital mortality in patients receiving extracorporeal membrane oxygenation. PloS one 10(10):e0140674. ▶ https://doi.org/10.1371/journal.pone.0140674

Madershahian N, Wippermann J, Liakopoulos O, Wittwer T, Kuhn E, Er F et al (2011) The acute effect of IABP-induced pulsatility on coronary vascular resistance and graft flow in critical ill patients during ECMO. The Journal of cardiovascular surgery 52(3):411–418

Maldonado Y, Singh S, Taylor MA (2014) Cerebral near-infrared spectroscopy in perioperative management of left ventricular assist device and extracorporeal membrane oxygenation patients. Curr Opin Anaesthesiol 27(1):81–88. ▶ https://doi.org/10.1097/aco.0000000000000035

Mateen FJ, Muralidharan R, Shinohara RT, Parisi JE, Schears GJ, Wijdicks Eelco F M (2011) Neurological injury in adults treated with extracorporeal membrane oxygenation. Arch Neurol 68(12):1543–1549. ▶ https://doi.org/10.1001/archneurol.2011.209

Meani P, Gelsomino S, Natour E, Johnson DM, Rocca HP, Pappalardo F et al (2017) Modalities and effects of left ventricle unloading on extracorporeal life support: a review of the current literature. Eur J Heart Fail 19(Suppl 2):84–91. ▶ https://doi.org/10.1002/ejhf.850

Pappalardo F, Schulte C, Pieri M, Schrage B, Contri R, Soeffker G et al (2017) Concomitant implantation of Impella® on top of veno-arterial extracorporeal membrane oxygenation may improve survival of patients with cardiogenic shock. Eur J Heart Fail 19(3):404–412. ▶ https://doi.org/10.1002/ejhf.668

Patel SM, Lipinski J, Al-Kindi SG, Patel T, Saric P, Li J et al (2019) Simultaneous venoarterial extracorporeal membrane oxygenation and percutaneous left ventricular decompression therapy with impella is associated with improved outcomes in refractory cardiogenic shock. ASAIO J (American Society for Artificial Internal Organs: 1992) 65(1):21–28. ▶ https://doi.org/10.1097/mat.0000000000000767

Rastan AJ, Lachmann N, Walther T, Doll N, Gradistanac T, Gommert JF et al (2006) Autopsy findings in patients on postcardiotomy extracorporeal membrane oxygenation (ECMO). Int J Artif Organs 29(12):1121–1131

Ro SK, Kim JB, Jung SH, Choo SJ, Chung CH, Lee JW (2014) Extracorporeal life support for cardiogenic shock: influence of concomitant intra-aortic balloon counterpulsation. Eur J Cardiothoracic Surg Official J Eur Assoc Cardiothoracic Surg 46(2):186–192. ▶ https://doi.org/10.1093/ejcts/ezu005

Rupprecht L, Flörchinger B, Schopka S, Schmid C, Philipp A, Lunz D et al (2013) Cardiac decompression on extracorporeal life support: a review and discussion of the literature. ASAIO J (American Society for Artificial Internal Organs: 1992) 59(6):547–553. ▶ https://doi.org/10.1097/mat.0b013e3182a4b2f6

Sauren LDC, Reesink KD, Selder JL, Beghi C, van der Veen FH, Maessen JG (2007) The acute effect of intra-aortic balloon counterpulsation during extracorporeal life support: an experimental study. Artif Organs 31(1):31–38. ▶ https://doi.org/10.1111/j.1525-1594.2007.00337.x

Truby LK, Takeda K, Mauro C, Yuzefpolskaya M, Garan AR, Kirtane AJ et al (2017) Incidence and implications of left ventricular distention during venoarterial extracorporeal membrane oxygenation support. ASAIO J (American Society for Artificial Internal Organs: 1992) 63(3):257–265

eCPR

Andreas Beckmann und Andreas Markewitz

12.1 Einleitung – 150

12.2 Nomenklatur – 150

12.3 Indikationen, Rationale und begründende Ergebnisse für den Einsatz der eCPR – 150

12.4 Ethische Aspekte – 152

12.5 Strukturelle und organisatorische Voraussetzungen – 153

12.6 Qualitätskriterien – 155

12.7 Durchführung der ECLS-Implantation – 155

12.8 Maßnahmen nach ECLS-Implantation – 156

12.9 Komplikationen bei und nach ECLS-Implantation im Rahmen der eCPR – 156

12.10 Sonderform: Präklinische eCPR – 157

12.11 Prognose und Reevaluation nach ECLS-Implantation – 158

12.12 Ausblick – 158

Literatur – 159

© Springer-Verlag GmbH Deutschland, ein Teil von Springer Nature 2020
U. Boeken et al. (Hrsg.), *Mechanische Unterstützung im akuten Kreislaufversagen*,
https://doi.org/10.1007/978-3-662-59901-3_12

12.1 Einleitung

In Deutschland erleiden jedes Jahr schätzungsweise knapp 200.000 Menschen einen Herz-Kreislauf-Stillstand außerhalb („out-of-hospital cardiac arrest", OHCA) oder innerhalb („in-hospital cardiac arrest", IHCA) eines Krankenhauses (Deutsches Reanimationsregister 2019; Statistisches Bundesamt 2018). Dieser Zustand erweist sich in manchen Fällen als therapierefraktär, sodass der extrakorporale Ersatz der Herz-Kreislauf-Funktion eine therapeutische Option darstellt. Nach Angaben der Literatur erscheinen etwas mehr als 10 % aller Patienten mit einem nicht traumatischen OHCA für das Verfahren grundsätzlich geeignet (Reynolds et al. 2017). Der Behandlungsansatz gewinnt an Attraktivität, wenn man bedenkt, dass weniger als 15 % der Patienten trotz kardiopulmonaler Reanimationsmaßnahmen (CPR) das Krankenhaus lebend und mit einem lebenswerten neurologischen Zustandsbild verlassen (Deutsches Reanimationsregister 2019; Michels et al. 2019).

Inhalt diese Kapitels sind die Definitionen der im Zusammenhang mit der CPR verwendeten Nomenklatur, Indikationen und die Rationale für den Einsatz der extrakorporalen CPR (eCPR), die begründenden Ergebnisse und die ethischen Gesichtspunkte dieser Therapieform, die strukturellen bzw. organisatorischen Voraussetzungen und schließlich die Durchführung sowie die möglichen Komplikationen.

12.2 Nomenklatur

Der Einsatz einer venoarteriellen extrakorporalen Membranoxygenierung (VA-ECMO) wird definitionsgemäß zumindest im deutschen Sprachgebrauch als Extrakorporaler Life-Support (ECLS) bezeichnet (Trummer et al. 2011), und für den Einsatz der ECLS im Rahmen einer CPR hat sich die Bezeichnung eCPR (extrakorporale kardiopulmonale Reanimation) durchgesetzt (ELSO 2013). Damit ergänzt die eCPR die konventionelle CPR (cCPR) mittels manueller Kompression des Brustkorbs sowie die mechanische CPR (mCPR), in der die Thoraxkompression mittels geeigneter Apparaturen, wie z. B. mit dem LUCAS-System (Physio-Control, Inc., Redmond, WA, USA) oder dem AutoPulse-System (ZOLL Medical Deutschland GmbH, Köln, Deutschland), durchgeführt wird.

12.3 Indikationen, Rationale und begründende Ergebnisse für den Einsatz der eCPR

In der Literatur fallen die Stellungnahmen zur Indikation bislang vage aus. So formulieren Michels und Koautoren in den mit vielen Fachgebieten konsentierten Empfehlungen zur eCPR:

„Die extrakorporale kardiopulmonale Reanimation (extracorporeal cardiopulmonary resuscitation, eCPR) kann als Rettungsversuch für ausgewählte Patienten mit refraktärem Herzkreislaufstillstand aufgrund potenziell reversibler Ursachen erwogen werden" (Michels et al. 2019).

Damit wird eindeutig klar, dass es sich um einen „Rettungsversuch" handelt, der als Indikation in Erwägung gezogen werden kann, aber auch das damit verbundene Dilemma wird umschrieben, weil
1. unklar bleibt, wie genau die Selektion „ausgewählter Patienten" definiert ist,
2. in der Reanimationssituation nicht immer bekannt ist, was die Ursache für den Herz-Kreislauf-Stillstand und daher auch nicht immer eine Aussage darüber möglich ist, ob es sich um „potenziell reversible Ursachen" handelt,

sodass die Formulierung „kann erwogen werden" die Gesamtunsicherheit treffend umschreibt.

Die Wortwahl (Michels et al. 2019) entspricht allerdings ziemlich genau dem Inhalt der einschlägigen Leitlinien der American

Heart Association (AHA) bzw. des European Resuscitation Councils (ERC) (Brooks et al. 2015; Soar et al. 2015). In beiden Leitlinien wird darauf verwiesen, dass beim derzeitigen Kenntnisstand der Wissenschaft ein routinemäßiger Einsatz der eCPR nicht empfohlen (AHA), aber in Erwägung gezogen werden kann (ERC).

Ursache für diese Unsicherheit in der Indikationsstellung sind die heterogenen Ergebnisse der Literatur, die unlängst in einem systematischen Review mit den beiden Sätzen „There is inconclusive evidence to either support or refute the use of ECPR for OHCA and IHCA in adults and children. The quality of evidence across studies is very low." treffend zusammengefasst wurde (Holmberg et al. 2018).

Immerhin zeigte sich in einer Metaanalyse von 13 Studien mit 3098 Patienten nach Herz-Kreislauf-Stillstand eine um 13 % verbesserte 30-Tage-Sterblichkeit und ein verbessertes neurologisches Ergebnis, wenn die eCPR zum Einsatz kam (Ouweneel et al. 2016).

In einer weiteren Metaanalyse von 38.160 Patienten aus 7 Studien zeigte sich beim Vergleich von cCPR und eCPR kein Unterschied im Überleben oder den neurologischen Ergebnissen bei Patienten mit OHCA, dafür aber eine verbesserte Überlebensrate verbunden mit besseren neurologischen Ergebnissen bei Patienten mit IHCA (Ahn et al. 2016).

Genau das Gegenteil, nämlich eine verbesserte Überlebensrate von Patienten mit OHCA und fehlendem Unterschied in den Resultaten von Patienten mit IHCA beim Vergleich von cCPR und eCPR, wurde in einer Metaanalyse berichtet, die die Ergebnisse von 1884 Patienten (IHCA: n = 648; OHCA: n = 1236) zusammenfasste (Wang et al. 2017).

Die jüngst publizierten Ergebnisse des internationalen Registers der Extracorporeal Life Support Organization (ELSO) vom Januar 2019, denen die Daten von 6190 erwachsenen Patienten mit Einsatz der eCPR nach OHCA zugrunde lagen, zeigten ein Überleben der Patienten bis zur Entlassung aus dem Krankenhaus von 29 %, was ein eindeutig besseres Ergebnis darstellt, als es bislang nach cCPR berichtet wird (ELSO 2019). Allerdings hat diese retrospektive Analyse von Registerdaten wesentliche Parameter, die einen Einfluss auf die Überlebenswahrscheinlichkeit haben, nicht berücksichtigt, und Angaben zum neurologischen Zustand der Patienten bei Entlassung werden nicht gemacht.

Schließlich wurden in dem bereits erwähnten Konsensuspapier Positivempfehlungen formuliert, die eine Entscheidung für den Einsatz einer eCPR erleichtern sollen (Michels et al. 2019):

1. Beobachteter Herz-Kreislauf-Stillstand, d. h., der Beginn des OHCA oder IHCA ist klar definiert
2. Vermutete kardiale Genese, insbesondere defibrillierbarer initialer Herzrhythmus
3. Zeit zwischen dem OHCA oder IHCA und dem Beginn der cCPR ≤5 min
4. Zeit zwischen dem Beginn der cCPR bis zum Wiederkehren eines Spontankreislaufs („return of spontaneous circulation", ROSC) ≤60 min
5. Durchgehend hochwertige Wiederbelebungsmaßnahmen (effektive Laienreanimation)
6. Reversible Ursache des Kreislaufstillstands; hierzu zählen Hypoxie, Hypovolämie, Hypo-/Hyperkaliämie (metabolische Störungen) und die akzidentelle Hypothermie (4 H) sowie die Herzbeuteltamponade, die Intoxikation, die Thromboembolie (Myokardinfarkt, Lungenarterienembolie) und der Spannungspneumothorax (HITS)

Als weiteres zeitliches Kriterium haben das internationale ECMO-Netzwerk (ECMONet) und die ELSO vorgeschlagen, die eCPR zu erwägen, wenn trotz anhaltender erweiterter CPR („advanced adult life support", ALS) kein ROSC innerhalb von 15 min zu verzeichnen ist (Abrams et al. 2018).

Die aufgeführten Empfehlungen deuten wie die dargestellten Ergebnisse der Literatur auf einen potenziellen Zusatznutzen der eCPR hin. Die Evidenz, die dem Einsatz der eCPR zugrunde liegt, ist aber nach wie vor niedrig. Nicht nur deswegen sind daher die zur Entscheidungsfindung bzw. Indikationsstellung zusätzlich zu berücksichtigenden ethischen Aspekte beim Einsatz der eCPR von großer Wichtigkeit und besonderer Bedeutung.

12.4 Ethische Aspekte

Die besondere Bedeutung der ethischen Aspekte im Rahmen der Wiederbelebung geht schon allein daraus hervor, dass sowohl die AHA als auch das ERC dem Thema Ethik in ihren Leitlinien jeweils ein eigenes Kapitel gewidmet haben (Bossaert et al. 2015; Mancini et al. 2015). In Deutschland wurde dies Thema unlängst ebenfalls, allerdings mehr unter dem Aspekt des Therapieverzichts zur Vermeidung von Übertherapie aufgegriffen (Hinkelbein et al. 2019).

Im Folgenden werden nur die wesentlichen ethischen Kriterien für die Entscheidungsfindung thematisiert und im Übrigen auf die zitierte Literatur verwiesen.

Zunächst gilt es, zwischen 2 Entscheidungssituationen zu unterscheiden:
1. Verzicht auf den Beginn der CPR im Sinne eines Unterlassens
2. Entscheidung zum Abbruch der CPR im Sinne eines Therapieabbruchs

Unter ethischen Gesichtspunkten sind beide Entscheidungen gleichwertig, weil sie zum Tod des Patienten führen. Es gilt allerdings die Überlegung, dass eine in der Akutsituation nicht begonnene Reanimation eine irreversible Entscheidung darstellt, eine begonnene Reanimation bei neuer Faktenlage aber problemlos eingestellt werden kann (Hinkelbein et al. 2019).

Die AHA-Leitlinien (Mancini et al. 2015) fokussieren bei ihren Empfehlungen auf folgende 3 Kriterien, eine CPR erst gar nicht zu beginnen bzw. zu beenden:

1. Wenn Leib und Leben des Retters durch die CPR bedroht sind (z. B. Hochspannungsunfall)
2. Wenn sichere Todeszeichen vorliegen (z. B. Leichenflecken)
3. Wenn klare Anweisungen des Patienten zum Vorgehen vorhanden sind (schriftliche Patientenverfügung)

Die ERC-Leitlinien (Bossaert et al. 2015) fügen noch 2 Punkte zur Liste der Abbruchkriterien hinzu:
4. Wenn andere starke Hinweise darauf bestehen, dass eine weitere CPR gegen die Werte und Präferenzen des Patienten verstößt oder als „zwecklos" angesehen wird
5. Wenn eine Asystolie länger als 20 min trotz ALS ohne reversible Ursache besteht

Zugegebenermaßen sind die letzten beiden Kriterien deutlich „weicher" als die von der AHA verwendeten, und die Asystolie mit der Zeitgrenze von 20 min trotz ALS ist sehr nahe an den von der ELSO vorgeschlagenen 15 min Herz-Kreislauf-Stillstand ohne ROSC trotz ALS, die den Einsatz einer eCPR nahe legen (Abrams et al. 2018).

Die AHA-Leitlinien verweisen zudem auf ihre aus dem Jahre 2010 stammenden Regeln zum Abbruch der CPR („termination of resuscitation", ToR), wohingegen das ERC nur erwähnt, dass es solche Regeln gibt. Da auch andere Autoren auf die ToR-Regeln eingehen (Goto et al. 2019; Sasson et al. 2008) und diese möglicherweise eine Entscheidungshilfe auch für den Einsatz der eCPR in der Praxis sein können, seien sie an dieser Stelle zusammengefasst:
1. Initiale Asystolie
2. Unbeobachteter Herz-Kreislauf-Stillstand
3. Keine Laienreanimation oder kein AED (automatischer externer Defibrillator) genutzt vor Eintreffen des Rettungsdienstes
4. Kein ROSC trotz ALS

In Japan gilt zusätzlich ein Alter über 81 Jahre als ToR-Kriterium. Die nicht immer genau definierte maximale Zeitspanne, bis zu der ein ROSC verzeichnet werden sollte, wird von Goto et al. bei 14 min festgelegt (Goto et al. 2019), wohingegen das ERC die Zeitspanne mit 20 min angibt, nach deren Überschreiten eine Einstellung der cCPR akzeptiert werden kann (Bossaert et al. 2015).

Diese für die cCPR geltenden Regeln, können cum grano salis für die eCPR übernommen werden.

Für die besondere Situation der eCPR haben Michels und Koautoren zusätzlich noch mehrere differenziertere Kriterien hinzugefügt, die eine Entscheidung gegen die eCPR nahe legen (Michels et al. 2019):

1. Lebensalter >75 Jahre und Gebrechlichkeit („frailty")
2. Zeit zwischen dem OHCA oder IHCA und dem Beginn der cCPR ≥10 min
3. Klinische Zeichen der schweren irreversiblen Hirnschädigung bzw. zu erwartende ungünstige neurologische Prognose
4. Komorbiditäten mit stark reduzierter Lebenserwartung (z. B. onkologische Grunderkrankung mit palliativem Ansatz, terminale Herzinsuffizienz oder COPD, fortgeschrittene Demenz)
5. Prolongierte CPR von >20 min bei Asystolie (Ausnahme: akzidentelle Hypothermie, Intoxikationen, Beinahe-Ertrinken und Verdacht auf Lungenarterienembolie) bzw. von >120 min bei persistierendem Kammerflimmern/ventrikulärer Tachykardie
6. Niedriger pH-Wert (<6,8) und hohes Laktat (>20 mmol/l)
7. Kontraindikationen zur Vollantikoagulation (z. B. aktive Blutung, schweres Trauma oder Hämatothorax nach cCPR oder mCPR)

Sowohl die Empfehlungen für oder gegen den Einsatz einer eCPR als auch die Regeln für die Beendigung einer Reanimation unterstreichen die Bedeutung von Standards, Verfahrensanweisungen und Checklisten, deren Verwendung auch in der Literatur empfohlen wird (Abrams et al. 2018; Michels et al. 2019). Allein die Tatsache, dass standardisiert, z. B. anhand eines Protokolls, vorgegangen wird, führt zu einer Verkürzung der Prozesszeiten und zur Steigerung der Überlebensraten (Chouihed et al. 2018; Damjanovic et al. 2019).

Trotz Vorgaben und standardisierter Regelungen bleibt die Entscheidung, eine CPR abzubrechen oder nicht zu beginnen, sehr schwierig, was durch die Ergebnisse einer Befragung von 104 dänischen Ärztinnen und Ärzten während eines Reanimationskurses hervorgeht: 36 % der Befragten waren unsicher, ob und wann sie eine Reanimation einstellen sollten (Hansen et al. 2018).

12.5 Strukturelle und organisatorische Voraussetzungen

Michels und Koautoren haben in ihrem interdisziplinären Konsensuspapier Empfehlungen für die strukturellen und organisatorischen Voraussetzungen für die Durchführung der eCPR zusammengefasst, von denen die wichtigsten im Folgenden aufgeführt sind (Michels et al. 2019).

Bei den **personellen Voraussetzungen** wird ein multiprofessionelles **eCPR-Team** definiert, das idealerweise
- aus einem Arzt mit der Zusatzweiterbildung Notfallmedizin oder einem Facharzt mit der Zusatzbezeichnung Intensivmedizin und
- dem ECLS-Implantationsteam besteht.

Das ECLS-Implantationsteam besteht aus Mitgliedern,
- die einen Facharztstandard aus wenigstens 2 der 3 Fachgebiete Kardiologie, Herzchirurgie und Anästhesiologie abbilden, sowie aus

- einem klinischen Perfusionisten Kardiotechnik (KPK).
- In Institutionen, in denen es keinen Bereich Kardiotechnik gibt, kann anstelle des klinischen Perfusionisten Kardiotechnik eine speziell für die Implantation und den Betrieb einer ECLS geschulte Fachpflegekraft zum Einsatz kommen. Dabei müssen die bei der ECLS-Implantation und dem Betrieb beteiligten Assistenz- und/oder Pflegekräfte ausgebildete Gesundheits- und Krankenpfleger, idealerweise mit der Fachweiterbildung für Intensiv- oder Notfallpflege, sein und über Erfahrungen in der Therapie von Patienten mit ECLS verfügen.

Dieses Team muss jederzeit (24/7/365) verfügbar sein und innerhalb von 15 min nach Beginn der cCPR mit der Implantation der ECLS begonnen haben (Abrams et al. 2018).

Ein **Krankenhaus,** das ein eCPR-Programm anbietet, sollte über eine Intensivbehandlungsstation und langjährige Erfahrung in der Betreuung von ECLS-Patienten sowie über die Möglichkeit weiterführender Therapieoptionen, wie die Implantation von ventrikulären Unterstützungssystemen bis hin zur Herztransplantation, verfügen. Zusätzlich sollten diagnostische und therapeutische Möglichkeiten für die kausale Therapie der dem Herz-Kreislauf-Stillstand zugrunde liegenden Ursachen vorhanden sein, z. B. ein Herzkatheterlabor. In diesem Zusammenhang wird auf die Bedeutung der „Cardiac Arrest"-Zenten verwiesen, wobei in der Definition dieser Zentren einige ungenaue Formulierungen verwendet werden; so gibt es z. B. kein Fachgebiet „Interventionelle Kardiologie" (Scholz et al. 2017).

Für den Fall, dass eine eCPR in einem Krankenhaus ohne die beschriebenen Möglichkeiten zum Einsatz kommt, sollte eine rasche Verlegung in ein Zentrum mit diesen Möglichkeiten erfolgen.

Folgende Zeitgrenzen vom Eintreten des Herz-Kreislauf-Stillstands bis zur Durchführung von Maßnahmen werden empfohlen:
- 15 min bis zum Abschluss der Checklisten-basierten Indikationsüberprüfung
- 60 min bis zur Aufnahme des ECLS-Betriebs

Wir der Patient von außerhalb in das Krankenhaus verlegt, sollte das ECLS-System 30 min nach Eintreffen des Patienten den Betrieb aufgenommen haben.

Eine reibungslose Ablauforganisation setzt eine ebenso reibungslose Zusammenarbeit der zahlreichen an einer CPR beteiligten Personen und Berufsgruppen insbesondere unter dem Aspekt des Zeitdrucks bzw. der Notwendigkeit eines „rapid decision making" voraus. Von essenzieller Bedeutung sind dabei verbindliche Strukturen der Kooperation in Form von Standards, Verfahrensanweisungen, etc.

Konkret wird zunächst eine telefonische Ankündigung und gemeinsame Checklisten-basierte Indikationsüberprüfung unter Angabe von Alter, möglichen Komorbiditäten, initialem Rhythmus, Zeit zwischen OHCA/IHCA und Beginn der cCPR sowie des ROSC-Status empfohlen. Dies sollte innerhalb von 15 min bei weiterhin fehlendem ROSC mit dem verantwortlichen Arzt des ECLS-Implantationsteams erfolgen, da ein neurologisch günstiges Überleben nach OHCA/IHCA eindeutig zeitabhängig ist (Reynolds et al. 2016). Dies setzt voraus, dass vom Rettungsteam eine Entscheidung für einen Patiententransport unter Reanimationsbedingungen getroffen wurde. In den ERC-Leitlinien wird für diese Entscheidung ein Zeitfenster von 10 min ab Beginn der CPR empfohlen (Bossaert et al. 2015).

Weiter müssen für die Schnittstellenkommunikation mit dem Rettungsdienst gültige Verfahrensanweisungen implementiert werden, die eine strukturierte Übergabe zuverlässig definieren.

Die endgültige Entscheidung über die Durchführung einer eCPR mittels ECLS-Anlage sollte nach Abwägung von Pro- und Kontra-Kriterien durch das ECLS-Implantationsteam getroffen werden. Bis dahin ist die CPR kontinuierlich und den Leitlinien entsprechend fortzuführen.

Für das eCPR-Team selbst ist ein Team-Training essenziell. Dabei werden sowohl technische wie auch nicht technische Fertig- und Fähigkeiten trainiert. Die „non technical skills" umfassen dabei z. B. Kommunikation, situative Aufmerksamkeit, Entscheidungsfindung, situations- und zielgerichtete Aufgabensteuerung und Führung (Greif et al. 2015; Yeung et al. 2012). In diesem Zusammenhang können auch Crew-Ressource-Management-Instrumente wie Checklisten, Briefings, Debriefings und strukturierte Team-Timeouts hilfreich sein. Weiter ist das Training mit Simulation von besonderer Wichtigkeit. Schließlich kann allein das Training zur Teamführung die Ergebnisse verbessern (Fernandez Castelao et al. 2015), basierend auf der Beobachtung, dass Teams, die gut geführt werden, bessere Ergebnisse haben (Yeung et al. 2012).

12.6 Qualitätskriterien

Um eine angemessene Qualität zu ermöglichen, wird eine Mindestmenge von 30 ECLS-/ECMO-Implantationen pro Jahr in elektiven oder Notfallsituationen in Kliniken, die über ein eCPR-/ECMO-/ECLS-Programm verfügen, gefordert. Diese Forderung basiert auf der Beobachtung, dass Patienten in Zentren mit mehr als 30 ECLS-/ECMO-Implantationen pro Jahr eine signifikant niedrigere Sterblichkeitsrate hatten als in Zentren mit weniger als 6 Implantationen (Barbaro et al. 2015; Abrams et al. 2018).

Weiter wird die Teilnahme an nationalen und/oder internationalen Registern empfohlen. Dafür steht national das Modul eCPR des Deutschen Reanimationsregisters (Seewald et al. 2018) und international das ECLS-Register der ELSO zur Verfügung (Lorusso et al. 2019).

12.7 Durchführung der ECLS-Implantation

Nach strukturierter Übergabe des Patienten sollte zunächst eine orientierende klinische Untersuchung und eine sofortige fokussierte Sono-/Echokardiografie unter CPR zum Ausschluss bzw. Nachweis reversibler Ursachen (Pneumothorax, Rechtsherzbelastungszeichen als Hinweis auf eine Lungenarterienembolie, Perikardtamponade, linksventrikuläre Dysfunktion und Hypovolämie) durchgeführt werden.

Zum hämodynamischen Monitoring unter CPR und zur Bestimmung von laborchemischen Prognosefaktoren (Serumlaktat, pH-Wert) sollte ein arterieller Zugang gelegt werden. Dazu wird am besten unmittelbar nach Ankunft des Patienten eine arterielle Schleuse sonografisch gesteuert in Seldinger-Technik in der Arteria femoralis communis platziert. Dies erlaubt neben der arteriellen Blutgasanalyse und dem invasiven Blutdruckmonitoring im weiteren Verlauf die arterielle Kanülierung für das ECLS-System (Michels et al. 2019).

Das hämodynamische Monitoring sowie die Beatmungstherapie sollte ein separates intensivmedizinisches oder Schockraumteam bestehend aus einem in der intensivmedizinischen Behandlung von reanimierten Patienten erfahrenen Arzt und einer Pflegekraft übernehmen. Dabei ist in den Empfehlungen Erfahrung rein zeitlich definiert, nämlich mit mehr als 1 Jahr (Michels et al. 2019). Hier erscheint die Ergänzung sinnvoll, dass auch die Zahl der behandelten Patienten von Bedeutung ist.

Nach Indikationsstellung zur eCPR erfolgt die Punktion der Leistengefäße. Die Zielgefäße für die Kanülierung, die Arteria und Vena femoralis communis, werden dazu mittels Ultraschall identifiziert, was im Herz-Kreislauf-Stillstand eine entsprechende Expertise voraussetzt. Die sonografisch gesteuerte Gefäßpunktion erfolgt in Seldinger-Technik, gefolgt von einer sequenziellen Dilatation über Führungsdrähte und der Einführung und Platzierung der Kanülen. Für die Gefäßpunktion bzw. die Kanülenplatzierung muss die CPR jeweils kurzzeitig pausiert werden. Die einzelnen Schritte der Kanülenimplantation stellen aufgrund der andauernden CPR eine besondere Herausforderung dar und können zudem Ursache für ernste Komplikationen sein (Günther et al. 2018).

Nach sonografischer Kontrolle der korrekten Position der Kanülen in der Vena cava inferior und Aorta abdominalis erfolgt die Konnektion der Kanülen mit der für die extrakorporale Zirkulation verwendeten Apparatur. Die Sicherung der Kanülen durch perkutane Nähte und dafür geeignete selbstklebende Haltevorrichtungen schließt sich an. Die extrakorporale Zirkulation wird begonnen und damit Kreislauf und Gasaustausch sichergestellt. Zusätzlich sollte eine nach distal gerichtete Gefäßschleuse zur antegraden Beinperfusion unter sonografischer Kontrolle angelegt werden. Schlägt dies fehl und ergeben sich klinische oder apparative Hinweise auf eine kritische Minderperfusion (z. B. mittels Nahinfrarotspektroskopie am Unterschenkel), ist eine offene chirurgische Anlage anzustreben. Die korrekte Lage und Funktion der nach distal gerichteten Gefäßschleuse muss ebenfalls durch eine geeignete apparative Diagnostik (z. B. Doppler-Gefäßsonografie oder CT-Angiografie) frühzeitig überprüft werden. Der sterile Verband der Punktionsstellen schließt die Implantation der ECLS ab.

Michels und Koautoren empfehlen als Ort der ECLS-Implantation das Herzkatheterlabor oder den Schockraum einer Notaufnahme (Michels et al. 2019). Wichtig ist aber v. a., dass am Implantationsort die zur Implantation eines ECLS notwendigen apparativen Voraussetzungen zur Darstellung der Gefäße mittels Durchleuchtung oder Sonografie vorhanden sind.

12.8 Maßnahmen nach ECLS-Implantation

In Abhängigkeit von der klinischen Situation nach ECLS-Anlage wird zur weiteren Diagnostik je nach Verdachtsdiagnose für die Ursache des OHCA/IHCA eine Koronarangiografie oder eine Ganzkörper-CT-Untersuchung empfohlen, um die Ursachen des Herz-Kreislauf-Stillstandes, sekundäre Verletzungen nach CPR und ECLS-bedingte Komplikationen nach Implantation zu identifizieren.

Weiter sollte ein leitliniengerechtes Temperaturmanagement (32–36 °C konstant über 24 h) unter Berücksichtigung der jeweiligen Gerinnungssituation und von Blutungskomplikationen erfolgen (ELSO 2013; Michels et al. 2019).

12.9 Komplikationen bei und nach ECLS-Implantation im Rahmen der eCPR

Die Komplikationen der eCPR unterscheiden sich nicht von denen, die bei anderen Anwendungen des ECLS zu beobachten und an anderer Stelle in diesem Buch beschrieben sind. Bei den Komplikationen der eCPR bzw. des ECLS kann man zwischen lokalen, apparativen und systemischen Problemen unterscheiden.

Bei den lokalen Problemen handelt es sich überwiegend um Blutungskomplikationen im Bereich der Kanüleneintrittsstellen, das Auftreten einer Ischämie distal der arteriellen Kanülierung, Zielgefäßfehlpunktionen oder Kanülenfehlpositionierungen, Infektionen im Bereich der Kanülierungsstellen und um Gefäßverletzungen. Diese Komplikationen bedürfen in vielen Fällen einer chirurgischen Revision, sind aber selten lebensbedrohlich (Haas et al. 2016; Rupprecht et al. 2015).

Apparative Probleme betreffen zumeist die Oxygenatoren oder das Kanülen-Schlauch-System, die zumeist nur durch einen Austausch der entsprechenden Systemkomponenten beherrschbar sind, um nicht in einer lebensbedrohlichen Situation zu münden (Haas et al. 2016).

Systemische Komplikationen sind demgegenüber häufiger lebensbedrohlich und führen nicht selten zum Tod. Am häufigsten ist die Volumenüberladung des linken Ventrikels, die v. a. durch die verminderte bis fehlende linksventrikuläre Auswurfleistung bis hin zur fehlenden Öffnung der Aortenklappe in der Systole bedingt ist. Sie resultiert bei kompetenter Mitralklappe in einer linksventrikulären Überdehnung, einer erhöhten myokardialen Wandspannung und einem damit einhergehenden Missverhältnis zwischen Myokarddurchblutung und Sauerstoffverbrauch im Sinne einer Myokardischämie unterschiedlichen Ausmaßes. Bei gleichzeitiger Mitralklappeninsuffizienz kommt es zu einer Volumenentlastung des linken Ventrikels, dafür aber zu einem erhöhten linksatrialen Druck und konsekutiv zum Lungenödem. Kann eine medikamentöse Therapie mit Inotropika diese Situation nicht verbessern, besteht die Behandlung dieser Situation in einer linksventrikulären Dekompressionsmaßnahme, z. B. durch zusätzliche Implantation einer IABP, einer Impella-Pumpe oder eines TandemHeart, durch eine transseptale Septostomie, eine perkutane transseptale Drainage des linken Vorhofs oder der Pulmonalarterie, eine perkutane transaortale Drainage des linken Ventrikels oder einer chirurgischen Drainage von linkem Vorhof, Pulmonalarterie oder linkem Ventrikel (Donker et al. 2019).

Kommt es im weiteren Verlauf zu einer Verbesserung der linksventrikulären Auswurfleistung bei fortbestehender pulmonaler Gasaustauschstörung oder insuffizienter Beatmung, kann ein Harlekin-Syndrom (Synonym: Harlequin-Syndrom) auftreten. Dabei kommt es zu einer Hypoxie und Zyanose der oberen Extremität, die durch den linken Ventrikel mit unzureichend oxygeniertem Blut versorgt wird, wohingegen die untere Extremität mit gut oxygeniertem Blut aus dem ECLS perfundiert wird. Diese Situation lässt sich durch die Umkanülierung und Verwendung der Arteria subclavia als Zuflussgefäß für das Blut des ECLS oder die zusätzliche Kanülierung der Vena jugularis und deren Verwendung als Zuflussgefäß lösen. Die zuletzt beschriebene ECLS-Konfiguration wird auch als V-AV-ECMO bezeichnet (Brasseur et al. 2018; Rupprecht et al. 2015). Der Vollständigkeit halber sei drauf hingewiesen, dass der Begriff des Harlekin-Syndroms auch für eine Sonderform der fokalen Hyperhidrose als Kompensation einer kontralateralen progressiven isolierten segmentalen Anhidrose verwendet wird.

Weitere systemische Probleme können Blutungen im Bereich des Gehirns, des Gastrointestinaltrakts oder, allerdings seltener, anderer Organsysteme, das Ein- oder Mehrorganversagen infolge eines zu lange anhaltenden Herz-Kreislauf-Stillstandes oder einer unzureichenden Organperfusion anderer Ursache sowie systemische Infektionen sein (Haas et al. 2016). Eine kausale Therapie ist nicht immer möglich bzw. nicht mehr sinnvoll wegen der Aussichtslosigkeit des eingetretenen Schadens.

12.10 Sonderform: Präklinische eCPR

Üblicherweise wird die eCPR im Krankenhaus eingesetzt, wo die notwendigen Voraussetzungen für ihren Einsatz meist kontinuierlich und vor allem zeitnah gegeben sind. Die Tatsache, dass durch lange technische Rettungs- und Transportzeiten eine frühzeitige Etablierung der eCPR innerhalb der geforderten 60 min ab Eintreten des Herz-Kreislauf-Stillstands häufig nicht zu erreichen ist, haben aber in Verbindung mit der Miniaturisierung der verwendeten Geräte und der zunehmenden Verfügbarkeit von ECLS-Teams dazu geführt, dass die eCPR auch im Rahmen der präklinischen Rettungsmedizin zum Einsatz kommt (Damjanovic et al. 2019).

Der präklinische oder prähospitale eCPR-Einsatz erhöht allerdings die Komplexität der Situation. Zunächst müssen 2 Teams aus zumeist unterschiedlichen Institutionen unter erschwerten äußeren Bedingungen koordiniert zusammenarbeiten. Die unter Zeitdruck stehende Entscheidungsfindung entweder zur Fortsetzung oder Einstellung der Maßnahmen vor Ort bzw. zur Indikationsstellung für einen Transport unter fortgesetzter Reanimation kann wie die höhere Invasivität der Maßnahmen weitere Probleme verursachen. Umso wichtiger sind das regelmäßig wiederholte Training und die Simulation dieser besonderen Situationen. Eine ausführliche Darstellung über das Vorgehen bei der prähospitalen eCPR sowie die notwendigen Begleitmaßnahmen sind von Damjanovic und Mitarbeitern kürzlich umfassend dargestellt worden (Damjanovic et al. 2019).

12.11 Prognose und Reevaluation nach ECLS-Implantation

Zunächst bleibt festzuhalten, dass es sich bei der eCPR mit Einsatz eines ECLS-Systems um eine symptomatische, nicht aber um eine kausale Therapie handelt, sodass die Behandlung nur zur Überbrückung dient, was man auch als „bridge to decision" bezeichnet. Wohin die Überbrückung führt, z. B. zu einer definitiven Heilung mit ECLS-Unterstützung bzw. die durch ECLS-Unterstützung mögliche kausale Behandlung der Ursache für den Herz-Kreislauf-Stillstand, zur Implantation eines permanenten Herzunterstützungssystems, zur Herztransplantation oder zur Therapiebegrenzung bzw. zur Einstellung der Therapie, hängt von der individuellen Situation des Patienten ab. Logische Konsequenz daraus ist die Forderung nach einer regelmäßigen Reevaluation des Patientenstatus auch unter Einbeziehung der Angehörigen, die in definierten zeitlichen Abständen, d. h. alle 48–72 h, erfolgen sollte (Michels et al. 2019).

Trotz aller prozeduralen und apparativen Verbesserungen ist die Prognose von Patienten, die nach einem therapierefraktären OHCA oder IHCA mittels eCPR behandelt werden, nach wie vor ungünstig, und die Zahl der Patienten, die in „lebenswertem" neurologischen Zustand aus dem Krankenhaus entlassen werden, ist immer noch geringer als die Zahl der Patienten, die versterben oder mit bleibendem neurologischen Schäden entlassen werden. Andererseits darf man bei dieser Betrachtung nicht außer acht lassen, dass ohne Einsatz der eCPR die Sterblichkeitsrate der Patienten vermutlich nahezu 100 % beträgt.

12.12 Ausblick

Die eCPR ist bereits jetzt als Verfahren zur Etablierung eines suffizienten Kreislaufs und Gasaustauschs bei frustraner cCPR in einigen Krankenhäusern etabliert. Im Kontext evidenzbasierter Medizin und zur wissenschaftlich fundierten Bewertung dieser Therapie fehlen allerdings randomisierte kontrollierte Studien oder differenzierte Multicenter-Registerstudien, die jedoch aufgrund der Reanimation als Notfalltherapie auch unter ethischen Aspekten nur schwer durchführbar sind. Zudem sind insbesondere Analysen der neurologischen Ergebnisse und der Lebensqualität im Langzeitverlauf nach eCPR zwingend erforderlich. Darüber hinaus sind auch Studien zum präklinischen Einsatz des Verfahrens notwendig, und die potenzielle Rolle der eCPR im Zusammenhang mit der Organspende ist zu evaluieren. Von zentraler Bedeutung sind allerdings die ethische Bewertung und kritische Reflektion des Verfahrens im Rahmen der Diskussionen über Machbarkeit vs. Sinnhaftigkeit medizinischer Behandlungen sowie Therapiezieländerungen und Übertherapie bei lebensbedrohlich und somit kritisch erkrankten Menschen.

Literatur

Abrams D et al (2018) Position paper for the organization of ECMO programs for cardiac failure in adults. Intensive Care Med 44:717–729

Ahn C et al (2016) Efficacy of extracorporeal cardiopulmonary resuscitation compared to conventional cardiopulmonary resuscitation for adult cardiac arrest patients: a systematic review and meta-analysis. Sci Rep 6:34208

Barbaro RP et al (2015) Association of hospital-level volume of extracorporeal membrane oxygenation cases and mortality. Analysis of the extracorporeal life support organization registry. Am J Respir Crit Care Med 191:894–901

Bossaert LL et al (2015) European resuscitation council guidelines for resuscitation 2015, section 11: the ethics of resuscitation and end-of-life decisions. Resuscitation 95:301–10

Brasseur A et al (2018) Hybrid extracorporeal membrane oxygenation. J Thorac Dis 10(Suppl 5):S707–S715

Brooks SC et al (2015) Part 6: alternative techniques and ancillary devices for cardiopulmonary resuscitation: 2015 American heart association guidelines update for cardiopulmonary resuscitation and emergency cardiovascular care. Circulation 132(Suppl 2):436–443

Castelao EF et al (2015) Effect of CRM team leader training on team performance and leadership behavior in simulated cardiac arrest scenarios: a prospective, randomized, controlled study. BMC Med Educ 15:116

Chouihed T et al (2018) Improving patient selection for refractory out of hospital cardiac arrest treated with extracorporeal life support. Shock 49(24):28

Damjanovic D et al (2019) eCPR bei prähospitalem therapierefraktärem Herz-Kreislauf-Stillstand. Notfall Rettungsmedizin 22:124–135

Deutsches Reanimationsregister (2019) Jahresbericht Außerklinische Reanimation 2018. ▶ https://www.reanimationsregister.de/files/users/jakisch/au%C3%9FerklinischerJahresbericht-3.pdf. Zugegriffen: 8. Juli 2019

Donker DW et al (2019) Left ventricular unloading during veno-arterial ECMO: a review of percutaneous and surgical unloading interventions. Perfusion 34:98–105

ELSO 2013. ECPR supplement to the ELSO general guidelines. Version 1.3. ▶ https://www.elso.org/Portals/0/IGD/Archive/FileManager/6713186745cusersshyerdocumentselsoguidelinesforecprcases1.3.pdf. Zugegriffen: 8. Juli 2019

ELSO 2019. ECLS registry report. International summary. ▶ https://www.elso.org/Registry/Statistics/InternationalSummary.aspx. Zugegriffen: 15. Juli 2019

Goto Y et al (2019) Field termination-of-resuscitation rule for refractory out-of-hospital cardiac arrests in Japan. J Cardiol 73:240–6

Greif R et al (2015) European resuscitation council guidelines for resuscitation 2015: section 10. Education and implementation of resuscitation. Resuscitation 95:288–301

Günther S et al (2018). Patienten unter Reanimation: Kandidaten für „Extracorporeal Life Support"? Z Herz- Thorax- Gefäßchir 32:133–140

Haas NL et al (2016) Descriptive analysis of extracorporeal cardiopulmonary resuscitation following out-of-hospital cardiac arrest-An ELSO registry study. Resuscitation 119:56–62

Hansen C et al (2018) Decision-making in cardiac arrest: physicians' and nurses' knowledge and views on terminating resuscitation. Open Access Emerg Med 11:1–8

Hinkelbein J et al (2019) Kardiopulmonale Reanimation: Aussichtslose Situationen erkennen. Dtsch Arztebl 116:A-1112-4

Holmberg MJ et al (2018) Extracorporeal cardiopulmonary resuscitation for cardiac arrest: a systematic review. Resuscitation 131:91–100

Lorusso R et al (2019) The extracorporeal life support organization registry: update and perspectives. Ann Cardiothorac Surg 8:93–98

Mancini ME et al (2015) Part 3: ethical issues: 2015 American heart association guidelines update for cardiopulmonary resuscitation and emergency cardiovascular care. Circulation 132(suppl 2):S383–S396

Michels G et al (2019) Empfehlungen zur extrakorporalen kardiopulmonalen Reanimation (eCPR). Konsensuspapier der DGIIN, DGK, DGTHG, DGfK, DGNI, DGAI, DIVI und GRC. Z Herz- Thorax- Gefäßchir 33:190–198

Ouweneel DM et al (2016) Extracorporeal life support during cardiac arrest and cardiogenic shock: a systematic review and meta-analysis. Intensive Care Med 42:1922–1934

Reynolds JC et al (2016) The association between duration of resuscitation and ravorable outcome after out-of-hospital cardiac arrest: implications for prolonging or terminating resuscitation. Circulation 134:2084–94

Reynolds JC et al (2017) Prevalence, natural history, and time-dependent outcomes of a multi-center North American cohort of out-of-hospital cardiac arrest extracorporeal CPR candidates. Resuscitation 117:24–31

Rupprecht L et al (2015) Pitfalls in percutaneous ECMO cannulation. Heart Lung Vessel 7:320–326

Sasson C et al (2008) Prehospital termination of resuscitation in cases of refractory out-of-hospital cardiac arrest. JAMA 300:1432–8

Scholz KH et al (2017) Qualitätsindikatoren und strukturelle Voraussetzungen für Cardiac-Arrest-Zentren – Deutscher Rat für Wiederbelebung/German Resuscitation Council (GRC). Kardiologe 11:205–208

Seewald S et al (2018) Deutsches Reanimationsregister – Modul eCPR: Strukturierte Erfassung der extrakorporalen CPR (ECLS-Therapie). Anästh Intensivmed 59:744–747

Soar J et al (2015) European Resuscitation Council Guidelines for Resuscitation 2015 Section 3. Adult advanced life support. Resuscitation 95:100–47

Statistisches Bundesamt (2018) Fallpauschalenbezogene Krankenhausstatistik (DRG-Statistik). Operationen und Prozeduren der vollstationären Patientinnen und Patienten in Krankenhäusern (4-Steller). ▶ https://www.destatis.de/DE/Themen/Gesellschaft-Umwelt/Gesundheit/Krankenhaeuser/Publikationen/Downloads-Krankenhaeuser/operationen-prozeduren-5231401177014.pdf?__blob=publicationFile&v=4. Zugegriffen: 8. Juli 2019

Trummer G et al (2011) Standardized terminology of mechanical heart, lung and circulatory assist devices: a recommendation of the section „Heart and Circulation" of the German interdisciplinary association of critical care medicine. Applied Cardiopulmonary Pathophysiology 15:181–182

Wang GN et al (2017) Comparison of extracorporeal and conventional cardiopulmonary resuscitation: a meta-analysis of 2 260 patients with cardiac arrest. World J Emerg Med 8:5–11

Yeung JH et al (2012) Factors affecting team leadership skills and their relationship with quality of cardiopulmonary resuscitation. Crit Care Med 40:2617–21

Kinder-ECMO/ECLS

Sebastian Michel, Frank Born, Jürgen Hörer und Christian Hagl

13.1 Hintergrund – 162

13.2 Indikationen der ECMO und ECLS bei Kindern und Neugeborenen – 162
13.2.1 IKardiale ECLS – 162
13.2.2 Pulmonale ECMO – 164

13.3 Kontraindikationen – 164

13.4 Ausrüstung und Kanülierungstechniken – 165
13.4.1 Peri-/postoperative ECLS mit zentraler Kanülierung – 165
13.4.2 Kanülierung für ECLS ohne stattgehabte Voroperation/ECPR – 166
13.4.3 Kanülierung für VV-ECMO bei respiratorischem Versagen – 167

13.5 Intensivtherapie und Monitoring bei ECMO-/ECLS-Therapie – 167

13.6 Komplikationen – 168
13.6.1 Mechanische Probleme – 168
13.6.2 Neurologische Komplikationen – 168
13.6.3 Blutungen – 168
13.6.4 Sonstige Komplikationen – 168

13.7 Ergebnisse – 169

13.8 Zusammenfassung – 169

Literatur – 170

© Springer-Verlag GmbH Deutschland, ein Teil von Springer Nature 2020
U. Boeken et al. (Hrsg.), *Mechanische Unterstützung im akuten Kreislaufversagen*,
https://doi.org/10.1007/978-3-662-59901-3_13

13.1 Hintergrund

Unter ECMO („extracorporeal membrane oxygenation") bzw. ECLS („extracorporeal life support") versteht man den Einsatz einer miniaturisierten Herz-Lungen-Maschine, die bei respiratorischem (ECMO) bzw. kardialem (ECLS) Versagen zum Einsatz kommt, wenn konservative therapeutische Maßnahmen gescheitert sind. Die ECMO/ECLS kann als Überbrückung bis zur Erholung („bridge to recovery"), bis zur Transplantation („bridge to transplantation") bzw. bis zur Implantation des definitiven Unterstützungssystems („bridge to bridge") oder bis zu einer endgültigen therapeutischen Entscheidung („bridge to decision", z. B. bei unklarer neurologischer Situation) eingesetzt werden.

Die Maschine wird entweder venoarteriell (VA) oder venovenös (VV) angeschlossen. Venoarteriell besteht die Möglichkeit des zentralen Zugangs über die Aorta ascendens und den rechten Vorhof oder peripher über die Hals- bzw. Femoralgefäße. Venovenös kann man entweder beide Venae femorales oder eine Femoralvene und die Vena jugularis rechts kanülieren. Die eleganteste VV-ECMO kommt nur mithilfe einer über die Vena jugularis interna rechts eingebrachten und bicaval platzierten Doppellumenkanüle aus. Bei VV-Anschluss spricht man von *ECMO*, bei VA-Anschluss von *ECLS*.

Indikationen, Kanülierungstechniken und intensivmedizinisches Management sind bei Kindern und Erwachsenen zwar ähnlich, unterscheiden sich jedoch in einigen wichtigen Details. Daher sind wir der Meinung, dass die pädiatrische ECMO-Therapie ausschließlich von Kinderteams (Kinderherzchirurgen, Kinderkardiologen und speziell geschulten Kardiotechnikern) durchgeführt werden sollte.

Im Folgenden sind die institutionelle Philosophie und die Techniken unseres ECMO-Programms am Klinikum der Universität München (Sektion Kinderherzchirurgie, Herzchirurgische Klinik der Ludwig-Maximilians-Universität München-Großhadern) beispielhaft dargestellt.

Wir wollen keinesfalls einen Anspruch auf alleinige Richtigkeit erheben. Die pädiatrische ECMO-Therapie wird aufgrund der geringen Fallzahlen immer eine Therapie bleiben, die auf das jeweilige Kind maßgeschneidert sein muss und sich von Zentrum zu Zentrum im Detail unterscheidet.

13.2 Indikationen der ECMO und ECLS bei Kindern und Neugeborenen

13.2.1 lKardiale ECLS

ECLS prä-/peri-/postoperativ bei angeborenen Herzfehlern

Angeborene Herzfehler sind die bei weitem häufigste Ursache für kardiale ECLS-Implantationen sowohl im Neugeborenen- als auch im Kindesalter (Barbaro et al. 2017). Es gibt sehr seltene Indikationen für einen *präoperativen* Einsatz, z. B. bei Transposition der großen Arterien oder hypoplastischem Linksherzsyndrom (HLHS), wenn kein genügend großer Vorhofseptumdefekt, der das Blut mischt, vorhanden ist. Hier kann es evtl. vor einer lebensrettenden Ballonatrioseptostomie erforderlich sein, im kardiogenen Schock eine ECLS zu implantieren. Ein Fehlen der Pulmonalklappe kann ebenfalls eine ECLS erforderlich machen, wenn über den Ductus arteriosus Botalli nicht genügend Blut in die Lunge fließt. In aller Regel lassen sich diese Situationen aber mit einer Prostaglandintherapie, die den Ductus offen hält, in den Griff kriegen. Am häufigsten ist eine ECLS im Rahmen einer Norwood-Operation bei HLHS erforderlich. In 10 % der Fälle kommt man hier bei ventrikulärer Dysfunktion sonst nicht von der Herz-Lungen-Maschine ab (Di Nardo et al. 2016). In jedem Fall sollte eine ausführliche echokardiografische und evtl. auch angiografische Evaluation erfolgen, wenn man nicht von der Herz-Lungen-Maschine abkommt. Hämodynamisch relevante Läsionen (Restshunts, Gradienten oder verzogene Koronararterien) können so zeitnah chirurgisch oder auch interventionell adressiert werden, bevor irreversible Schäden am Myokard eine Erholung unmöglich machen. Wichtig ist, dass die ECLS nicht zu spät implantiert wird, sodass das vulnerable Myokard schnell entlastet wird und ein kardiogener Schock, der dann sekundär zum Multiorganversagen führt, vermieden wird. Wir sind daher in Grenzfällen mit der Implantation der ECLS noch im OP sehr großzügig, da das Überleben besser ist, als wenn man die ECLS erst postoperativ auf der Intensivstation unter Notfallbedingungen implantiert (64 % vs. 29 %, Chaturvedi et al. 2004).

Kardiomyopathie, Myokarditis
Kardiomyopathien machen 8 %, Myokarditiden 5 % der Indikationen für kardiale ECLS-Implantationen bei Kindern aus (Barbaro et al. 2017). Häufig dekompensieren die Kinder über eine Tachykardie, die dann zum kardiogenen Schock führt. Akute Myokarditiden haben das beste Erholungspotenzial („bridge to recovery"), während ECLS-Implantationen bei Kardiomyopathie i. d. R. nur als „bridge to bridge" in der Notfallsituation erfolgen, um bei ausbleibender Erholung des Myokards wenig später ein ventrikuläres Unterstützungssystem zu implantieren. Das einzige bei Kindern zugelassene System ist das Berlin-Heart EXCOR, ein parakorporales System, das in sämtlichen Größen verfügbar ist. Als „bridge to transplantation decvice" hat es deutlich bessere Ergebnisse als eine ECLS (64 % vs. 45 %, Almond et al. 2013).

Da eine präoperative ECLS-Implantation das Outcome nach VAD-Implantation jedoch verschlechtert (Miera et al.2018), versuchen wir in unserem Zentrum immer, das VAD möglichst vor einem kardiogenen Schock zu implantieren, um auf eine notfallmäßige ECLS-Implantation verzichten zu können.

Persistierende pulmonale Hypertonie des Neugeborenen (PPHN) und primäre pulmonale Hypertonie bei Kindern

Bei therapierefraktären pulmonal-hypertensiven Krisen besteht die Indikation zur Implantation einer VA-ECLS als „bridge to recovery" bzw. „bridge to lung transplantation". Statt einer konventionellen VA-ECLS hat sich in dieser seltenen Indikation in letzter Zeit die Implantation eines PLAD („paracorporeal lung assist device") in ausgewählten Zentren durchgesetzt (Hoganson et al. 2014). Hierfür wird über eine mediane Sternotomie am kardiopulmonalem Bypass der rechte Vorhof eröffnet und über einen geschaffenen Atriumseptumdefekt (ASD) der linke Vorhof kanüliert, indem man eine Berlin-Heart-EXCOR-Kanüle mit einer Prothese am Ende in den ASD einnäht. Die Kanüle wird dann über den rechten Vorhof und subkutan ausgeleitet (alternativ kann direkt der linke Vorhof mit Tabaksbeutelnaht kanüliert werden). Zusätzlich wird ebenfalls mit einer Berlin-Heart-EXCOR-Kanüle der Truncus pulmonalis kanüliert, sodass das Blut durch den hohen Pulmonalisdruck passiv in einen Oxygenator außerhalb des Körpers mit niedrigem Widerstand (z. B. Maquet-Quadrox iD oder Novalung) fließt und dann oxygeniertes Blut in den linken Vorhof zurückgegeben wird. Der Vorteil dieses Systems im Vergleich zur VA-ECMO ist die längere Einsatzmöglichkeit, da die Wartezeiten im Bereich der pädiatrischen Lungentransplantation sehr lang sind.

ECPR
Unter ECPR („extracorporeal cardiopulmonary resuscitation") versteht man die kardiopulmonale Reanimation mithilfe der ECLS. Sie kommt z. B. beim plötzlichen Herzstillstand oder beim Ertrinkungsunfall zum Einsatz.

ECLS periprozedural bei komplexen Operationen an den Atemwegen und bei Lungentransplantation

Bei komplexen chirurgischen Eingriffen an Trachea und Bronchien sowie bei der

Tab. 13.1 Indikationen für ECLS/ECMO bei Neugeborenen und Kindern (Erdil et al. 2019)

Indikation	Neugeborene	Kinder
Kardial	Angeborene Herzfehler – HLHS („hypoplastic left-heart syndrome", Norwood-OP) – LVOTO („left ventricular outflow tract obstruction") – RVOTO („right ventricular outflow tract obstruction") – Septumdefekte Kardiomyopathien Myokarditis ECPR („extracorporeal cardiopulmonary resuscitation")	Angeborene Herzfehler – LVOTO – RVOTO – Septumdefekte Kardiomyopathien Myokarditis ECPR
Pulmonal	Mekoniumaspiration Kongenitale Zwerchfellhernie PPHN („persistent pulmonary hypertension of the new-born") Pneumonie/Sepsis	Pneumonie ARDS („acute respiratory distress syndrome")
Spezielle Indikationen (jedes Alter)	Periprozedural (elektiv) – Trachealchirurgie – Lungentransplantation Graftversagen nach Herz- (ECLS) oder Lungentransplantation (ECMO)	

Lungentransplantation ist die ECLS eine schonendere Alternative zur Herz-Lungen-Maschine, da keine Vollheparinisierung erforderlich ist (Hoetzenecker 2017).

13.2.2 Pulmonale ECMO

Die häufigsten Diagnosen, die im Neugeborenenalter eine ECMO-Therapie erforderlich machen, sind respiratorischer/pulmonaler Art: Mekoniumaspiration, angeborene Zwerchfellhernie, persistierende pulmonale Hypertonie des Neugeborenen (PPHN) und Pneumonie. Mittlerweile gehen die Implantationszahlen für diese Indikationen zurück, was auf die verbesserten konservativen Therapiemöglichkeiten zurückzuführen ist (z. B. Surfactant-Therapie, Vernebelung mit NO, „high-frequency oscillatory ventilation" [HFOV]).

Grundsätzlich ist bei Kindern mit akutem Lungenversagen, das sich unter optimaler konservativer intensivmedizinischer Therapie verschlechtert, eine VV-ECMO indiziert. Die Orientierungspunkte hierfür sind z. B. p_aO_2 <50 mmHg über 2 h bei Überschreiten maximal empfohlener Beatmungsparameter (Beatmungsdrücke >35 mmHg, Best-PEEP, Atemzugvolumina 6–8 ml/kg KG und permissive Hyperkapnie) (Tab. 13.1).

13.3 Kontraindikationen

Da die meisten Patienten ohne Implantation einer ECLS/ECMO keine Überlebenschance hätten, ist es schwer, absolute Kontraindikationen zu formulieren. Jeder Fall ist interdisziplinär einzeln zu diskutieren und zu bewerten. Die einzige absolute Kontraindikation ist aus unserer Sicht eine schwere irreversible Schädigung des Zentralnervensystems (ZNS). Hier wären wir sehr zurückhaltend mit einer ECLS-Implantation. Eine relative Kontraindikation besteht bei Neugeborenen mit einem Gewicht von < 2 kg, die der operativen Korrektur eines komplexen Herzfehlers (z. B. hypoplastisches Linksherzsyndrom) bedürfen. Je kleiner das Kind, desto höher ist das Risiko einer Hirnblutung. Bei Neugeborenen mit einem Gestationsalter <32 Wochen, die eine ECMO erhalten, beträgt es z. B. 38 % (Smith et al. 2014).

13.4 Ausrüstung und Kanülierungstechniken

An unserem Zentrum kommt derzeit die Sorin-SCPC-Konsole mit Revolution-Pumpe in Kombination mit dem Lilliput2-Oxygenator (beides von LivaNova PLC, UK, maximal empfohlener Blutfluss 2300 ml/min) oder mit dem Quadrox-i Pediatric (Maquet, Rastatt, Deutschland, maximaler Blutfluss 2800 ml/min) zum Einsatz. Wir verwenden Kanülen sämtlicher Firmen in verschiedenen Größen (siehe ◘ Tab. 13.2) für die venoarterielle ECLS und die AVALON-ELITE-Bi-Caval-(Doppellumen-)Kanüle der Firma Maquet für die venovenöse ECMO bei respiratorischem Versagen. Bei der Schlauchlänge wird versucht, den besten Kompromiss zu finden zwischen niedrigem Priming-Volumen (kurze Schläuche) und Praktikabilität beim Transport (lange Schläuche). Das Priming erfolgt mit einem Erythrozytenkonzentrat (je nach Schlauchlänge ca. 200–300 ml, der Schlauchanschluss beträgt bis ca. 30 kg Körpergewicht ¼ Zoll).

13.4.1 Peri-/postoperative ECLS mit zentraler Kanülierung

Falls bei einer Operation eine postoperative ECLS-Therapie wahrscheinlich ist, werden in unserem Zentrum bereits initial für den Anschluss an die Herz-Lungen-Maschine ECMO-Kanülen verwendet. Dies ist zwar mit höheren Kosten verbunden, erleichtert aber den Wechsel von der Herz-Lungen-Maschine (HLM) auf ECMO enorm, da keine erneute Kanülierung erforderlich ist, sondern lediglich die Schläuche umgesteckt werden müssen. Falls für die primäre OP bicaval kanüliert werden muss, wird nur für die Aortenkanüle eine EMCO-Kanüle verwendet und am Ende der OP eine venöse ECMO-Kanüle über das rechte Vorhofohr eingebracht und die HLM-Kanülen in Vena cava superior und inferior entfernt. Ein LV-Venting wird i. d. R. durch einen kleinen ASD sichergestellt (entweder vorhanden oder chirurgisch bzw. interventionell angelegt), der eine Distension des linken Ventrikels verhindert. Dies ist v. a. bei postoperativem Pumpversagen wichtig, da eine erhöhte Wandspannung des linken Ventrikels mit einem erhöhten Sauerstoffverbrauch und einem reduzierten Sauerstoffangebot einhergeht und damit einer Erholung des linken Ventrikels entgegensteht. Über die Vorhoflücke kann bei laufender ECLS der linke Ventrikel adäquat entlastet werden, ein separater, über die rechte obere Lungenvene oder das linke Herzohr eingeführter Vent, der mit einem Y-Konnektor in den ECLS-Circuit integriert wird, ist eine Alternative hierzu, die aber nur extrem selten erforderlich ist. Wir sichern die Kanülen mit jeweils 2 Tabaksbeutelnähten und Tourniquets. Es werden immer mindestens 2 Perikarddrainagen eingelegt und eine besonders sorgfältige chirurgische Blutstillung durchgeführt, da die Hämostase an der ECLS in der Regel eingeschränkt ist. Als lokales Hämostyptikum wird präferenziell Tabotamp (Ethicon, Deutschland) verwendet. Der Thorax wird offen gelassen und lediglich mit einer Membran provisorisch verschlossen (siehe ◘ Abb. 13.1). Wenn die ECLS nach erfolgreichem Weaning entfernt wird, werden die vorgelegten Nähte bei grenzwertiger Hämodynamik nicht geknotet, sondern nur die Tourniquets angezogen und noch belassen, bis der Thorax endgültig (i. d. R. nach weiteren 24 h stabiler Hämodynamik) verschlossen wird. Diese Strategie erlaubt jederzeit ein zügiges Rekanülieren des Kindes auf der Intensivstation bei erneuter Instabilität.

◘ **Tab. 13.2** Kanülengrößen nach Körpergewicht

Gewicht (kg)	Kanülen arteriell (Fr)	Kanülen venös (Fr)
Bis 3,5	8–10	10–14
5–10	10–12	14–20
10–20	12–14	16–24
20–30	14–16	20–28

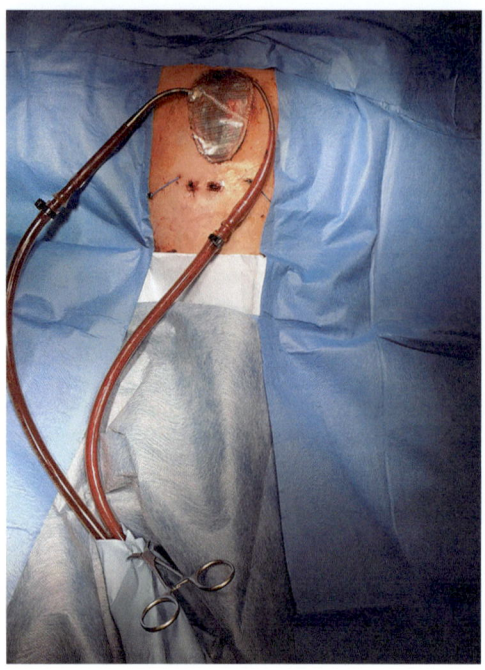

Abb. 13.1 Zentrale ECLS (kanüliert sind Aorta ascendens und rechter Vorhof) postoperativ bei einem Neugeborenen. Der Thorax ist offen und nur mit einer Membran, die fortlaufend eingenäht wird, provisorisch verschlossen

13.4.2 Kanülierung für ECLS ohne stattgehabte Voroperation/ECPR

Wenn ein Kind eine sofortige mechanische Kreislaufunterstützung benötigt, ohne dass dies im Zusammenhang mit einer Herzoperation steht (z. B. dekompensierte dilatative Kardiomyopathie, Ertrinkungsunfall), wird in unserem Zentrum wie folgt vorgegangen:

Kindern <15–20 kg wird bei laufender oder unmittelbar drohender Reanimation über eine mediane Sternotomie eine zentrale ECLS implantiert (je nach hämodynamischer Situation unmittelbar auf der Intensivstation oder im OP, wenn noch nicht reanimiert wird). Unter (semi-)elektiven Bedingungen werden in dieser Gewichtsklasse die Halsgefäße (Arteria carotis und Vena jugularis interna rechts) offen chirurgisch kanüliert. Die Gefäße werden nach distal hin mit einem Vessel-Loop abgebunden, der wieder entfernt werden kann. Die korrekte Position der Kanülen wird echokardiografisch und röntgenologisch überprüft. Im Neugeborenen- und Säuglingsalter kann bei Kanülierung der Arteria carotis von einer ausreichenden zerebralen Perfusion über die kontralaterale Seite (Circulus Willisii) ausgegangen werden. Bei der Explantation wird die Arteria carotis mit einem dünnen bovinen Perikardpatch rekonstruiert, die längs inzidierte Vene quer verschlossen, um Stenosen bzw. Verschlüsse an den Halsgefäßen zu vermeiden. In anderen Zentren wird die Arteria carotis interna nach Explantation der Kanüle nach distal ligiert, da potenziell die Gefahr von Thrombembolien besteht, die dann zu neurologischen Schäden führen könnten. Alternativ können längsoval gestochene Tabaksbeutelnähte für die Kanülierung angelegt werden, die dann bei Explantation der ECLS einfach geknotet werden. Es gibt jedoch weder für die eine noch die andere Methode eine klare Evidenz.

Bei Kindern ab 20 kg versuchen wir unter sonografischer Kontrolle, die ECLS perkutan über die Leistengefäße (Arteria und Vena femoralis vorzugsweise rechts) zu implantieren. Ein Katheter für die distale Beinperfusion ist hierbei ebenso unerlässlich wie das kontinuierliche Monitoring der Sättigung bzw. Blutgasanalysen über die Arteria radialis rechts, um ein auftretendes Harlekin-Phänomen zu detektieren und zu vermeiden, sobald die Auswurfleistung des Herzens wieder zunimmt und damit Gefahr besteht, dass die Koronarien und das Gehirn mit wenig gesättigtem Blut versorgt werden.

Grundsätzlich ist unserer Erfahrung nach die periphere Kanülierung bei Kindern im Gegensatz zu Erwachsenen deutlich schwieriger und komplikationsbehafteter. Im Zweifel werden kleine Kinder in unserem Zentrum zentral kanüliert, da eine Sternotomie zwar auf den ersten Blick invasiv erscheint, im Vergleich zur peripheren Kanülierung von Hals- oder Leistengefäßen oft weniger Schaden anrichtet und v. a. zügiger durchgeführt werden kann. Blutungs- und Infektionsgefahr sind auch bei medianer

Sternotomie – bei entsprechend angewandter Sorgfalt – überschaubar. Ein weiterer Vorteil der zentralen Kanülierung besteht darin, dass es einfacher ist, größere Kanülen zu implantieren, um einen adäquaten Blutfluss zu erreichen.

13.4.3 Kanülierung für VV-ECMO bei respiratorischem Versagen

Bei primär respiratorischem Versagen (ARDS, Überbrückung bis zur Lungentransplantation) wird auch bei kleinen Kindern versucht, über die Vena jugularis interna rechts unter transösophagealer echokardiographischer (TEE-) Kontrolle perkutan eine AVALON-ELITE-Doppellumenkanüle (Maquet) zu platzieren. Sie ist ab einer Größe von 13 Fr verfügbar und damit potenziell auch bei Neugeborenen einsetzbar. Der Vorteil gegenüber einer femorojugulären oder gar bifemoralen Kanülierung besteht in der Mobilisierung bzw. Bewegungsfreiheit der Patienten bei Wachheit, die bei diesen Krankheitsbildern eine deutliche Reduzierung der Morbidität und Mortalität bedeutet (Fuehner et al. 2012) und damit grundsätzlich anzustreben ist. Bei Neonaten mit pulmonaler Hypertonie ist nach wie vor die offen chirurgische VA-Kanülierung der Goldstandard.

13.5 Intensivtherapie und Monitoring bei ECMO-/ECLS-Therapie

Es erfolgt standardmäßig eine invasive Blutdruckmessung, kontinuierliche Überwachung von zentralem Venendruck, Temperatur und peripherer Sättigung sowie Nahinfrarotspektroskopie-Monitoring.

Der ECLS-Fluss wird an das errechnete Herzzeitvolumen des Patienten angepasst und so eingestellt, dass die zentralvenöse Sättigung circa 75 % beträgt.

Wenn die Blutungssituation es zulässt, wird spätestens 12 h nach Beginn der ECMO-Therapie mit unfraktioniertem Heparin begonnen und eine ACT („activated clotting time") von 160–180 s angestrebt, die alle 4 h kontrolliert wird. Sämtliche Gerinnungsparameter, Herzenzyme, Leberfunktionsenzyme, Laktat, Kreatinin und Harnstoff sowie die Entzündungsparameter werden einmal täglich kontrolliert. Arterielle Blutgase erfolgen mindestens 2-stündlich (wenn möglich immer über die Arteria radialis rechts). Die Parameter an der Beatmungsmaschine und der ECMO-Gasfluss werden der Blutgasanalyse entsprechend angepasst.

Die Inotropika werden nicht komplett abgesetzt, in der Vorstellung dadurch eine Überdehnung des linken Ventrikels zu vermeiden. Das LV-Venting erfolgt ansonsten nur über den kleinen ASD (siehe oben).

Falls die Ausscheidung weniger als 2 ml/kg/h beträgt, werden Diuretika appliziert. Hämodialyse (Filter in den ECMO-Circuit integriert) bzw. Peritonealdialyse wird im Nierenversagen eingesetzt.

Eine echokardiografische Evaluation der Kanülenlage und Herzfunktion mittels transthorakaler Echokardiographie (TTE) bzw. TEE erfolgt täglich sowie wie eine zerebrale Sonografie zum Ausschluss von Hirnblutungen.

Pumpe, Schläuche und v. a. der Oxygenator werden täglich durch einen Kardiotechniker inspiziert und auf Funktionstüchtigkeit überprüft.

Die Entwöhnung von der ECLS erfolgt durch langsame Reduzierung des Flusses und zunehmende Füllung des Herzens über mehrere Tage. Wenn die Katecholamindosen darunter nicht wesentlich gesteigert werden müssen und die Kontraktilität echokardiografisch zufriedenstellend erscheint, wird ein Ausbauversuch unternommen. Die Kanülen werden entfernt, die Tabaksbeutelnähte aber noch nicht geknotet, sondern die Tourniquets nur angezogen und belassen. Der Thorax wird nach Ausbau der

Kanülen noch 24 h offen gelassen und erst verschlossen, wenn man sicher ist, dass die hämodynamische Situation stabil ist.

13.6 Komplikationen

13.6.1 Mechanische Probleme

Grundsätzlich können alle mechanischen Komponenten der ECLS Probleme machen; der Oxygenator kann thrombotisch verschlossen sein, die Pumpe kann ausfallen, Kanülen können dislozieren, und es kann zu Luftembolien kommen. Mechanische Probleme sind mit einer erhöhten Mortalität assoziiert, weshalb wir es für dringend erforderlich erachten, dass der gesamte Circuit mindestens einmal täglich von einem geschulten Kardiotechniker überprüft wird.

13.6.2 Neurologische Komplikationen

Hierunter fallen Hirnblutungen, ischämische Ereignisse und Krampfanfälle. Besonders Neugeborene haben ein hohes Risiko für eine Hirnblutung (11 %) unter ECLS-Therapie, die mit einer 40 %igen Mortalität einhergeht (Barbaro et al. 2017). Sowohl die notwendige Antikoagulation als auch die arterielle Kanüle stellen Risikofaktoren für thrombotische und hämorrhagische Komplikationen am ZNS dar. Eine VA-ECLS hat also ein höheres Risiko für eine neurologische Komplikation als eine VV-ECMO.

13.6.3 Blutungen

Chirurgische Blutungen bzw. Blutungen an den Kanülierungsstellen treten in einem Viertel der Fälle auf (Barbaro et al. 2017). Meist ist die Thrombozytenfunktion nach langen Operationen mit Herz-Lungen-Maschine deutlich eingeschränkt. Hinzu kommen z. B. bei der Norwood-Operation viele Nahtreihen, die potenziell bluten können. Mit der Gabe von Gerinnungsfaktoren und Thrombozytenkonzentraten lässt sich die Blutung meist unter Kontrolle bringen. Wenn dies nicht gelingt, kann als Ultima Ratio auch an der ECLS rekombinanter Faktor VII gegeben werden, der jedoch mit einem 20 %igen Risiko für Thrombembolien einhergeht (McMullan 2009). In jedem Fall sollte man bereit sein, nach Gabe von rekombinantem Faktor VII den Oxygenator notfallmäßig wechseln zu können.

13.6.4 Sonstige Komplikationen

Ein akutes Nierenversagen mit der Notwendigkeit eines Nierenersatzverfahrens tritt in bis zu 59 % der Fälle auf, v. a. wenn schon vor der ECLS-Therapie ein erhöhter Kreatininwert bestand und eine Azidose vorlag (Smith et al. 2009).

Durch erhöhte Blutungsneigung kann es nach Anlage einer zentralen ECLS natürlich leicht zu einer Perikardtamponade kommen, was den ohnehin schon angeschlagenen Ventrikel weiter schädigt, wenn diese nicht sofort beseitigt wird. Daher wird in unserem Zentrum der Thorax immer offen gelassen und nur provisorisch mit einer Membran verschlossen (siehe ◘ Abb. 13.1), um mehr Platz im Falle einer Nachblutung zu haben. Oft muss während einer ECLS-Therapie mehrfach das Hämatom ausgeräumt werden. Dies geschieht meistens auf der Intensivstation, da man hierdurch einen potenziell gefährlichen Intrahospitaltransport vermeidet. Wichtig ist hierbei, dass man unter absolut sterilen Kautelen arbeitet, damit das Risiko einer Mediastinitis nicht erhöht wird. Je länger die ECLS betrieben wird und der Thorax offen ist, desto höher das Risiko einer Infektion, wobei unserer Erfahrung nach ca. 7 Tage eine kritische Grenze bilden.

Die Implantation unter Notfallbedingungen sowie die Anzahl der Revisionen sind weitere Risikofaktoren für das Auftreten von Infektionen. Bei peripherer Kanülierung besteht zwar ein geringeres Infektionsrisiko, aber periphere Ischämien kommen als mögliche Komplikation hinzu.

13.7 Ergebnisse

Am ELSO-Register (Extracorporeal Life Support Organization) partizipieren über 300 Zentren aus 60 Ländern. Es werden mittlerweile seit mehr als 30 Jahren Daten zur Verfügung gestellt. ◘ Tab. 13.3 fasst das Überleben nach ECLS/ECMO in den verschiedenen Altersklassen und Indikationen zusammen.

Die höchste Überlebensrate haben Neugeborene, die aus respiratorischen Gründen eine ECMO benötigen. Die Zahl der Implantationen in dieser Indikation nimmt allerdings durch verbesserte konservative Therapiemöglichkeiten ab. Zunehmend ist hingegen die Anzahl der ECLS-Implantationen im Rahmen der Reanimation (ECPR).

Es gibt mittlerweile gute Evidenz dafür, dass ECPR den rein konventionellen kardiopulmonalen Reanimationsmaßnahmen bei Kindern überlegen ist und zu einem Überlebensvorteil führt (Burke et al. 2016; Sivarajan et al. 2011). Neugeborene und Kinder zeigen nach ECPR auch ein besseres Outcome als Erwachsene (43 % vs. 30 % Überleben; ▶ www.elso.org).

Obwohl das Überleben bis zur Entlassung aus dem Krankenhaus ein guter kurz- und mittelfristiger Parameter für das Outcome nach ECLS-Implantation ist, sollte in Zukunft auch mehr das langfristige Ergebnis v. a. im Hinblick auf die kognitive Entwicklung des Kindes im Fokus der Untersuchungen stehen. Wichtig für die Entscheidungsfindung in der Zukunft wäre zu wissen, wie das neurologische Outcome ist in Abhängigkeit von der Indikation, Kanülierungstechnik und -art, Reanimationsdauer vor ECLS, Unterstützungsdauer, etc. So könnte man gezielte Algorithmen entwickeln, die gewisse Therapieentscheidungen für alle Beteiligten vereinfachen würden.

13.8 Zusammenfassung

Zusammenfassend kann man sagen, dass die pädiatrische und insbesondere neonatale ECMO-Therapie hochspezialisierten Zentren vorbehalten sein sollte, in denen rund um die Uhr (24/7) alle Disziplinen (Kinderherzchirurgie, Kardiotechnik, Kinderkardiologie, Neonatologie) und apparativen Möglichkeiten der Diagnostik und Therapie vorhanden sind.

Um gute Ergebnisse zu erzielen, ist es erforderlich, dass mit der ECMO-Therapie nicht zu spät begonnen wird, idealerweise bevor Endorganschäden durch länger bestehende Kreislaufinsuffizienz eingetreten sind. In Einzelfällen kann es erforderlich sein, das Kind in der zuweisenden Klinik mit dem ECMO-Team abzuholen, um einen sicheren Transport und eine raschere Einleitung der Therapie zu gewährleisten.

◘ Tab. 13.3 Überlebende nach ECLS (2009–2017, nach ELSO-Register-Report 2016; ▶ www.elso.org)

Neugeborene = 0–28 Tage Kinder = 29 Tage – 17 Jahre	Überlebende (bis zur Entlassung aus dem Krankenhaus) in %; n_{gesamt} = 12.394 Patienten
Neugeborene respiratorisch	67
Neugeborene kardial	45
Neugeborene ECPR	43
Kinder respiratorisch	60
Kinder kardial	57
Kinder ECPR	43

Literatur

Almond CS, Morales DL, Blackstone EH, Turrentine MW, Imamura M, Massicotte MP, Jordan LC, Devaney EJ, Ravishankar C, Kanter KR, Holman W, Kroslowitz R, Tjossem C, Thuita L, Cohen GA, Buchholz H, Louis JD, Nguyen K, Niebler RA, Walters HL, Reemtsen B, Wearden PD, Reinhartz O, Guleserian KJ, Mitchell MB, Bleiweis MS, Canter CE, Humpl T (2013) Berlin Heart EXCOR pediatric ventricular assist device for bridge to heart transplantation in US children. Circulation 127(16):1702–1711.

Barbaro RP, Paden ML, Guner YS, Raman L, Ryerson LM, Alexander P, Nasr VG, Bembea MM, Rycus PT, Thiagarajan RR (2017) Pediatric extracorporeal life support organization registry international report 2016; ELSO member centers. ASAIO J 63(4): 456–463

Chaturvedi RR, Macrae D, Brown KL, Schindler M, Smith EC, Davis KB, Cohen G, Tsang V, Elliott M, de Leval M, Gallivan S, Goldman AP (2004) Cardiac ECMO for biventricular hearts after paediatric open heart surgery. Heart 90(5):545–51

Di Nardo M, MacLaren G, Marano M, Cecchetti C, Bernaschi P, Amodeo A. (2016) ECLS in pediatric cardiac patients. Front Pediatr 7(4):109

Erdil T, Lemme F, Konetzka A, Cavigelli-Brunner A, Niesse O, Dave H, Hasenclever P, Hübler M, Schweiger M (2019) Extracorporeal membrane oxygenation support in pediatrics. Ann Cardiothorac Surg 8(1):109–115

Fuehner T, Kuehn C, Hadem J, Wiesner O, Gottlieb J, Tudorache I, Olsson KM, Greer M, Sommer W, Welte T, Haverich A, Hoeper MM, Warnecke G (2012) Extracorporeal membrane oxygenation in awake patients as bridge to lung transplantation. Am J Respir Crit Care Med 185(7):763–768.

Hoetzenecker K, Klepetko W, Keshavjee S, Cypel M. (2017) Extracorporeal support in airway surgery. J Thorac Dis 9(7):2108–2117

Hoganson DM, Gazit AZ, Boston US, Sweet SC, Grady RM, Huddleston CB, Eghtesady P (2014) Paracorporeal lung assist devices as a bridge to recovery or lung transplantation in neonates and young children. J Thorac Cardiovasc Surg 47(1):420–6

McMullan DM (2009) Relative risks of recombinant factor VII. Pediatr Crit Care Med 10(5):604–605

McMullan DM, Burke CR (2016) Extracorporeal life support for pediatric heart failure. Front Pediatr 20(4(:115

Miera O, Morales DLS, Thul J, Amodeo A, Menon AK, Humpl T (2018) Improvement of survival in low-weight children on the Berlin Heart EXCOR ventricular assist device support. Eur J Cardiothorac Surg. 2018 Dec 22.

Sivarajan VB, Best D, Brizard CP, Shekerdemian LS, d'Udekem Y, Butt W. (2011) Duration of resuscitation prior to rescue extracorporeal membrane oxygenation impacts outcome in children with heart disease. Intensive Care Med 37(5):853–60.

Smith AH, Hardison DC, Worden CR, Fleming GM, Taylor MB (2009) Acute renal failure during extracorporeal support in the pediatric cardiac patient. ASAIO J 55(4):412–416.

Smith KM, McMullan DM, Bratton SL, Rycus P, Kinsella JP, Brogan TV (2014) Is age at initiation of extracorporeal life support associated with mortality and intraventricular hemorrhage in neonates with respiratory failure? J Perinatol 34(5):386–391.

Anwendungen und Ausblick

Inhaltsverzeichnis

Kapitel 14 **Patiententransport und Netzwerke – 173**
Frank Born, Udo Boeken, Artur Lichtenberg und Christian Hagl

Kapitel 15 **Neuerungen für die Kurzzeitunterstützung – 183**
Stefan Klotz

Patiententransport und Netzwerke

Frank Born, Udo Boeken, Artur Lichtenberg und Christian Hagl

14.1 Einführung – 174

14.2 Logistik und Extra Corporeal Life Support (ECLS) – 174

14.3 Netzwerke – 175

14.4 Mögliche Komplikationen der mechanischen Kreislaufunterstützung – 178

14.5 Kanülierung – 178

14.6 Beschichtung-Gerinnungsmanagement – 179

14.7 Ziel der Unterstützungstherapie – 179
14.7.1 Device Selektion (zum Transport geeignete Systeme) – 180

14.8 Weiterführung der Therapie in der Ziel Klinik – 182
14.8.1 Zusammenfassung – 182

Literatur – 182

© Springer-Verlag GmbH Deutschland, ein Teil von Springer Nature 2020
U. Boeken et al. (Hrsg.), *Mechanische Unterstützung im akuten Kreislaufversagen*,
https://doi.org/10.1007/978-3-662-59901-3_14

14.1 Einführung

Ein mechanisches Kreislaufunterstützungssystem übernimmt bzw. unterstützt die Aufrechterhaltung des Kreislaufs, das kann je nach Krankheitsbild für eine kürzere oder längere Zeit erfolgen. Entweder wird der systemische oder pulmonale Kreislauf unterstützt. Bei der pulmonalen Unterstützung fließt das Blut, je nach Art der Kanülierung entweder von der Vena Femoralis l. oder r. über eine Kanüle in die Pumpe und von dort je nach Lage der zuführenden Kanüle zurück in das venöse Gefäßsystem. Bei der kardialen Unterstützung fließt das Blut, je nach Position der venösen Kanüle in das Unterstützungssystem und von dort in die Arteria Femoralis oder in die Arteria Subclavia.

Durch den Strukturwandel in der Krankenhauslandschaft sowie einer zunehmenden Spezialisierung müssen immer mehr Patienten über weite Strecken in Kliniken der Schwerpunkt- oder Maximalversorgung verlegt werden. Patienten profitieren davon, da bei deren Versorgung wenige Minuten entscheidend sein können. Auch periphere Regionen können den hohen Stellenwert leistungsfähiger Systeme für den Intensivtransport nutzen. Durch kleiner werdende ECMO Systeme nehmen auch deren Flexibilität und Einsatzgebiete zu. Dies verdeutlicht unter anderem, dass der Therapie von Intensivpatienten in Rettungshubschraubern und Intensivmobilen heute kaum mehr technische Grenzen gesetzt sind. So ist selbst der Einsatz von Kreislaufunterstützungssystemen wie einer mobilen Herz-Lungen-Maschine als Extra Corporeal Life Support (ECLS) im Rettungshubschrauber oder im Rettung Transport Wagen (RTW) dank kompakter Systeme möglich. Chen et al. beschreiben z. B. den positiven Effekt der extrakorporalen Zirkulation (EKZ), die unter Reanimation zum Einsatz kommt (Chen et al. 2009).

Der Transport von Patienten mit extrakorporaler Zirkulation wird bereits seit vielen Jahren global praktiziert, wie u. a. die Arbeitsgruppe um Coppola (Christopher et al. 2008) berichtet. Hierbei wurden zwar weite Distanzen mittels eines Transportflugzeugs zurückgelegt, allerdings aufgrund fehlender Druckkabine in einer Flughöhe von max. 1500 m.

Werden Intensivpatienten zwischen Kliniken verlegt, ist es meist erforderlich, die eingeleitete Intensivtherapie auch während des Transportes fortzuführen. Dieser Anspruch stellt alle Beteiligten technisch und personell vor andere Herausforderungen wie in der Notfallrettung.

14.2 Logistik und Extra Corporeal Life Support (ECLS)

Diese Transportsysteme wurden speziell für den Einsatz außerhalb der herzchirurgischen Klinik entwickelt, um Patienten in Notfallsituationen zu stabilisieren und in die nächste geeignete Klinik zu transportieren. Erschwerte örtliche Gegebenheiten erfordern besondere Anforderungen an solche Transportsysteme. Solche Systeme müssen klein, leicht, einfach zu bedienen sein und über ausreichend Akkukapazität verfügen. Finden diese Transporte in der Nacht statt oder bei sehr schlechten Witterungsbedingungen, können die meisten Luftrettungsorganisationen nicht fliegen, sodass bodengebunden transportiert werden muss. Die Praxis zeigt, dass z. B. ein Wechsel der Perfusoren, das Umlagern von Patienten und lokal beengte Verhältnisse (Aufzüge, über mehrere Ebenen) enorm viel Zeit und somit Batterieleistung benötigen. Gerade in ländlichen Regionen (Graham et al. 2008) sind Rettungstransportwagen (RTW) selten mit 220 V an Bord ausgestattet. Die tatsächliche Transportzeit kann in manchen Fällen die Akkukapazität eines Transportsystems deutlich überschreiten.

Für den Patiententransport müssen gesetzliche Vorschriften der European Aviation Savety Agency (EASA) zur Befestigung solcher ECLS Systeme beachtet und eingehalten werden. Die Vorgaben für den Lufttransport sind hier natürlich deutlich höher. Ein Haltersystem muss bei Fixation, z. B. in einem Helikopter folgende Schwerkraft Anforderungen erfüllen.

Nach Oben	4 G
Vorwärts	16 G
Zur Seite	8 G
Nach Unten	20 G
Rückwärts	1,5 G

Notfallpatienten mit fortgeschrittener Herz-Kreislauf-Insuffizienz oder protrahierten Schockzuständen benötigen die Behandlung in einer Spezialklinik, sind aber häufig mit instabilen Herz-Kreislauf-Verhältnissen nicht mehr transportfähig.

Die Anwendung extrakorporaler Unterstützungsverfahren ist aber nur an spezialisierten Zentren möglich. Krankenhäuser einer niedrigeren Versorgungsstufe verfügen nicht über die technischen und personellen Ressourcen, diese Verfahren durchzuführen. Patienten mit z. B. einem schwerem akuten Lungenversagen sollten an ein Zentrum verlegen werden, in dem extrakorporale Lungenunterstützungssysteme regelmäßig eingesetzt werden (Bartlett und Gattinoni 2010; Schmid et al. 2009). Patienten im kardiogenen Schock sollten an eine Klinik transportiert werden, in der alle weiterführenden Optionen zur kardialen Therapie einschließlich eines Ventriculare Assist Device (VAD) Programms und Herztransplantation möglich sind.

14.3 Netzwerke

An spezialisierten Kliniken (u. a. LMU München, HHU Düsseldorf) (siehe ◘ Abb. 14.1) steht für solche Einsätze ein Expertenteam bereit, das zur anforderten Klinik kommen kann, um den Patienten für den Transport zu stabilisieren. Mit einer Transporteinheit, die einen sicheren Transfer gewährleisten kann, ist es prinzipiell möglich, Patienten mit einem therapierefraktären Lungenversagen und/oder im kardiogenen Schock zu behandeln.

In der Regelarbeitszeit (7.00–15.30 Uhr) wie auch im Bereitschaftsdienst (15.30–7.00 Uhr) steht ein Mitarbeiter/in der Kardiotechnik wie auch ein ärztlicher Mitarbeiter/in zur internen/externen ECLS Implantation zur Verfügung. Sowohl das kardiotechnische wie auch das ärztliche ECLS Team bestehen aus speziell geschulten Mitarbeitern mit entsprechender Expertise. Für den Transport müssen spezifische Anforderungen an das Equipment erfüllt werden. Für externe Einsätze steht zusätzlich ein Transportsystem (siehe ◘ Abb. 14.2) mit entsprechendem Equipment bereit (Rucksack, Kanülen-Köcher etc.), das einen sofortigen Einsatz ermöglicht. Patienten dieser speziellen Gruppe müssen im Stadtgebiet bodengebunden in ein Krankenhaus mit einer 24 h Herzchirurgie/Herzkatheter Bereitschaft unter mechanischer CPR (mCPR) (LUCAS®-/Autopuls® Thoraxkompressionssystem) zur ECLS Implantation transportiert werden.

Die gesetzlichen Vorgaben für den bodengebundenen Interhospital Transfer (IHT) sind nach RTW DIN EN 1789 Typ A, B und C geregelt.

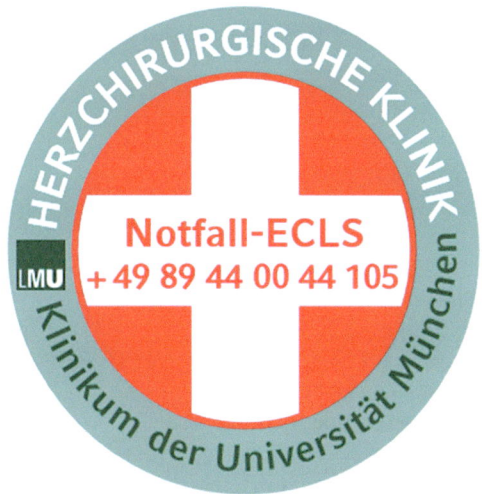

◘ Abb. 14.1 Cardiac Survival Network an der LMU München und HHU Düsseldorf

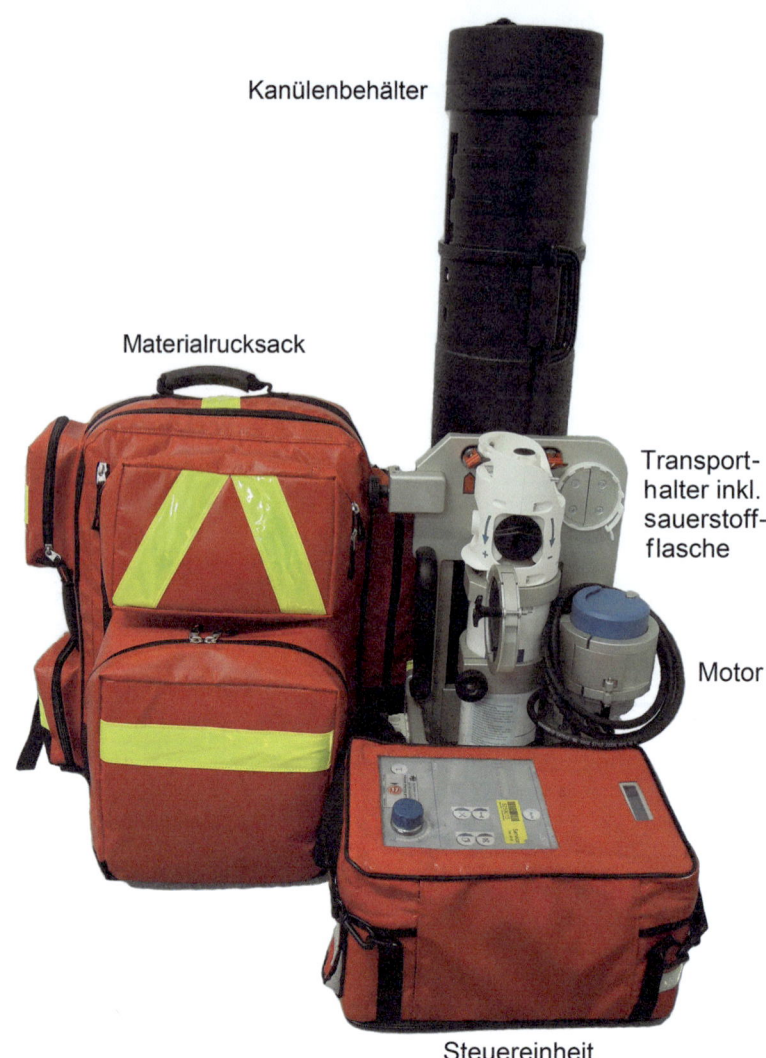

Abb. 14.2 Transporteinheit

Ein ECMO/ECLS Transportsystem muss folgende Bedingungen erfüllen:
- geringe Größe
- geringes Gewicht
- einfache Handhabung
- ausreichende Akkukapazität

- **Indikation für mechanische Kreislaufunterstützung**

Für die Indikation zur ECMO-Therapie gibt es zwar international gültige Standards Extracorporeal Life Support Organisation (ELSO) (http://www.elso.med.umich.edu/), die meisten Entscheidungen müssen aber trotzdem individuell und patientenadaptiert (z. B. Patientenalter, Komorbidität, Dauer der Reanimation etc.) getroffen werden (siehe Abb. 14.3). Die Implantation einer ECMO im Rahmen des ECLS erlaubt vor allem Zeit zu gewinnen, um weiterführende Entscheidungen bezüglich der Indikation und der weiteren Auswahl

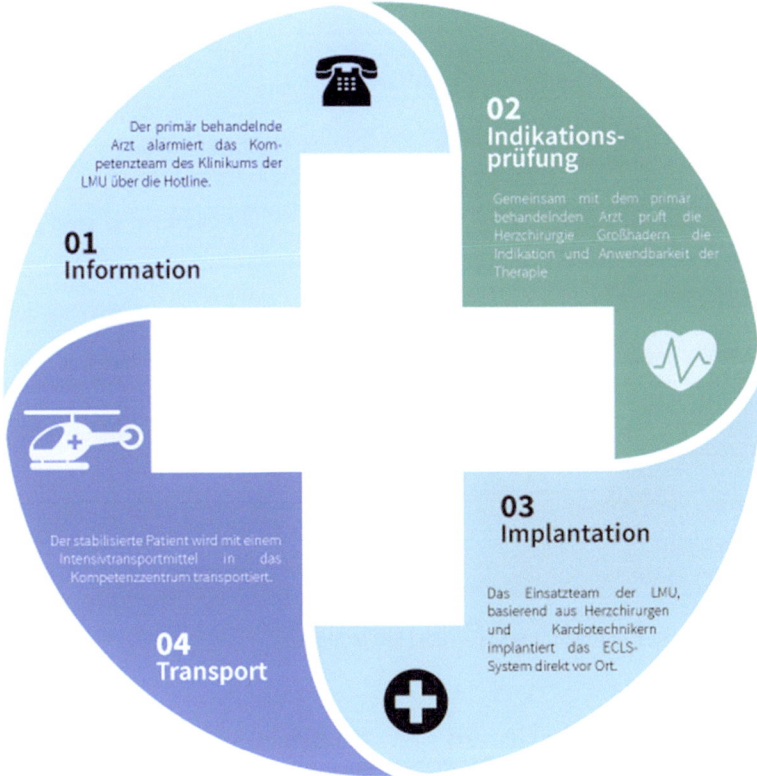

◘ Abb. 14.3 Information-Indikation-Implantation-Transport

des Unterstützungssystems zu treffen. Indikationen zur temporären Unterstützung der Herz- und Lungenfunktion: Myokardinfarkt, Myokarditis, Kardiomyopathie, Lungenversagen mit ARDS, Lungenembolie, Organversagen nach HTX, bzw. LTX, angeborene Herzfehler.

- **Kontraindikation für mechanische Kreislaufunterstützung**

Die Kontraindikation zur Implantation eines ECLS sind: Schwere Begleiterkrankungen, intrakranielle Blutungen, nichtbehandelbare Gerinnungsstörungen, Sepsis, ausgeprägtes irreversibles Multiorganversagen.

Die ECLS Therapie kann als Rettungsversuch für eine hoch selektierte Patientenkohorte mit refraktärem Herzkreislaufstillstand und potenziell reversibler Ätiologie erwogen werden. An der LMU werden die Kriterien einer ECLS Implantation nach einem Arzt zu Arzt Gespräch gemäß dem internen Algorithmus (◘ Abb. 14.4) festgelegt.

Der Anschluss der ECMO als ECLS außerhalb einer herzchirurgischen Abteilung mit anschließendem Interhospital Transport an ein spezialisiertes Zentrum ist etabliert. Diese Transporte sind mit potenziell hohem Risiko verbunden und benötigen eine enge logistische interdisziplinäre Zusammenarbeit zwischen Klinik und dem Rettungswesen.

Kontraindikation		Indikation
Alter > 65 Jahre Komorbidität?	**PATIENT**	Medikamentenintoxikation Lebenszeichen während CPR
Unbeachteter Stillstand CRP-Delay > 5 min	**STILLSTAND**	Beobachteter Stillstand Sofortige CPR
> 90 min CPR pH < 6,7 Laktat >20	**CPR**	< 60 min mechanische CPR Intermittierend ROSC
Myokardschaden ohne Interventionsoption	**THERAPIEOPTION**	Intervention, Herzoperation VAD/BVAD/HTX

Abb. 14.4 Klinikspezifischer Algorythmus an der LMU München

14.4 Mögliche Komplikationen der mechanischen Kreislaufunterstützung

Komplikationen der mechanischen Kreislaufunterstützung können sein:
— Blutungen
— Gefäßruptur
— Beinischämien und Kompartmentsyndrom
— Thromembolien
— Luftembolien
— Kanülenfehllage/Dislokation (siehe Abb. 14.5)
— technische Probleme des ECLS Systems

14.5 Kanülierung

Die ECMO -Therapie kann in Abhängigkeit von der Indikation als vv- oder als va Unterstützung betrieben werden. Bei der va-ECMO kann die arterielle Kanülierung zum einen herznah, d. h. zentral, oder peripher, vorgenommen werden. Herznah erfolgt die zentrale Kanülierung offen chirurgisch direkt in die Aorta ascendens nach Sternotomie oder in die rechtsseitige A. subclavia durch direkte Kanülierung bzw. durch das Aufnähen einer Gefäßprothese. Die periphere arterielle Kanülierung kann entweder direkt perkutan in Serldinger-Technik oder offen chirurgisch durch Aufnähen einer Gefäßprothese an die A. femoralis vorgenommen werden. Die zuletzt genannte

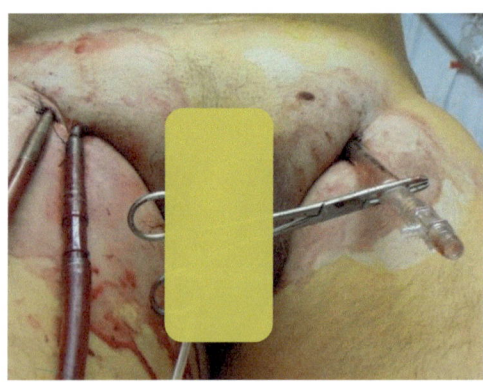

Abb. 14.5 Fehlpunktion der A. femoralis rechts

Technik wird insbesondere bei kleinen Gefäßdurchmessern oder bei Patienten mit einer peripher-arteriellen Verschlusskrankheit eingesetzt. Bei kardiopulmonaler Reanimation wird primär der Anschluss perkutan über Seldinger Draht Technik an das ECLS -System angestrebt (siehe ◘ Abb. 14.6), was unter diesen Bedingungen erschwert sein kann. Hat der Patient bereits intravasal Kanülen oder Katheter liegen, können diese zum Wechsel in Seldinger- Technik verwendet werden.

Das Kanülieren kann schneller und vereinfacht werden, wenn die anfordernde Klinik den Patienten bereits mit Seldinger -Drähten versorgt. Durch Ultraschallvisualisierung der Gefäße hat sich die perkutane Kanülierung bei ECMO-Implantationen weiter durchgesetzt. Bisdas et al. (2011) berichten über Gefäßkomplikationen nach peripherer Punktion der Leistengefäße und Implantation der ECMO Kanülen (Gefäßdissektionen, falsche Aneurysmen, Hämatome, Beinischämien). Die Gefäßkomplikationen waren jedoch nicht mit einem schlechteren „outcome" assoziiert. Wie die Praxis oft zeigt, sind die Outflow- Kanülen der limitierende Faktor bei der Generierung von Blutflussraten von mehr als 5 l/min. Berdajs et al. (2010) konnten im Tierexperiment deutliche Unterschiede bei venösen Femoral Kanülen zeigen, in Bezug auf Förderleistung und hohen negativen Drücken.

14.6 Beschichtung- Gerinnungsmanagement

Mit Einführung der Oberflächenbeschichtung (siehe ◘ Abb. 14.7) von ECLS Systemen inklusive Kanülen konnten viele gerinnungstechnische Probleme minimiert werden.

Dennoch sind unter Einsatz von ECLS Systemen Blutungen, induziert durch Gerinnungshemmer, eine der häufigsten Probleme. Thrombenbildung und Embolien kommen bei sachgemäßer Anwendung eher selten vor. Um Komplikationen zu vermeiden sollten Zielbereiche für die Gerinnung definiert werden. Durch Einhaltung von Protokollen (siehe ◘ Abb. 14.8) können Schwankungen in den Gerinnungsparametern vermieden werden. Vor Einbringen der ECMO Kanülen wurden die Patienten initial mit 150 IE/kg-KG heparinisiert, bei allen bisherigen Einsätzen gab es keinerlei thrombotische Probleme. Es empfiehlt sich für den ECLS Transport 4 Erythrozyten (Blutgruppe 0) und 2 Thrombozyten Konzentrate unter Aufrechterhaltung der Kühlkette bereit zu stellen.

14.7 Ziel der Unterstützungstherapie

Bei Patienten mit mechanischer Kreislaufunterstützung sollte das Ziel der Behandlung bestimmt werden. Folgende Ziele kommen in Betracht:
- Bridge To Transplantation (BTT)
- Bridge To Recovery (BTR)
- Bridge To Bridge (BTB)
- Destination Therapy (DT)

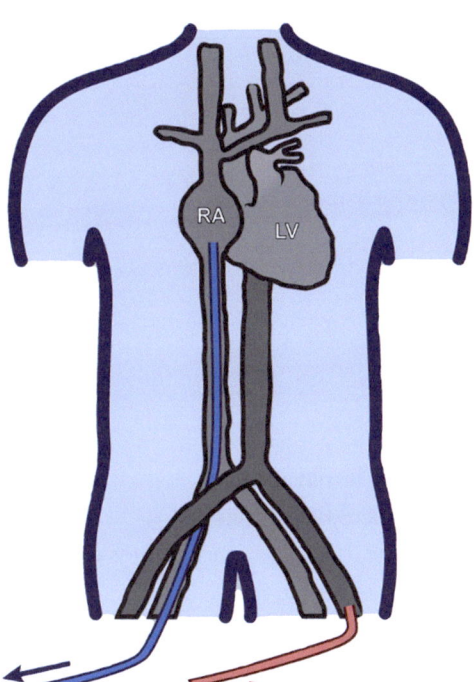

◘ Abb. 14.6   periphere ECLS Anlage

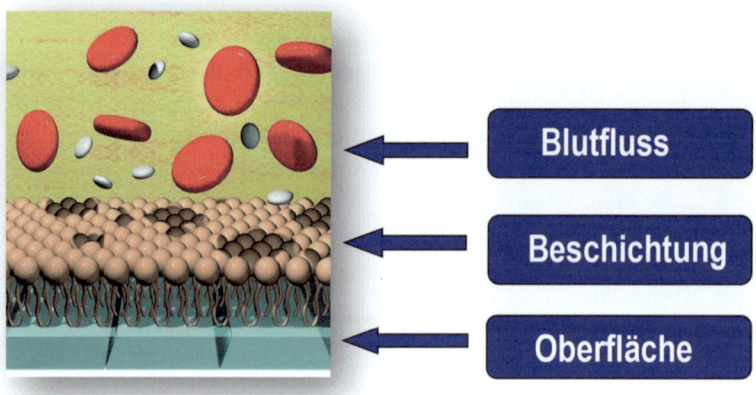

Abb. 14.7 Beschichtete Fremdoberflächen

ACT	160-180 s
PTT	60-80
Qwick-Wert	>50 %
Thrombozytenzahl	>100.000
AT-III-Wert	>90 %
Hämoglobin	>12 g/dl

Abb. 14.8 Protokoll Gerinnungsparameter

14.7.1 Device Selektion (zum Transport geeignete Systeme)

Cardiohelp (Fa. Maquet).

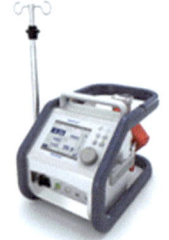

Fluss: max. 7 l/min
Drehzahl: bis 5.000 U/min
Akkubetrieb: bis 90 min (belastungsabhängig)
Einsatzdauer: 30 Tage
Gewicht: ca. 20 kg (inklusive Halter)

LifeBox (Fa. LivaNova)

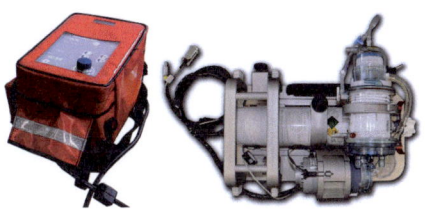

Fluss: max. 8 l/min
Drehzahl: bis 3.500 U/min
Akkubetrieb: bis 180 min (belastungsabhängig)
Einsatzdauer: 5 Tage
Gewicht: ca. 20 kg (inklusive Halter)

iLA activve (Fa. Xenios)

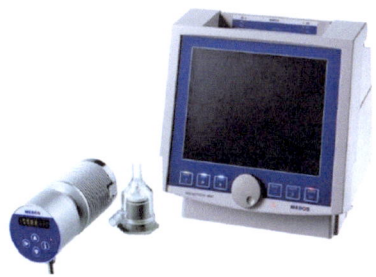

Drehzahl: bis 10.000 U/min
Akkubetrieb: bis 90 min (belastungsabhängig)
Einsatzdauer: 7 Tage
Gewicht: ca. 15 kg (inklusive Halter)

CentriMAG (Fa. Abbott)

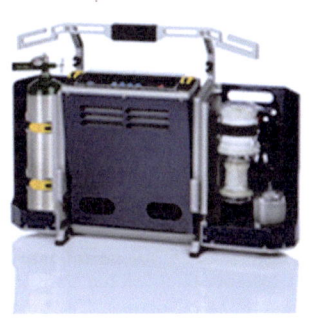

Drehzahl: bis 5.500 U/min
Akkubetrieb: bis 90 min (belastungsabhängig)
Einsatzdauer: 6 Stunden
Gewicht: > 25 kg (inklusive Halter)

System	Validierung (Tage)	Unterstützung	Therapieziel	Antriebsart	Priming ml	Anbindung an HLM	Transporthalter
Cardiohelp	30	v-v, v-a	BTB, BTR, BTT	Zentrifugal	800	Nein	Ja
LifeBox	5	v-v, v-a	BTB, BTR, BTT	Zentrifugal	650	Ja	Ja
DP 3	7	v-v, v-a	BTB, BTR, BTT	Diagonal	700	Nein	Ja
CentriMAG	30	v-v, v-a	BTB, BTR, BTT	Zentrifugal	ca. 800	Nein	Ja

14.8 Weiterführung der Therapie in der Ziel Klinik

In der Klinik angekommen wird der Patient, je nach weiterem Therapieplan, entweder an die Herz-Lungen-Maschine zur Notoperation oder an die ECMO Einheit auf der Intensivstation angebunden. Das bedeutet für den Patienten, abhängig vom Unterstützungssystem, eine kurzzeitige Herz Kreislauf Unterbrechung.

Eigene Erfahrungen.

Die mehr als 500 entsprechenden Einsätze wurden im Krankenwagen, dem Rettungshubschrauber oder im Ambulanzjet durchgeführt (Güngerich 2010). Dabei wurden die Distanzen, die zwischen Krankenhäusern und Spezialzentrum zu überbrücken sind, immer größer. Ein Einsatzradius von 8000 km wurde schon mehrmals deutlich überschritten (Born et al. 2010). Nun ist es auch möglich, den ECLS national wie auch international anzubieten. Bei Anfragen findet primär immer ein Arzt – Arzt Gespräch zwischen der anfordernden Klinik und dem Arzt des ECLS Teams statt.

14.8.1 Zusammenfassung

Miniaturisierungen von ECLS Systemen, verbesserte schnellere Kanülierungs-techniken und neue Oberflächenbeschichtungen sind richtungsweisend für den Einsatz solcher Systeme u. a. bei Extracorporeal Cardio Pulmonary Resuscitation (eCPR). Neue Therapiekonzepte müssen weiter evaluiert werden. Der Einsatz einer vv-ECMO ist beim schweren respiratorischen Globalversagen etabliert, die va-ECMO wird im Rahmen des kardiopulmonalen Globalversagens eingesetzt. Diese Systeme müssen einfach, schnell und zuverlässig zu bedienen sein und sollten technisch an eine Herz-Lungen-Maschine adaptiert werden können. Mit entsprechender fachlicher Expertise und Begleitung können diese Patienten dann auch über weite Strecken zu einem geeigneten Zentrum mit herzchirurgischer Versorgung transportiert werden.

Diese mobilen Extra Corporeal Life Support Systeme ermöglichen stabilere Kreislaufverhältnisse, die weder durch medikamentöse Therapien noch durch Implantation einer intraaortalen Ballonpumpe (IABP) oder gar durch kardiopulmonale Reanimation erreichbar wären.

Literatur

Bartlett R, Gattinoni L (2010) Current status of extracorporeal life support (ECMO) for cardiopulmonary failure. Minerva Anestesiol 76(7):534–540

Berdajs D, Born F, Crosset M et al (2010) Superior venous drainage in the „Life Box": a portable extracorporeal oxygenator with a self-expanding venous cannula. Perfusion 25:211–215

Bisdas T, Beutel G, Warnecke G et al (2011) Vascular complications in patients undergoing femoral cannulation for extracorporeal membrane oxygenation support. Ann Thorac Surg. ▶ https://doi.org/10.1016/j.athoracsur.2011.02.018

Born F, Ammann U, Burren T, Albrecht R et al (2010) Transatlantikflug mit transportabler Herz-Lungen-Maschine "LifeBox". Kardiotechnik 3:65–69

Chen et al (2009) CPR vs ECPR for in hospital Cardiac Arrset (Taiwan) Lancet

Coppola CP, Tyreeb M, Larryb K, Di Geronimob R (2008) A 22-year experience in global transport extracorporeal membrane oxygenation. J Pediatr Surg 43:46–52

EASA. ▶ www.easa.europa.eu

▶ http://www.elso.med.umich.edu/

Güngerich A (2010) Ein Herz will weiterschlagen. 1414 Gönnermagazin der Schweizerischen Rettungsflugwacht 74:12–13

Nichol G, Thomas E, Callaway CW et al (2008) Regional variation in out-of-hospital cardiac arrest incidence and outcome. Jama 300(12):1423–1431

Schmid C, Philipp A, Müller T, Hilker M (2009) Extracorporeal life support systems, indications and limitations. Thorac Cardiovasc Surg 57:449–454

Neuerungen für die Kurzzeitunterstützung

Stefan Klotz

15.1 PERKAT der Fa. NovaPump – 184

15.2 Second Heart – 185

15.3 Impella ohne Purge-Flüssigkeit von der Fa. Abiomed – 185

15.4 HeartMate PHP der Fa. Abbott – 185

15.5 10F-Reitan-Katheterpumpe der Fa. CardioBridge – 186

15.6 Aortix-Pumpe der Fa. Procyrion – 186

Literatur – 188

© Springer-Verlag GmbH Deutschland, ein Teil von Springer Nature 2020
U. Boeken et al. (Hrsg.), *Mechanische Unterstützung im akuten Kreislaufversagen*,
https://doi.org/10.1007/978-3-662-59901-3_15

15.1 PERKAT der Fa. NovaPump

Die Fa. NovaPump GmbH mit Sitz in Jena vermarktet die PERKAT-Pumpe. Diese ist in 2 Ausführungen geplant: als PERKAT RV für den rechten Ventrikel und als PERKAT LV für den linken Ventrikel.

Das PERKAT RV ist eine Kurzzeitunterstützungspumpe für den rechten Ventrikel, die nach dem Prinzip der IABP (intraaortale Ballonpumpe) funktioniert (◘ Abb. 15.1).

Die Pumpe besteht aus einer selbstexpandierbaren Nitinol-Kammer, die mit mehreren flexiblen Einlassventilen aus Folien bedeckt ist. Ein flexibles Auslassrohr mit einer Pigtail-Spitze ist am distalen Ende befestigt. PERKAT RV ist für die perkutane Implantation durch die Femoralvene (18-French-Schleuse) konzipiert. Die Kammer wird in der unteren Hohlvene platziert. Der Auslassschlauch wird interventionell über die Trikuspidal- und Pulmonalklappen in die Pulmonalarterie gelegt. Ein herkömmlicher IABP-Ballon wird in die Kammer eingesetzt und mit einer IABP-Konsole verbunden. Durch das Ablassen des Ballons wird ein Blutfluss von der Vena cava in die Kammer durch die Folienventile erzeugt. Während des Aufblasens wird Blut durch die Röhre in die Lungenarterien gepumpt. Mit einem 40-ml-IABP-Ballon und einer Pumpfrequenz von 100/min kann experimentell ein Fluss

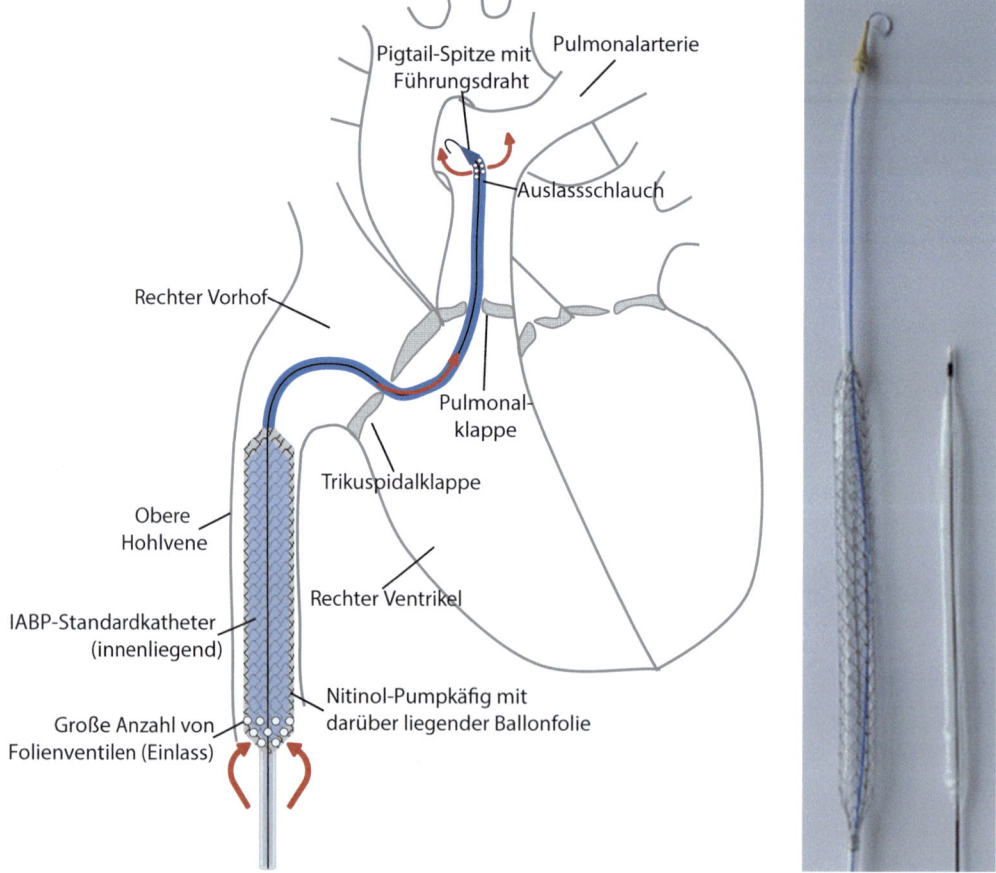

◘ Abb. 15.1 a Schematische Darstellung der PERKAT RV; b PERKAT-RV-Katheter mit begleitendem IABP-Ballon

von 3 l/min erzeugt werden. Gedacht ist das System zur Kurzzeitunterstützung beim akuten Rechtsherzversagen. Bislang sind nur tierexperimentelle Einsätze erfolgt (Kretzschmar et al. 2018). Die erste klinische Anwendung ist für 2020 geplant.

Neu in der Entwicklung ist die PERKAT LV, die ebenso nach dem oben genannten Prinzip über einen Katheter mit innenliegendem IABP-Ballon Blut aus dem linken Ventrikel in die Aorta ascendens pumpt. Diese ist für ein akutes Linksherzversagen gedacht. Hier sind erste Versuche für 2022 geplant.

15.2 Second Heart

Von der Firma Second Heart LLC, einer Start-up Company aus Californien wurde das Produkt SecondHeart entwickelt. Es besteht aus einem Rotor in einem Nitinol-Stent „Käfig". Dieser wird interventionell über die Leistenarterie kurz oberhalb der Nierenarterien in der Aorta descendens platziert. Der Impella, der sich mit etwa 20.000 rpm dreht, soll somit die Nierendurchblutung verbessern und zügiger zu einer Rekompensation der Herzinsuffizienz führen. Geplant ist eine Laufzeit von 6 bis 72 Stunden. Der Stent mit der Impella könnte jedoch für bis zu 36 Monate in situ belassen werden, da keine Driveline vorhanden ist, sondern die Drehung des Impella über Induktion von transkutan erfolgen soll (◘ Abb. 15.2).

Im Sommer 2017 erfolgte die erste tierexperimentielle Implantation, die erste klinische Studienanwendung ist für 2019 geplant

15.3 Impella ohne Purge-Flüssigkeit von der Fa. Abiomed

Die Fa. Abiomed ist schon lange für ihr Produkt Impella bekannt. Die Motoren sämtlicher Impella-Herzpumpen müssen vor Thromben und Hitze geschützt werden, indem eine Flüssigkeit durch das Purge-System geleitet wird. Diese besteht in der Regel aus 5 %iger Glukoselösung, die mit Heparin versetzt ist. Zurzeit ist eine Impella-Pumpe in der Entwicklung, bei der diese Purge-Flüssigkeit deutlich reduziert bzw. komplett wegfallen kann. Hiermit wären unter Umständen deutlich längere Laufzeiten und eine deutlich verbesserte Bedienerfreundlichkeit zu erzielen. Erste klinische Einsätze sind noch im Jahr 2019 zu erwarten.

15.4 HeartMate PHP der Fa. Abbott

Das HeartMate PHP ist eine perkutan zu platzierende Herzpumpe. Über eine 14-French-Einführschleuse wird ein Katheter über die Aortenklappe in den linken Ventrikel vorgeschoben. Nach Rückzug des Schutzes expandiert ein 24-French-Nitinol-Stent im Bereich der Aortenklappe, in dessen Zentrum sich ein kleiner Impella befindet (◘ Abb. 15.3).

Hiermit wird ein Fluss von bis zu 5 l/min aus dem linken Ventrikel in Richtung Aorta erzeugt. Initial erfolgte die CE-Zertifizierung im Juli 2015. Im Februar wurde das System wegen Katheterproblemen mit

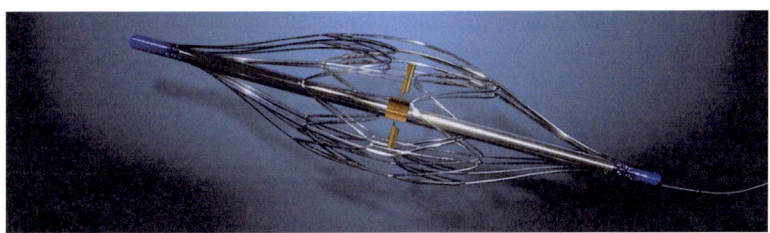

◘ Abb. 15.2 Modell der Second Heart Pumpe

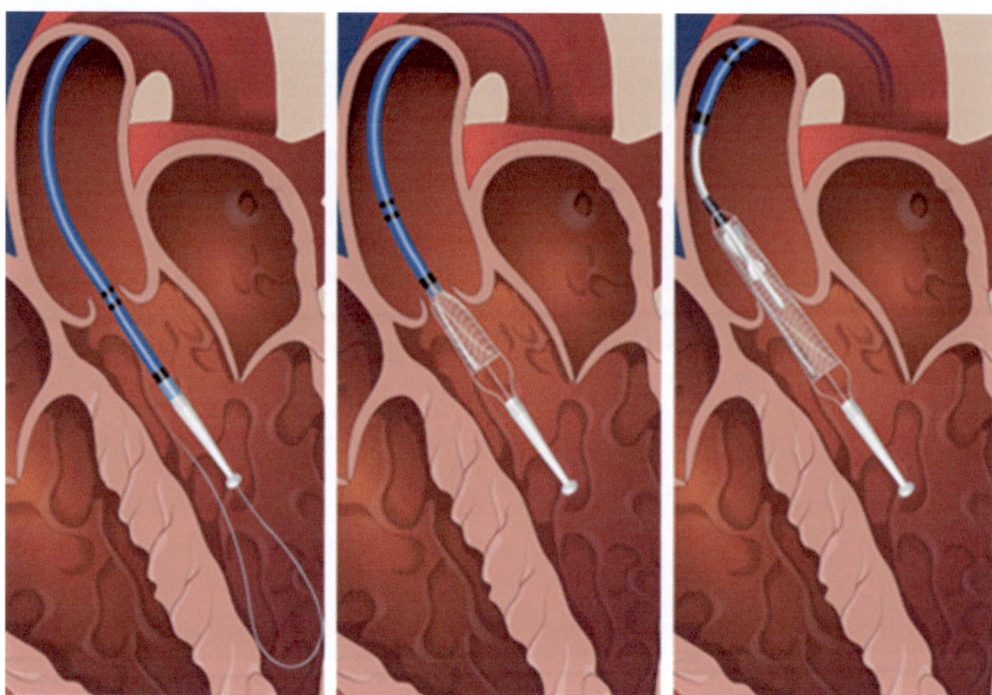

◘ Abb. 15.3 Platzierung der HeartMate PHP im linken Ventrikel

unerwarteten Pumpenstopps zunächst vom Markt genommen.

15.5 10F-Reitan-Katheterpumpe der Fa. CardioBridge

Die Fa. CardioBridge GmbH, mit Sitz in Hechingen in Baden Würtenberg, steht hinter der Entwicklung der 10F-Reitan-Pumpe. Die Idee dazu hatte der schwedische Kardiologie Oyvind Reitan. Die Pumpe besteht aus einem Rotor, der durch einen flexiblen Drahtkorb geschützt ist. Sie wird über die Leistenarterie mittels einer 10-French-Schleuse implantiert und in der thorakalen Aorta descendens platziert. Die ersten tierexperimentellen Untersuchungen fanden bereits 1999 statt. Der Impella dreht mit Umdrehungen von 1000–15,000 rpm. Die erste Implantation im Menschen erfolgte 2009 im Rahmen einer PCI („percutaneous coronary intervention") (Smith et al. 2009).

Im Jahre 2019 wurde die Pumpe in einer Multicenterstudie bei 20 Patienten mit akut dekompensierter Herzinsuffizienz getestet. Mit durchschnittlicher 18-stündiger Unterstützung konnte der „cardiac index" von 1,84 auf 2,41 l/min/m^2 verbessert werden (Keeble et al. 2018).

Als nächstes ist eine Studie zur CE-Zertifizierung geplant (◘ Abb. 15.4).

15.6 Aortix-Pumpe der Fa. Procyrion

Einen ähnlichen Ansatz verfolgt die Fa. Procyrion mit ihrer Aortix-Pumpe. Die Pumpe ist eine Impella 5.0 der Fa. Abiomed, an deren vorderen Teil ein Nitinol-Stentgerüst platziert wurde. Über die Leistenarterie wird die etwa 6 mm dicke Pumpe in die dezendierende Aorta in Höhe des Zwerchfells platziert. Nach Entfaltung des Stentgerüsts bleibt die Pumpe so an Ort und Stelle. Da die Laufzeit

Neuerungen für die Kurzzeitunterstützung

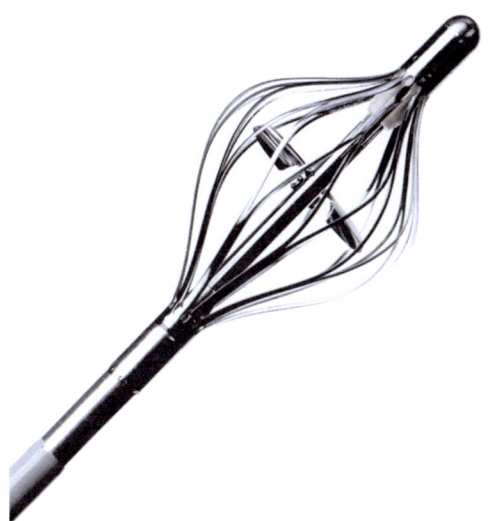

◘ **Abb. 15.4** Die 10F-Reitan-Pumpe

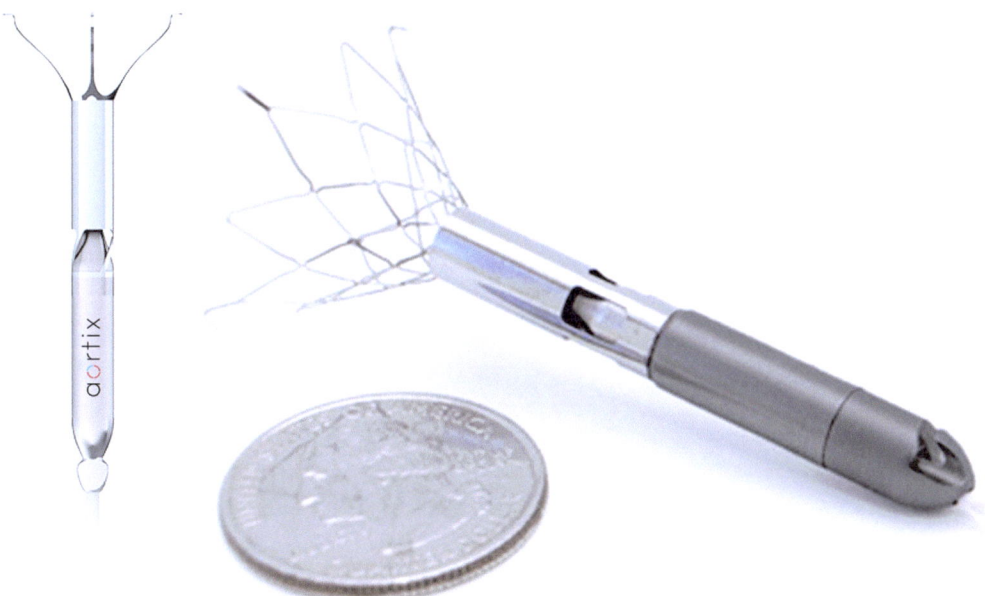

◘ **Abb. 15.5** Die Aortix-Pumpe

der Pumpe Wochen bis Monate betragen soll, wird die Driveline aus der Femoralarterie herausgeleitet, subkutan getunnelt und mit einer Steuereinheit verbunden (◘ Abb. 15.5).

Literatur

Keeble TR, Karamasis GV, Rothman MT, Ricksten SE, Ferrari M, Hullin R, Scherstén F, Reitan O, Kirking ST, Cleland JG, Smith EJ (2018) Percutaneous haemodynamic and renal support in patients presenting with decompensated heart failure: A multi-centre efficacy study using the Reitan Catheter Pump (RCP). Int J Cardiol 275:53–58

Kretzschmar D, Lauten A, Schubert H, Bischoff S, Schulze PC, Ferrari MW (2018) PERKAT RV: First in vivo data of a novel right heart assist device. EuroIntervention 13(18):e2116–e2121

Smith EJ, Reitan O, Keeble T, Dixon K, Rothman MT (2009) A first-in-man study of the Reitan catheter pump for circulatory support in patients undergoing high-risk percutaneous coronary intervention. Cathet Cardiovasc Interv 73(7):859–865

Serviceteil

Stichwortverzeichnis – 191

© Springer-Verlag GmbH Deutschland, ein Teil von Springer Nature 2020
U. Boeken et al. (Hrsg.), *Mechanische Unterstützung im akuten Kreislaufversagen*,
https://doi.org/10.1007/978-3-662-59901-3

Stichwortverzeichnis

30-Tage-Sterblichkeit 66

A

Ablauforganisation 154
Activated Clotting Time (ACT) 33, 132
Angina pectoris, instabile 51
Anti-Faktor-Xa-Aktivität 35
Antikoagulans, orales 37
Antikoagulation 35, 54
Antikoagulationstherapie 131
Antithrombin 132
Antwort, inflammatorische 18
Aorta ascendens 131
Aortendissektion 54
Aortenklappeninsuffizienz 54
ARDS 167
Argatroban 36, 136
Arteria
– femoralis 54, 131
– subclavia 131
ASD 165
Assist Device, biventrikuläres 105
Atrium, rechtes 131
Augmentation, diastolische 51
– IABP 49
Ausschlusskriterien 98

B

Ballonatrioseptostomie 162
Ballondeflation 49
Ballonfehllage 55
Ballongegenpulsation 53
Ballongegenpulsation,
    intraaortale 48
Ballonleck 54
Bartlett, Robert 126
Bauchaortenaneurysma 54
Beinischämie 54, 137
BiPella 71
Bivalirudin 36
Blutpumpe 127
Blutung 38
– intrakranielle 138
Bridging-Verfahren 114

C

Capillary-Leak-Syndrom 18
Cardiac Index 65
cardiac power index (CPI) 26
Cardiac Survival Network 175
CentriMag-System 114, 143
Circulus Willisii 166
CPR, mechanische 175
cross circulation 5

D

D-Dimer 133
Decarboxylierung 129
Dekompensation 23
Deltastream DP3 116
Diagnostik, weitere 156
Differenzialdiagnostik 16
Diffusionskapazität 129
Direkte Thrombininhibitoren (DTI) 36
Distension, ventrikuläre 142
Distributionsstörung 19
Doppellumenkanüle 90, 118
Drainage- und Perfusionskanüle 127
Driveline 188
Druck
– linksventrikulärer
    enddiastolischer 92
– pulmonalarterieller 69
Druckabfall 127
Druckgradient 129
– transmembranöser 129
Druck-Volumen-Messung 142

E

Echokardiographie 130
ECLS-Implantationsteam 153
ECLS-Transport 8
ECMO 63, 76, 98, 174
– pädiatrische 162
ECPELLA Konzept 144
eCPR, prähospitaler Einsatz 158
eCPR-Team 153
Effekt, hämodynamischer
– IABP 49
Ejektionsfraktion, eingeschränkte 51
Endorgandysfunktion 17
Entlastung, linksventrikuläre 131
Entscheidung gegen die eCPR 153
Entscheidungsfindung 97
Entwicklung 106
Entzündungsmediator 22
Ergebnisse der Literatur 151

Erholungspotenzial,
    rechtsventrikuläres 105
Ertrinkungsunfall 166
Erythrozytenkonzentrat 40
Excor-System 117
Explantation 103
Extra Corporeal Life Support (ECLS) 7, 32, 126, 174
Extracorporale cardio-pulmonale
    Reanimation (eCPR) 150, 182
Extracorporeal Life Support
    Organisation (ELSO) 126, 176
extrakorporale Membranoxygenierung (ECMO) 6, 126
Extrakorporale Zirkulation (EKZ) 4

F

Faktor VII, rekombinanter 168
Femoralgefäß 131
Flüssigkeitstherapie 24
Fresh Frozen Plasma (FFP) 40
Füllung, linksventrikuläre 69

G

Gefäßkomplikation 179
Gerinnungskaskade 33
Gerinnungsmanagement 32, 38
Gewebsoxygenierung 26
Gewebsperfusion 22
Gibbon, John 5

H

Hämoglobin, freies 133
Hämolyseparameter 39
Hämostase 32
Hämostasestörung 37
Harlekin-Phänomen 89
Harlekin-Syndrom 139, 157
Hauptstammstenose 51
Helikopter 175
Heparin 4
– fraktioniertes 35
– unfraktioniertes 35
Herzchirurgie 52
Herzinsuffizienz 185
Herz-Kreislauf-Stillstand 150
Herz-Lungen-Maschine (HLM) 5
Herzoperation, erste erfolgreiche 5

Herzunterstützungssystem 52
Herzversagen, biventrikuläres 63
Herzzeitvolumen 66
high-frequency oscillatory ventilation (HFOV) 164
Hill, Donald J. 126
Hirnblutung 168
Hochrisikointervention der Koronarien 51
Hypertonie, pulmonale 24
Hypoperfusion, periphere 16
Hypoperfusionssyndrom, kardiale 23
Hypotonie 14
Hypoxämie, differenzielle 139

I

IABP s. Intraaortale Ballonpumpe
Immunthrombozytopenie 37
Impella 63, 185, 186
– 2.5 66
– 5.0 66
– CP 66
– PR 98
– RP 70
Implanation 100
Implantationstechnik, alternative 51
Indikation 150
Infrarot- und Ultraschallsensor 130
Instabilität, hämodynamische 51
Intensivtransport 174
Interhospital Transfer (IHT) 175
Intraaortale Ballonpumpe (IABP) 9, 48
– Akuttherapie 48
– diastolischen Augmentation 49
– Herzkatheterlabor 50
– Katheter 48
– Operationssaal 50
– Steuerungseinheit 48
– Überwachung 48
– weaning 54
Ischämie, periphere 88
iVAS-System 56

K

Kanüle, linksarterielle 88
Kanülendislokation 128
Kanülierung 178
– arterielle 137
– perkutane 179
– venöse 137
– zentrale 139
Kardiomyopathie, septische 18

Kinder
– IABP 55
Kirklin, John 126
Komplikation 156
– IABP 54
– mechanische 136
– respiratorische 96
Konsensuspapier 151
Kontraktionsversagen 22
Koronarperfusion
– IABP 49
Kreislaufunterstützungssystem
– extrakorporales 126
– mechanisches 174
Kriterium, ethisches 152
Kurzzeitherzunterstützungssystem 76

L

Labordiagnostik 17
Leitlinien 150
Linksherzsyndrom, hypoplastisches 162
Linksherzunterstützungssystem 86
Linksherzversagen 185
Luftfalle 138
Lungenembolie 24
Lungentransplantation 164
Lungenversagen
– posttraumatisches 126
– therapierefraktäres 175
LVAD 25, 62
LVAD, parakorporales 116
LV-Venting 165

M

Mechanischen Kreislaufunterstützung (MKU) 48
Membranoxygenator 6, 127
Mikroaxialpumpe 64
Mikrozirkulationsstörung 18
Mindestmenge 155
Mitralklappeninsuffizienz 51
Mobilisation 102
Monitoring, hämodynamisches 25, 130
Mortalität 20, 26
Mycobacterium chimeaera 130
Myokardinfarkt 20, 70
– akuter 51
Myokardischämie, akute 20
Myokarditis 77, 92

Myokardrevaskularisation 52

N

Nachlast 128
Nachlastsenkung 49
Nahinfrarotspektroskopie (NIRS) 139
Neuronenspezifische Enolase (NSE) 141
Nierenversagen 141
Nitinol 185, 186
Normothermie 129
North-South-Syndrom 139
Norwood-Operation 162
Novoseven 138
NuPulseCV 56

O

Oberflächenbeschichtung 179
Organperfusion, verbesserte
– IABP 49
out of hospital cardiac arrest 69
Oxygenator 4, 99
Oxygenatorthrombose 136
Oxygenierung 65, 129

P

Partielle Thromboplastinzeit (PTT) 33
Pathomechanismus 15
Pathophysiologie 96
PCI 71
Peripartum Kardiomyopathie 71
Periphere arterielle Verschlusskrankheit (pAVK) 54
Persistierende pulmonale Hypertonie des Neugeborenen (PPHN) 163
Plättchenfaktor 4 (PF 4) 38
Point-of-Care-Testverfahren 34
Polymethylpenten-Diffusionsmembran 129
Polypropylen, mikroporös 129
Polyvinylchlorid (PVC) 128
Positivempfehlungen 151
Postkardiotomiesyndrom 77
Postkardiotomieversagen 51
Protamin 35
Protekduo Kanüle 105
Prothrombinkonzentrat (PPSB) 40
Pulmonal-kapillärer Verschlussdruck (PCWP) 89
Pulmonalarterienkatheter 130

Stichwortverzeichnis

Pulmonaliskatheter 71
Pumpenthrombose 40
Punktion, transseptale 86
Purpura, thrombotisch-thrombozytopenischea 37

R

Reanimation 130
Rechtsherzinsuffizienz
– biventrikuläre 96
Rechtsherzunterstützung 131
Rechtsherzversagen 69, 117, 185
Rechtsherzversagen, akutes 24
Reevaluation 158
REMATCH 62
Rotaflow 115
Rotationspumpe 128
Rotationsthromboelastometrie (ROTEM) 34
RVAD-System 118

S

Sauerstoffbedarf, myokardiale 92
Schlagarbeit, myokardiale 92
Schlauchsystem 127
Schleuse 50
Schlussfolgerung 107
Schnittstellenkommunikation 154
Schock
– kardiogener 20, 51, 62, 76, 175
– septischer 17
Schockdefinition 14
Schockformen 15
Schockindex (SI) 14
Schocksymptomatik 14
Seldinger-Technik 50, 128
Septumokkluder 89
Serumlaktat 17, 26, 55
SHOCK Trials 62

SOFA-(Sequential Organ Failure Assessment-)Score 26
Sonografie 156
Steuereinheit 127
Stickstoffmonoxid (NO) 18
Stresskardiomyopathie 21
Syndrom, systemisches inflammatorische 22
System, perkutanes 65

T

TandemHeart 63, 86, 98
– in pRVAD 89
– pLVAD 86
– RVAD 69
Team-Training 155
TEE 89
Temperaturmanagement 156
termination of resuscitation (ToR) 152
Thoraxverschluss 127
Thromboelastografie (TEG) 34
Thromboplastinzeit 132
Thrombozyt 33
Thrombozytenkonzentrat 40
Thrombozytopenie, Heparin-induzierte 33
Thrombus 136
Thrombusbildung 133
Tranexamsäure 40
Transportsystem 174

U

Überbrückungsmaßnahme 158
Ultraschallflusssonde 87
Unterstützung 126
– venoarterielle 126
– venoarteriell-venöse 126
– venovenöse 126
Unterstützung, biventrikuläre 119

V

Vasoplegie-Syndrom 19
Venoarterielle extrakorporale Membranoxygenierung (va-ECMO) 32
venoarteriell-venöse ECMO (VAV) 140
Venting 142
Venting-Strategie 66
Ventriculare Assist Device (VAD) 175
Ventrikelseptumdefekt 51
Verbesserung der Koronarperfusion 49
Vitium 23
volume challenge 16
Volumenmangel 16
Volumenüberladung 16
Volumenüberladung des linken Ventrikels 157
von-Willebrand-Faktor 32
Vorlast 128

W

Wandspannung 92
Wärmeaustauschereinheit 127
Wasserscheide 140
Weaningparameter 102
Widerstandsverlust, periphere 17

Z

Zeitgrenze 154
Zentrifugal- und Axialpumpe 128
Zentrifugalpumpe 87
Zentrifugalpumpe, extrakorporale 65
Zentrifugalpumpe, parakorporale 8
Ziel-ACT 89
Zielgefäße für die Kanülierung 155
Zugangsoption 99

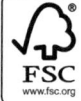

If you have any concerns about our products,
you can contact us on
ProductSafety@springernature.com

In case Publisher is established outside the EU,
the EU authorized representative is:
**Springer Nature Customer Service Center GmbH
Europaplatz 3, 69115 Heidelberg, Germany**

Printed by Libri Plureos GmbH
in Hamburg, Germany